U0741687

国家中医药传承创新发展
示范试点项目

中医特色护理技术实践丛书

耳穴护理技术实践

主编　王　莉　杜云红　刘淑娟　孙　红　王　阔

副主编

马晓业　孙莉莉　周佩夏　王婷婷
刘春芬　刘　玮　王莉雪

中国健康传媒集团·
中国医药科技出版社·
北京

内 容 提 要

本书概述中医特色护理技术耳穴治疗法的起源与发展，详述其适应证、操作流程及并发症处理等。精选中医临床案例，通过病因病机的层层分析，重点阐述辨证取穴、辨证施术、效果评价的具体思路，体现中医特色护理技术在解决患者诊疗过程中重点、难点问题的临床价值，推广覆盖患者诊疗全流程的中医护理特色技术临床应用经验。本书适合中医护理工作者，以及广大中医爱好者阅读。

图书在版编目（CIP）数据

耳穴护理技术实践 / 王莉等主编 . -- 北京：中国
医药科技出版社，2025.9. --（中医特色护理技术实践
丛书）. -- ISBN 978-7-5214-5518-2

Ⅰ . R245.9

中国国家版本馆 CIP 数据核字第 20258ZW679 号

美术编辑　陈君杞
版式设计　也　在

出版　**中国健康传媒集团** | 中国医药科技出版社
地址　北京市海淀区文慧园北路甲 22 号
邮编　100082
电话　发行：010-62227427　邮购：010-62236938
网址　www.cmstp.com
规格　710×1000mm $\frac{1}{16}$
印张　23
字数　395 千字
版次　2025 年 9 月第 1 版
印次　2025 年 9 月第 1 次印刷
印刷　北京盛通印刷股份有限公司
经销　全国各地新华书店
书号　ISBN 978-7-5214-5518-2
定价　**79.00 元**

获取新书信息、投稿、为图书纠错，请扫码联系我们。

编委会

主　编　王　莉　杜云红　刘淑娟　孙　红　王　阔

副主编　马晓业　孙莉莉　周佩夏　王婷婷　刘春芬

　　　　刘　玮　王莉雪

编　委（按姓氏笔画排序）

　　　丁　娜　马　滕　王　喆　王胡君　王艳芳

　　　朱艳平　乔　丽　刘　丽　刘明娣　刘春芬

　　　刘春晓　李治双　李晓芳　杨爱华　张冬梅

　　　张欣一　张营营　陈玉倩　陈志娟　武　凯

　　　范宪华　屈　晨　孟冠群　胡振霞　贾其娟

　　　殷万梅　戚静静　梁　青　董秋菊　薛斐玉

丛书前言

中医特色技术萌芽于先秦时期，奠基于两汉时期，在晋至隋、唐时期得以发展，宋、金、元时期逐渐丰富，成熟于明清时期，提高完善于现代。

清代吴师机认为"外治之理，即内治之理"，《理瀹骈文》创立了"三焦分治"的药物外治辨证体系，完善了中医外治法的理论体系，也促进了中医特色技术的进一步发展与完善。随着现代医学的不断发展，以及现代科技在中医学领域的应用，中医特色技术得到了长足的进步。其体现于现代医学对传统中医特色技术的作用机制、作用效果等方面的科学研究，亦体现于中医特色技术方法的不断创新与发展。现在，中医特色技术已成为中医学发展史中不可分割的重要组成部分，其以"简、便、廉、验"的优势，在防病治病中正发挥着不可替代的作用。

本丛书立足传统与现代的结合，系统整理中医特色技术的理论与实践，收集分享临床实际案例，从中医特色技术护理效果出发，为临床护理工作者、基层医护人员及中医爱好者提供系统、实用的中医特色技术实践总结。

编委会

2025 年 3 月

前　言

为深入贯彻落实《中共中央　国务院关于促进中医药传承创新发展的意见》相关要求，需加快中医护理人才培养，提高护理人员临床应用水平，进一步彰显中医护理的特色优势，推动中医护理适宜技术创新发展。耳穴治疗技术是中医外治技术的重要部分，其相关的治疗原理和各类治疗方法越来越受到临床的重视，因"简、便、易、廉"的特点，可以治疗的病症达 150 种，全面涵盖内、外、妇、儿、五官、骨伤科，包括功能性和器质性两方面疾病。作为针灸学的分支，更加值得广大中医医务人员、中医爱好者等人群深入研究。

本书对耳穴治疗技术的基础知识进行阐述和研究，增加了山东省评选出的 32 个临床典型中医耳穴护理案例在此分享，以此帮助各位中医护理老师开阔思维，规范应用，在临床中扩大耳穴的应用范围，总结经验，促进临床的交流和积累。

编　者

2025 年 3 月

目　录

第一篇
耳穴治疗概述

第一章　耳穴治疗起源

耳穴诊疗法是中国传统医学针灸学的重要组成部分，起源于中国，是一种独特的全息微针疗法，以局部反映整体为特点，在中国有着悠久的历史，也被历代众多医家记录。早在数千年前，我们的祖先就已经发现了某些疾病与耳郭的关系。在早期已有对耳穴的记载，出现了许多耳郭解剖名词和耳穴名称，如"珠顶""耳垂""耳壳"等。在《素问·气穴论》中，有关于"耳中多所闻二穴"的描述。在《灵枢·根结》中，记载了"少阳根于窍阴，结于窗笼。窗笼者，耳中也"。不仅如此，还有关于耳与经络和望耳诊病的内容。不仅将"耳脉"发展成为手少阳经脉，对耳与经络脏腑的关系也作了阐释，还记载了耳穴与经络脏腑的关系，并记载有应用耳郭诊治疾病的经验。

在针灸微针疗法中，耳穴疗法是被接受程度最高、应用最广泛的一种。耳穴的概念是在诊治疾病的过程中产生的，耳郭作为人体的重要组成部分，在中国传统医学中被认为是"宗脉所聚"的地方。耳郭经络纵横交错，是人体经络会合的场所，与全身经络内外相应、上下贯通，十二正经都直接或间接上达于耳，因此耳部与全身经络的联系非常紧密。当人体发生病变时，相应的经络就会出现气血运行不畅，导致脏腑的精气不能滋养相关组织器官，而这种变化会在耳郭上出现阳性反应点。采用耳针、耳压等疗法刺激耳穴，可以激发机体免疫功能，调整阴阳平衡，改善脏腑经络气血的协调关系，诊查疾病和防病治病。

一、先秦及秦汉时期

古代中国对耳穴诊治疾病有着悠久的历史记载。各个时期都有关于耳与经络脏腑关系的阐述，以及望耳诊病治病的资料流传。从《黄帝内经》成书之前开始，耳穴的应用就已经被总结归纳，并编入了早期医学文献中。随着时间的推移，耳穴疗法在国内不断发展，被广泛应用于临床诊疗和保健，经历了漫长的发展历程。

　　早在数千年前，我们的祖先就逐渐从生活感知中发现了精神与耳郭的关系。奇书《鬼谷子》曾言："耳目者，心思之助也。"耳作为我们人体最重要的听觉器官，生活中，我们常言"耳目"，其重要性自然不言而喻。《阴阳十一脉灸经》记载了"耳脉"与上肢、眼、颊、咽喉相联系。在遥远的 2000 多年前，聪明的古人就发现人体十二经络中，有的经脉直接入耳，而有的经脉分布在耳的周围，有的经脉虽然不直接与耳联系，后人逐渐研究发现，这些经脉看似与耳无牵无挂，却通过经别、别络等结构与耳相关联，因此可以说人体十二经脉均直接或间接上达于耳。不难看出耳朵与经络、脏腑有着密切的关系，各脏腑组织、器官在耳部均有相应的反应区，排列得密密麻麻。

　　《黄帝内经》中也有关于耳与经络和望耳诊病的内容。不仅将"耳脉"发展成为手少阳经脉，而且在《灵枢·口问》篇记载"耳者，宗脉之所聚也"，意为全身各大脉络汇聚于耳，使耳与全身脏腑紧密关联。因此与我们身体的经络有着千丝万缕的联系，而其中联系最为紧密的脏腑莫过于肾，巧合的是，耳朵形状与肾的外形十分相似，中医认为，当耳朵不时出现耳鸣、听力下降等症状时，多与肾虚有紧密关联。当我们身体机能逐渐老化，耳郭从外观上也会变小并枯槁失去光泽，这都是肾水流失的表现。无独有偶，《灵枢·五阅五使》也记载"耳者，肾之官也"，进一步认可了这一内在联系。

　　《素问·金匮真言论》中记载"南方赤色，入通于心，开窍于耳，藏精于心"，对耳与经络脏腑的关系作了进一步阐释。在中医理论中"心主血脉"，心血充盛，则耳部周围血管就会得到充养，耳朵色泽红润有神，能正常发挥功能；反之若心血亏耗，耳络血虚失养，则会导致听力受损下降，甚至影响平衡觉。

　　《灵枢》中还有十二正经循行于耳的详细记载，其中入耳的经脉有手少阳三焦经"系耳后直上，出耳上角……其支者，从耳后入耳中，出走耳前"；足少阳胆经"起于目锐眦，上抵头角，下耳后……其支者，从耳后入耳中，出走耳前"；手太阳小肠经"循颈，上颊，至目锐眦，却入耳中"。中医理论中，肝胆主疏泄，肝胆对人体的影响主要是情绪波动，尤其是动怒后，肝胆经经气郁而化火，循经至耳，出现耳鸣、耳聋等症状。

　　另外前文也提到耳与脏腑的关系在《黄帝内经》中也有补充记载。《素问·阴阳应象大论》云"肾主耳……在窍为耳"，《灵枢·海论》第三十三篇云"髓海不足则脑转耳鸣"；"心寄窍于耳"等。在中医理论中，"心主神明"，而我们现在"感觉"这个概念就在中医"神"这个概念中。听觉为听神所主，平衡觉为位神所主。

凡与神明相关联皆属于心。心主血脉且能生血，前文也有所涉及，由心所产生的血液运输营养物质可以供养耳窍。在之后的《证治准绳》也记载："心在窍为舌，以舌非孔窍，因寄窍于耳，则是肾为耳窍之主，心为耳窍之客。"这句话充分表明，心与耳虽然没有直接相关联的关系，但是仍然联系紧密，可见早在《黄帝内经》时代就对耳与脏腑经络的联系有了详细的记载。

此外，《黄帝内经》还记载耳穴与肺虚的关系。根据《素问·脏气法时论篇》所述，肺病表现为喘咳、逆气、肩背痛、出汗以及其他部位的疼痛等症状，而肺虚则表现为气短、呼吸困难、耳聋、咽干等症状。治疗时，可以选择手太阴肺经的经穴，并结合相应循行的耳穴，以调理气血。

二、晋隋唐宋时期

《肘后备急方》为晋代葛洪所著中医急救专著，提供了大量中医急救相关方药。其卷一中记载："耳卒痛，蒸盐熨之。痛不可忍，求死者，菖蒲、附子各一分，末，和乌麻油，炼，点耳中，则立止之。"可以看出，在晋代时，古人已经摸索出用中药做滴剂治疗耳痛；又云："救卒死而目闭者，捣韭叶灌之耳。"意为要抢救猝死眼睛紧闭的患者，可以将韭叶捣碎，取汁灌入耳窍抢救。说明古人当时已经不仅仅将耳窍视为简单的听觉器官了。晋代皇甫谧《针灸甲乙经·小儿杂病》记载"婴儿耳间青筋起者，瘛，腹痛。大便青瓣，飧泄……""瘛脉，一名资脉，在耳本后鸡足青络脉"。说明在那个时代，人们已经开始逐渐通过观察耳朵色、形的变化用于诊断疾病了。

隋代虽然留存的有关耳穴记载的典籍有限，但望诊在中医医学中具有重要的权威性，被医家们推崇。在《黄帝内经太素·脏腑之一·五脏命分》中，详细描述了通过观察耳部形态、色泽、位置等特征来诊断疾病的方法。例如，耳部黑色小者表示肾小，黑色粗大者表示肾大；耳郭高耳者表示肾位置高，耳郭后陷者表示肾位置较低。耳郭坚硬者表示肾脏坚硬，而薄且不坚硬者则表示肾脏脆弱。耳郭形态端正者表示肾功能正常，而偏高或独高者表示肾功能偏向异常。这些变化的观察可以帮助判断病情的轻重，调节治疗方案，以达到治疗的目的。这种望诊方法与先秦时期的论述一脉相承，进一步证明了用耳部形态来诊断疾病的观点并在治疗相关疾病时就近取穴的正确性。

唐代孙思邈著《备急千金要方》和《千金翼方》对针灸学有很大的贡献，关于耳穴记载有耳中穴和阳维穴的位置、主治及施治方法，曰："耳中穴，在耳门孔上横梁是。针灸之，治马黄疸、寒暑疫毒等病。"耳中穴在耳轮脚的位置，主治呃逆、呕吐，还有风疹等，还可以利水消肿，是一个治疗作用相当广泛的穴位。而"耳风聋雷鸣，艾灸耳后阳维五十壮"所指阳维穴同样为经外奇穴，耳壳背侧根部，与耳屏间切迹相平，主治耳聋、耳鸣惊痫等症。由晋至唐约500年，人们对耳的认知更进一步，唐代的医家已经不仅将耳窍作为急救要穴，而且通过长期治疗观察，在耳窍周边根据经络循行及临床经验，有意识地在耳的不同区域锚定穴位，并根据所治疗的疾病不同而选取不同的穴位，这可以说是古人对耳穴的认知和理解大大迈进的一步。宋代王怀隐《太平圣惠方》记载"耳，宗脉之所聚也，若精气调和，则肾脏强盛，耳闻五音，若劳伤气血……则耳聋"。到了宋朝，宋时医家根据《素问》《灵枢》等经典，总结前人观点，已经对耳的生理功能及功效主治有了系统性认识。

不仅如此，在唐代时期，医学在诊断死亡症状时，除了使用望耳这一方法外，还结合其他诊断方式进行综合诊断。例如，在《备急千金要方》中提到："病若耳聋，脉反浮大而涩者死。"这表明在那个时候已经将望耳与脉搏的变化结合在一起，用以判断生死。虽然不能完全确定脉诊和耳部望诊在唐代就源于此，但至少可以看出唐代已经有了关于这方面的初步记录，对于我国医学中耳穴诊治后续的发展具有重要意义。

三、元明清时期

到了元明清时期对耳穴的应用更加广泛，元代危亦林《世医得效方》："蓖麻子、大枣肉、人乳和作枣核大，棉裹塞耳，以治气血衰弱，耳聋耳鸣。"此时医家已经开始通过前人所著，探索利用耳穴置物，用于补气养血，而不仅将其作为治疗时的选择。同样是在《世医得效方》中，也有将耳穴运用于抢救病人的记载。元代罗天益《卫生宝鉴》载："灸耳后青丝脉，可治小儿惊痫。"在中医理论中因惊风、疼痛多从肝胆论治，前文曾经提到过耳穴与足少阳胆经联系紧密，而结合艾灸能温通气血，这正是对中医理论中"通则不痛""治风先治血，血行风自灭"的典型应用。小儿惊风作为儿科常见病之一，对古代儿童的成长造成了极大的威胁，而利用灸耳后穴位这种简便廉价的治疗方式，便能治疗惊风，无疑是耳穴理论对我国医疗事业的一大贡献。

到了明代，针灸大家杨继洲编著的《针灸大成》卷七中对耳穴亦有所记载："耳尖二穴，在耳尖上，卷耳取尖上是穴，治眼生翳膜，用小艾炷五壮"，这段记载详细阐明了耳尖穴的部位、取穴方法和主治。而作为临床上最常用的耳穴之一，耳尖穴记载最早出现于唐代《新集备急灸经》，当时称为"阴会穴"。而与所有穴名中带"尖"的穴位相类似，耳尖穴的使用也多以点刺放血为主，临床广泛应用于清热、消炎止痛。其穴名和取穴方法一直沿用至今。《银海精微》中描述"患眼偏正头痛，灸百会一穴，神聪四穴，临泣二穴，听会二穴，耳尖二穴，风池二穴，光明二穴，太阳二穴……"此书最早见于明朝嘉靖年间，虽为眼科专著，但在治疗偏头痛时利用艾灸耳穴来治疗的思路广为后世所借鉴。另在《医述·杂证汇参》中曾提到"盖耳为清空之窍，清阳交汇之所"，可见在古代，人们很早就意识到人体内脏与外表、所相邻的器官都具有密切关联。

而到了清代，吴尚先《理瀹骈文》介绍用"半夏、蝉蜕塞两耳治少阳疟疾"，并称"手摩耳轮，不拘遍数……此法亦治不睡"。清代医家，不仅仅将前人所传经验进一步发扬，而且开始更进一步探索耳穴对其他疾病的治疗。失眠可以说从古至今一直都是困扰人们的一个疾病。在中医的认识和理解中，失眠多是因为感受外邪，劳逸失常引起的阴液亏虚、阳气偏亢所致。现代社会多用镇静安眠类药物治疗失眠，不仅药物副作用多，且容易形成药物依赖，对人体损害更大。而通过按摩刺激耳穴可以通经络、调气血、平阴阳，使神安而志定。这种治疗方式不仅依存性好、疗效佳，更能起到养生保健的作用。

另"伤寒衄血延胡塞耳，左衄塞右，右衄塞左"，主要介绍了当病人因伤寒而出现流鼻血的症状时，可将延胡索放置入耳窍所对应耳穴中，左边流血就放入右耳，右边流血就放入左耳。该治法出自清代张振鋆编著《厘正按摩要术》，其中有一卷为《察耳》，将耳郭分为心、肝、脾、肺、肾五部，曰"耳珠属肾，耳轮属脾，耳上轮属心，耳皮肉属肺，耳背玉楼属肝"。在清代耳穴和耳郭诊治疾病的方法已在民间广泛流传。耳穴图在明代已有记载，明末周于蕃的《小儿推拿秘诀》中明确提到了耳背不同分区与五脏相对应。张振鋆作为清代儿科医家，对儿科疾病，尤其是对小儿推拿的传承起到承前启后的关键作用。在用小儿推拿结合耳穴的治疗实践与理论总结中，张振鋆不仅对周于蕃等的理论作一总结，而且绘制了世界耳穴史上最早的耳穴图，不仅是中国，更是世界耳穴发展史上的一座里程碑。

另外，清代汪宏的《望诊遵经》中专门列出"望耳诊法提纲"，对耳郭诊治作了较系统的论述，从色形入手，以中医基础理论为依据，对望耳诊病加以概括和阐述。这些文献记录了耳穴诊疗法的演变与发展，为今后的临床实践提供了重要的参考依据。

　　耳穴起源于秦汉乃至先秦，后流传于民间，散落于浩如烟海的医学著作之中。早在古代，医家们就已经积累了不少关于耳与整体相联系的经验和知识。这些记载不仅丰富了我们对耳穴定位和应用的理解，更是让耳穴作为一种珍贵的中医遗产，已成为中医学中不可或缺的一部分，被广泛应用于临床诊疗和保健。耳穴的发展历程反映了中医学在理论研究和临床实践上的不断探索和进步，从古代医学经典到现代临床研究，至今仍在不断完善和应用，对于促进中医学的传承和发展具有重要意义，更为人类健康事业作出了重要贡献。

耳穴治疗的当代发展概述

耳穴治疗法是一种通过耳郭进行疾病诊断与治疗的方法，它是针灸学科中不可分割的一部分。

1974 年，上海中医学院（现上海中医药大学）编纂的《针灸学》一书中收录了 154 个耳穴。20 世纪 70 年代末期，耳穴的命名增至 300 余个，以适应全球耳穴学术交流的需求。1982 年 12 月，在哈尔滨举办的"国际针灸灸法学术研讨会"上，成立了"中国针灸学会全国耳针协作组"，并制定了"耳穴国际标准方案"草案，这标志着耳穴研究步入国际标准化的轨道。1992 年 10 月 16 日，经国家技术监督局（现国家市场监督管理总局）批准，颁布了《中华人民共和国国家标准·耳穴名称与部位》，并于 1993 年 5 月 1 日开始实施。这一系列措施有效地将耳针学科提升至新的高度，使得传统的"耳针疗法""耳压疗法"逐渐演进为独立学科的"耳针学"，在医学领域占据了重要地位。

随着越来越多的临床医师参与研究，关于耳穴的诊断、治疗、疾病预防及保健的研究取得了新进展。耳针疗法的研究不仅在提升耳针临床诊治效果方面具有实际意义，还在探究经穴本质方面也具有理论价值。耳针疗法的作用和机制一直是国内外学者广泛关注的焦点，以下对当代耳穴针对不同疾病的特色疗法作一归纳总结。

1. 发热 研究发现，耳尖放血联合刮痧疗法对发热患者有显著疗效。操作方法：针对单侧耳尖穴位的治疗，首先采用揉法和捏法对患者耳郭进行按摩，自耳郭底部至顶部，直至耳郭发热、充血。接着将耳郭对折，找到上部尖端，即耳尖穴位。在消毒后，使用末梢采血针头快速浅刺该穴位，促使出血。接着按揉针孔周围，让血液自然流出，直到放血量达 5~10 滴，然后用棉球压迫止血。该疗法在两耳交替进行，每日 1 次，直至患者体温低于 37.3℃。

2. 便秘 耳穴贴压防治便秘的作用机制是通过耳穴贴压刺激穴下神经，以调节自主神经功能，从而增强肠蠕动和便意刺激，长期使用，具有平衡阴阳、调理脏腑、疏通经络、通利二便、扶正祛邪等功能。操作方法：清洁耳穴周围皮肤，选取相应耳穴，贴以磁珠，医者用示指、拇指循耳前后按压至患者自觉酸沉麻木，或疼痛烧灼等得气感。之后，嘱患者每日自行按压3~5次，每次每穴3分钟，刺激量以最大耐受量为准。耳穴每5天换贴1次，两耳交替进行，30天为1个疗程。

3. 膈肌痉挛（呃逆） 本病可归属于中医学"哕症"，俗称"呃逆"或"打嗝"。病机为饮食不节，忧思过度，脾胃受损，痰湿内生，气结血凝，痰积而致。操作方法：采用压痛点探查法找到穴位的敏感点，定准穴位后每次选4~6个穴位，局部常规消毒，将王不留行籽贴于患者一侧耳郭的穴位上，再用拇指、示指在胶布和药粒处夹压，使患者自觉局部有胀痛、麻热感。之后，嘱患者每日按压6~8次。耳穴隔天换贴1次，双耳交替使用，10次为1个疗程。

4. 胸闷 耳穴压豆可缓解胸闷等症状。操作方法：在对耳部进行标准消毒处理之后，采用贴有王不留行的方形胶布贴敷于选定的耳穴位置。通过轻轻地用手指按压，引发耳郭的发热和轻微胀痛反应。每个穴位进行一次按压，目标是局部产生酸麻感或轻微疼痛，这被认为是理想的治疗反应。治疗后，可保留贴敷一段时间，然后休息，以备进行下一次治疗。

5. 失眠 通过研究发现，根据机体内部阴阳、时辰情况分析体内十二经流注，以此选取血气流注旺盛时期进行耳穴按压，可有效调节脏腑经络、气血，进而达到治疗疾病的目的。选穴：神门、心、内分泌、皮质下、交感穴。剪切胶布（大小0.5cm×0.5cm），将王不留行籽贴附于胶布中央，选取一侧耳郭，消毒后使用镊子夹取胶布边缘贴附于耳穴部位。按压手法：轻揉3次后重压1次，以酸麻胀热感为基准，次日更换另外一侧耳郭进行耳穴压豆干预。每次给予子午流注择时耳穴压豆干预，选取辰时（早上7：00~9：00）、午时（中午11：00~13：00）、酉时（晚上17：00~19：00）分别予以耳穴按压每穴按压3分钟，每天3次。

6. 颈源性眩晕 耳穴刺激的作用途径包括：①通过脊髓灰质后角的初级整合，完成脊髓节内或节间的反射。②通过脑干内躯体感觉和内脏感觉核的整合，完成体表—内脏相关反射。③通过脑干内网状结构中网状核之间的整合，完成基本生命活动的调节。采用耳穴磁珠贴压治疗颈源性眩晕，能保持刺激量，起到活血通络、醒脑定眩之效。

7. 眩晕 耳穴压豆护理是一种基于耳穴与人体器官、经络理论的中医干预手段，主要通过王不留行籽贴压刺激耳郭上的穴位，产生疏通经络、调节脏腑气血与阴阳平衡的作用。对穴位捻压 30 秒，以出现酸、胀、麻感为宜，每日捻压 3 次。每隔 3 日更换 1 次，对双耳进行交替贴压，连续干预 4 周。

8. 心悸　耳郭外联躯体，内联脏腑，这是耳穴贴压治疗和耳郭视诊的主要依据。手少阴心经属于阴经，阴经虽然不直接入耳，但都循行耳的周围。阴经属脏而络腑，与属腑的阳经互为表里。每对表里经脉在体内，肌表互相交会贯通，这样阴经可依赖阳经而间接与耳郭相连。操作：常规消毒耳郭，每次取一侧耳穴，先用探棒在选区内寻找压痛敏感点，用王不留行籽作为压豆。取 0.5cm×0.5cm 大小的医用胶布将压豆固定在已选好耳穴部位。各穴位贴紧后用拇指、示指按捏耳穴片刻，手法由轻到重，使局部产生酸胀感。留埋期间，每天自行按压 3~5 次，进行局部压迫刺激，以加强疗效。

9. 高血压　耳与脏腑经络关系密切，六阳脉行于耳，六阴脉达于耳。中医理论中，当身体的某个部分出现了病变时，可以通过血管传导到耳朵对应的位置，所以可以用耳穴压贴来控制血压，同时还可以起到防治中、重度高血压病的效果。

10. 糖尿病视物模糊　王不留行籽按压耳穴可有效缓解视物模糊。取肝、眼、肾、脾每日 3 次，每次 5 分钟，巩固疗效。

11. 咳嗽　耳穴与经络、脏腑、气血津液、神经、生物电具有密切的联系。操作方法：嘱咐患者呈坐立位，放松心情，告知耳穴压豆治疗期间可能有少许疼痛不适。先用 75% 乙醇消毒，左手固定耳郭，然后用金属探针在上述选取的耳穴附近寻找敏感压痛点，右手用镊子夹取粘有王不留行籽的大小 0.5cm×0.5cm 的胶布贴压于上述耳穴上，用手按压使之固定。用拇指和示指指腹分别对准耳穴和耳郭背面，进行按压，手法由轻到重，使之出现酸、痛、胀、热感觉为宜。

12. 腹泻　耳郭与脏腑关系十分密切，是机体体表与内脏联系的重要部位；耳郭上有丰富的神经、血管、淋巴，对各种内脏和各种感觉机能的调节起到重要的作用。选取的穴位为上颌、下颌，上颌的具体位置在耳垂 3 区正中处，下颌的具体位置在耳垂 3 区上线中点。每侧耳郭均有两个穴位，两侧耳朵一共有 4 个穴位，对 4 个穴位都进行压贴按压。在进行治疗前，患者选取较为舒适的体位，可以是坐位，也可以是卧位。遵照医嘱，选择穴位，护士一手持耳轮后上方，另一手持探棒由上而下在选区内找敏感点。再次核对穴位，用皮肤消毒液消毒皮肤，其消毒范围视耳郭大小而定。将王不留行籽贴在耳穴部位按压，以患者局部有刺痛感为佳，留埋期间，协助患者定时按压，进行压迫刺激，以加强治疗。

13. 项痹　项痹病的临床表现虽多，其病理变化可归结为邪犯太阳，营卫不和，经输不利。临床上项痹病患者虽多，其发病诱因也多样化，但通常都是因为太阳之营卫不和及经输不利为基本病变。耳穴贴压：取神门、肝、心、肾、内分泌、皮质下穴位。然后取生王不留行籽耳穴贴压法。消毒耳穴或耳郭，待消毒干后，用镊子夹取粘有生王不留行籽的胶布，对准穴位贴压好。耳穴贴压时要稍施压力，按压数秒即可。每次贴压 1 次，贴压 5 天为 1 个疗程，指导患者每日自行按压 2~3 次。

14. 痔疮　痔疮发病与人体脏腑虚弱有关，再加上外受风湿，内蕴热毒，以气血下坠，结聚于肛门所致，并因饮食不节，燥热内生，下迫大肠，以及久坐、负重、远行，或房事过度，体质亏耗，或久痢，胎产过多而致中气下陷，或长期便秘、用力排便，皆可导致痰血浊气壅滞肛门而发病。每次选主穴 4~5 个，双耳交替贴压，1 天 3 次，辅穴随症加减。取胶布，中间贴王不留行籽贴在选好的耳穴上，反复按压，以有酸麻沉胀或疼痛灼热感为度，嘱患者每天自行按压 4~5 次。

15. 膝关节置换术后的疼痛　主要是由于筋伤血少、气滞血瘀。根据"腧穴所在，主治所及"的理论，以"局部选穴"为治疗原则，选择了神门、交感、心穴等耳穴。中医认为，耳郭能够对应人体各个部位。其中，迷走神经耳支作用同迷走神经一致，能够维持代谢稳固，当迷走神经耳支被刺激时，活性提高，能够减轻血脂异常对代谢疾病的影响。因此，刺激耳穴能够激发机体内非特异性防御反应。皮内针从十二刺法中"浮刺"延伸形成，其中医机制是皮内针浅刺皮部穴位能够疏通阻滞之气，调畅气血运行。

16. 耳鸣　耳鸣可能与性激素有关，故治疗时选内分泌穴。大脑的可塑性变化在严重耳鸣的形成过程中有重要作用，故选皮质下和心。激素、中枢神经递质对耳鸣有影响，故选肾上腺穴。75% 乙醇消毒耳郭，将粘有王不留行籽的大小 0.5cm×0.5cm 的胶布贴压在耳穴上，嘱患者每天按压 3~5 次，按压时刺激强度要适中，以耳穴处有酸麻热胀痛等感觉为度，3 天更换 1 次，两耳交替。10 次为 1 个疗程，间隔 7 天。

17. 突聋　突聋的发病原因有"两耳通脑，所听之道路中，若有阻滞，故耳突聋"。磁珠能促进新陈代谢，改善血液循环，调节神经功能，增加抗感染、抗炎等作用。耳穴疗法是通过对耳郭特定点刺激来防治疾病的一种医疗方法，是中医学的一个重要组成部分。一手固定患者的患侧耳郭，另一手持探棒由上而下，寻找压痛点，压痛最明显处即为耳穴治疗点。用75%乙醇消毒耳郭，待干后用镊子取磁珠贴于耳穴上，以贴压处感到胀而略感沉重刺痛为度。采用点压法，即用指尖一压一松，间断地按压，每次间隔0.5秒，每穴点压20~30次，每4小时按压1次，3日更换磁珠。2个星期为1个疗程，结束时观察疗效。

18. **急性咽喉炎** 急性咽喉炎是五官科急症，属中医"喉痹"范畴。因耳穴的咽喉、耳尖、肺等均是咽喉病的反应点和治疗点，对这些部位进行按压不仅可增加临床疗效，而且有利于避免疾病的反复。将王不留行籽贴于耳穴肺、胃、扁桃体、咽喉，阴虚者加肾。双耳均取穴，每穴按压1下，每日自行按压1次为1个疗程。1个疗程结束后评估疗效。

19. **睑板腺囊肿** 耳与脏腑经络关系密切，"耳者，宗脉之所聚也"。《厘正按摩要术》曰："耳轮属脾。"针刺耳尖放血能疏泄经脉之瘀滞。故局部点刺放血具有疏风清热、调理脾胃、泻火解毒之功效。取睑板腺囊肿同侧耳尖，按摩使其充血。常规消毒后用三棱针放血，一般挤出10滴左右，每日1次，7日为1个疗程。

20. **牙痛** 耳穴神门、皮质下有调节大脑皮层兴奋和抑制作用，能镇静、止痛、消炎，肾上腺能消炎、消肿、抗过敏，枕及神经点调节神经功能，均为治疗牙痛有效穴。选准穴位后，局部常规消毒，将王不留行籽用胶布贴于患者一侧耳郭的穴位上，以手按压穴位，使局部有痛、胀、热感，向其他部位传导者，疗效更佳。每日按压1次。疼痛发作可及时按压，每次2~5分钟，使局部有感觉为宜。隔日换贴1次，双耳交替。治疗期间停用其他药物。

21. **近视** 因肝藏血，开窍于目，胆与肝相表里。脾主统血、心主血脉、肾主生长发育、生精化血、补血养目。取穴：神门、皮质下、眼、心、肝、肾、目。擦拭干净。然后将带有王不留行籽的胶布（0.6cm×0.6cm）贴于耳穴上，隔日治疗1次。嘱患者每天用手按压5次以上。每次按压以穴位处有胀痛并感觉有灼热感为度。同时要注意用眼卫生。常规每日可做眼保健操。避免用眼过度。

22. **妊娠呕吐** 人体十二经络均直接或间接与耳联系，而刺激耳穴可引起相应经络传感，调节脏腑功能，使其功能趋于平衡。从现代解剖学角度来讲，耳郭的神经分布非常丰富，是耳穴与内脏、肢体联系的重要途径，刺激耳郭上的相应部位，可使妊娠呕吐的症状减轻或消失。患者取坐位或仰卧位，将双耳用清水洗净，除去耳郭内污垢。乙醇消毒耳郭，待干后再将粘有高压消毒后王不留行籽贴片贴在选定的耳穴处，每穴按压 0.5~1 分钟，之后每穴每日分别再按压 4~5 次，每次 2 分钟，由轻至重，使之产生酸、麻、胀痛感。

23. 痛经 人体某部位的病变可通过经络传导反映在相应的耳穴上。通过中医辨证论治采用耳穴贴压疗法治疗痛经，通过压迫耳部相应穴位以疏通经络、调理气血、调和脏腑。从而恢复脏腑及组织器官的生理功能，达到提高机体抵抗力和防病治病的目的。

24. 带状疱疹 耳穴贴压是属于传统针灸治疗中"耳针"的一种，分布在耳部的经络均与脏腑有联系。耳部的穴位可以作为针灸的刺激点治疗带状疱疹。通过王不留行籽压迫刺激耳部穴位神门、内分泌、皮质下、肝、胆、肺等来达到安神止痛、疏肝利胆、调节免疫的功效。

25. 多汗症 多汗症为自发性，由于大脑皮层兴奋与抑制过程中的平衡失调，自主神经系统不稳定而导致过多出汗。多数病例表现为阵发性、局限性出汗，也有全身性出汗者。取交感、神经系统皮质下以调节自主神经功能抑制汗腺的分泌。

26. 痤疮 人体的任何一个部分，五脏六腑、四肢百骸，在耳郭上都有其相应的点——耳穴。采用耳压肺、胃、脾、肝、肾、面颊等穴疏风清肺、健脾燥湿、调理冲任，以调节肌肤功能。另外，肾上腺、内分泌等穴具有调节内分泌作用，可抑制皮脂腺分泌以达到理想治疗效果。

27. 戒断综合征 烟为辛热之魁，长期吸烟者，辛热熏灼津液，阴液亏耗，肺阴不足，气随阴亏，加上烟毒之气内蕴于里，阻塞气道，而致痰湿瘀血凝结，烟毒循经传导到相关的脏腑，导致脏腑功能失和。耳为宗脉之所聚，刺激耳穴可以清泻肺胃之热，达到生理平衡而戒烟。吸烟常在思虑、忧愁、高兴、交谈、饮酒中进行，取耳穴神门能镇静安神，稳定情绪，且神门是麻醉、镇痛要穴，能够使脑内啡肽升高，消除或阻断机体对尼古丁的依赖性，而且持续的治疗可以积累并增强这种阻断，从而起到控制烟瘾的目的。

28. 小儿遗尿 遗尿症是膀胱不能固摄所致。中极为膀胱募穴，位居小腹，能温补下元，配以膀胱俞为俞募配合，能温阳益气，摄纳止遗。足三里、三阴交补益肺脾之气。肾与膀胱互为表里，故取肾俞以补益肾气。同理，耳穴也取肾和膀胱以补肾利下焦，加皮质下补髓益脑，诸穴相配，可助先天肾气充实，肾阳旺盛，气化得施，膀胱约束有权，后天脾气健旺，肺气能降，脾气能升，膀胱得以制约，遗尿自止。

29. 小儿抽动 耳与脏腑经络有着密切联系，人体的五脏六腑、经络气血都在耳郭中有体现。取耳穴压籽之法治疗小儿抽动，可调整脏腑功能，疏通经络，调养气血，镇静止挛；每日多次按压，频频刺激，以增加刺激量来调节脏腑功能，镇静安神。

30. 脑卒中焦虑 耳与脏腑有着极为密切的关系，是脏腑经络沟通的重要位置。刺激耳穴相应位置，可有效调节相应脏器功能，行气活血，疏通经络，使机体恢复平衡，改善患者焦虑状态；同时，在耳垂部位有相应的阳性点如身心穴和神经衰弱点，在对耳屏上有神经衰弱区等，都可以缓解患者的焦虑等负性情绪。

综上，耳穴疗法具有简便、无创、安全、效佳等优势，对于内、外、妇、儿等多学科疾病可起到满意的诊疗效果。鉴于耳穴疗法已被广泛认可，并在国际主流医学体系中占有一席之地，其未来的发展前景无疑是广阔的。未来，耳穴治疗领域可能会通过引入更多创新技术和方法，不仅进一步提高治疗的效率和效果，还可能为治疗提供更多无痛的选择。因此，耳穴治疗的深入研究和技术创新将持续为医学界带来新的突破，为更多患者提供更加安全、有效、便捷的治疗方案。

第二篇

耳穴治疗基础

第一章 耳郭的结构

　　耳郭外被皮肤，内由形态复杂的弹性软骨为支架，并附以韧带、脂肪、结缔组织及耳内肌（耳轮小肌、耳轮大肌、耳屏肌、对耳屏肌、耳郭横肌、耳郭斜肌）、耳外肌（耳上肌、耳前肌、耳后肌）等结构组成。耳郭皮下分布着丰富的神经、血管与淋巴管。耳郭上部（3/4 至 4/5）基础是弹性软骨，下部（1/4 至 1/5）是含有脂肪与结缔组织的耳垂。

　　耳郭有表皮与真皮。表皮由生发层、颗粒层、透明层及角质层组成。真皮较厚，是致密的结缔组织，其中分布有毛囊及皮脂腺、汗腺、血管、神经和淋巴管，还有一些散在的脂肪组织，毛囊和皮脂腺靠近外耳道口较多，而在耳甲艇、耳甲腔等部分则较少。

　　在贴近软骨的皮下组织中，通常有较粗的神经与血管分支，越近表皮分支越细，最后成为神经末梢及毛细血管延伸至毛囊、皮脂腺及表皮下的组织中。

　　神经入耳后，贴近软骨循行，分布于软骨膜上的神经越近皮肤分支越细。并于表层皮肤中形成深、浅神经丛，以游离神经末梢及其他型末梢而终。耳甲艇、耳甲腔、三角窝处神经分布较密，神经干较细。耳轮脚起始部及外耳道口的神经干较粗。在耳轮附近软骨边缘的皮下组织中，神经环绕着软骨边缘分布，在耳郭皮肤中，分布着游离丛状感觉神经末梢、毛囊感觉神经末梢及环层小体；在耳郭软骨中，分布着单纯型和复杂型丛状感觉神经末梢及环层小体；在耳肌及肌腱中存在着单纯型和复杂型丛状感觉神经末梢、高尔基腱器、鲁菲尼样末梢及肌梭。

第一节　耳郭的解剖名称

一、耳部正面解剖名称（图 2-1-1-1）

（一）耳垂部

1. **耳垂前沟**　耳垂与面部之间的浅沟。
2. **耳垂**　耳郭下部无软骨的部分。

（二）耳轮部

1. **耳轮**　耳郭卷曲的游离部分。
2. **耳轮脚**　耳轮深入耳甲的部分。
3. **耳轮脚棘**　耳轮脚和耳轮之间的软骨隆起。
4. **耳轮脚切迹**　耳轮脚棘前方的凹陷处。
5. **耳轮结节**　耳轮后上部的膨大部分。
6. **耳轮尾**　耳轮向下移行于耳垂的部分。
7. **轮垂切迹**　耳轮和耳垂后缘之间的凹陷处。

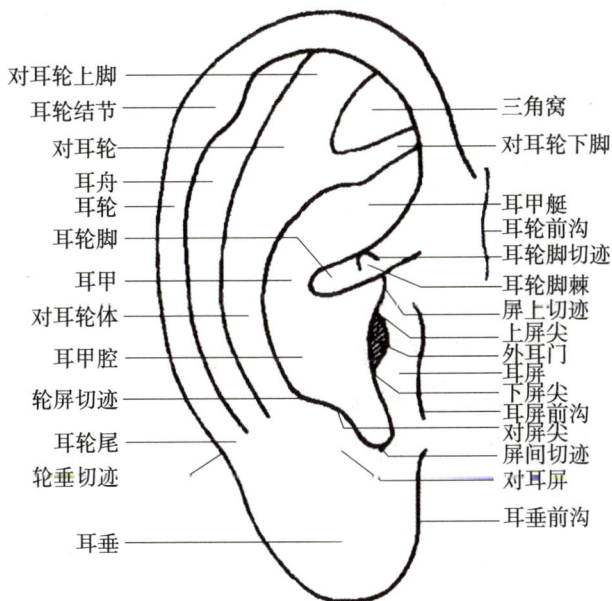

▲ 图 2-1-1-1　耳部正面解剖名称

8. 耳轮前沟　耳轮与面部之间的浅沟。

（三）对耳轮部

1. 对耳轮　与耳轮相对呈"Y"字形的隆起部，由对耳轮体、对耳轮上脚和对耳轮下脚 3 部分组成。

2. 对耳轮体　对耳轮下部呈上下走向的主体部分。

3. 对耳轮上脚　对耳轮向上分支的部分。

4. 对耳轮下脚　对耳轮向前分支的部分。

5. 轮屏切迹　对耳轮与对耳屏之间的凹陷处。

（四）耳舟部

耳舟　耳轮与对耳轮之间的凹沟。

（五）三角窝部

三角窝　对耳轮上、下脚与相应耳轮之间的凹窝。

（六）耳甲部

1. 耳甲　部分耳轮和对耳轮、对耳屏及外耳门之间的凹窝。由耳甲艇和耳甲腔两部分组成。

2. 耳甲艇　耳轮脚以上的耳甲部。

3. 耳甲腔　耳轮脚以下的耳甲部。

（七）耳屏部

1. 耳屏　耳郭前方呈瓣状的隆起。

2. 屏上切迹　耳屏与耳轮之间的凹陷。

3. 上屏尖　耳屏游离缘上隆起部。

4. 下屏尖　耳屏游离缘下隆起部。

5. 耳屏前沟　耳屏与面部之间的浅沟。

（八）对耳屏部

1. 对耳屏　耳垂上方与耳屏相对的瓣状隆起。

2.对屏尖　对耳屏游离缘隆起部。

3.屏间切迹　耳屏和对耳屏之间的凹陷处。

（九）外耳门部

外耳门　耳甲腔前方的孔窍。

二、耳郭背面解剖名称（图2-1-1-2）

耳郭背面的解剖有3个面、5个沟、4个隆起。

（一）3个面

1.耳轮背面　耳轮背部的平坦部分。

2.耳轮尾背面　耳轮尾背部的平坦部分。

3.耳垂背面　耳垂背部的平坦部分。

（二）5个沟

1.对耳轮上脚沟　对耳轮上脚在耳背呈现的沟。

2.对耳轮下脚沟　对耳轮下脚在耳背呈现的沟。

3.对耳轮沟　对耳轮体在耳背呈现的沟。

4.耳轮脚沟　耳轮脚在耳背呈现的沟。

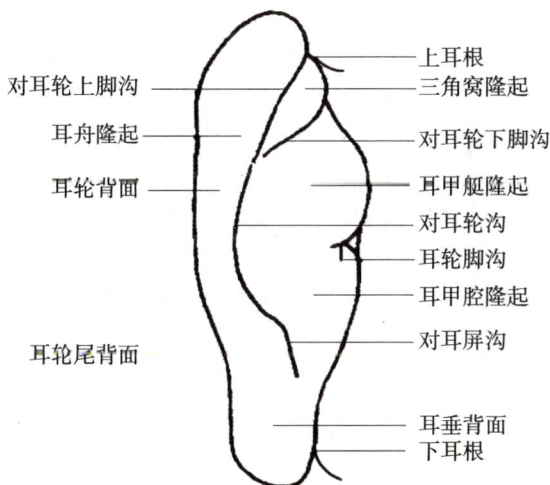

▲ 图2-1-1-2　耳郭背面解剖名称

5. **对耳屏沟** 对耳屏在耳背呈现的沟。

（三）4 个隆起

1. **耳舟隆起** 耳舟在耳背呈现的隆起。
2. **三角窝隆起** 三角窝在耳背呈现的隆起。
3. **耳甲艇隆起** 耳甲艇在耳背呈现的隆起。
4. **耳甲腔隆起** 耳甲腔在耳背呈现的隆起。

第二节　耳郭的软骨与肌肉

耳郭的肌肉包括附着于耳软骨之间的耳内肌和附着于耳郭和颅骨之间的耳外肌。

1. **耳内肌** 有耳轮大肌、耳轮小肌、耳屏肌、对耳屏肌、耳横肌和耳郭斜肌等。
2. **耳外肌** 有耳轮上肌、耳后肌，耳前肌等。

人类除了少数人耳外肌尚有明显收缩作用，能使耳郭转动外，大多数人已退化，仅留一些痕迹。从组织学上来看，许多穴位如肾、膀胱、枕、下肢后沟、上耳根穴等部位有退化了的耳肌附着。

3. **耳郭的软骨** 整个耳郭除了耳垂外，其余部分均由软骨支撑。

第三节　耳郭的血管与淋巴

一、耳郭的血管分布

1. **动脉** 动脉在耳郭的分布全部来自颈外动脉的分支——颞浅动脉和耳后动脉，这些分支在耳郭深部沿鼓膜走行。颞浅动脉在外耳门前方分出下、中、上 3 支，主要供应耳郭前面；耳后动脉从下耳根沿着耳郭背面上行，发出上、中、下 3 支，主要供应耳郭背面，有时来自颈外动脉，也供应耳郭背面下 1/3 部分。颞浅、耳后、枕动脉之间有较大的吻合支连接，前后互相通，而且动脉血管都是由耳根部和外耳道附近向耳轮周缘分支。因此，正常人的耳郭皮肤温度离耳根越近处越高。

2. 静脉　耳郭的静脉均起于耳郭的浅层、前面，最后汇成 2~3 支较大的静脉，并在耳轮、耳垂有较大的吻合支连接，经颞浅静脉汇入颈外静脉。耳背小静脉亦汇集成 3~5 支，经耳静脉汇入颈外静脉。

二、耳郭的淋巴分布

耳郭的淋巴管较丰富，多呈网状，流注于耳郭周围的淋巴结，根据其流向分前组、后组和下组。

1. 前组　耳郭前面及外耳道上壁的淋巴液汇入耳前淋巴结及腮腺淋巴结。

2. 后组　耳郭背面的淋巴液汇入耳后淋巴结和乳头淋巴结。

3. 下组　耳垂及外耳道下壁的淋巴液汇入耳下淋巴结。

耳前、耳后和耳下淋巴结均汇入颈上淋巴结。

第四节　耳郭的神经分布

神经系统调节机体器官组织的生理功能，以适应体内外环境的不断变化，来维持生命活动的正常进行。

神经系统分为中枢神经和周围神经两部分。中枢神经包括脑和脊髓，脑位于颅腔内，脊髓在椎管中，二者以枕骨大孔为分界。周围神经为脑和脊髓伸向身体各部的神经，包括脑神经 12 对和脊神经 31 对。耳神经非常丰富，既有来自脑神经三叉神经的耳颞神经，以及迷走神经、舌咽神经和面神经的混合神经，又有来自脊髓颈 2、3、4 节段的耳大神经和枕小神经，还有从颈交感神经节发出、伴行并缠绕血管壁分布的交感神经。

一、脑神经

（一）耳颞神经

耳颞神经是三叉神经（第 5 对）下颌神经的分支，循耳前缘上行，沿途发出若干细支，分布于外耳道前壁、耳屏、耳轮脚上部、耳轮汧部及三角窝。

（二）迷走神经、舌咽神经和面神经的混合神经

迷走神经（第 10 对）从颈静脉节发出一分支，即与附近的舌咽神经（第 9 对）

相合成耳支，耳支穿行时又与面神经（第7对）纤维交织成为混合神经，分别支配于外耳道周围、耳甲腔、耳甲艇以及耳背中部近耳根处的皮肤、耳背之耳外肌、耳内肌等。

二、脊髓神经

（一）耳大神经

耳大神经是耳郭的主要神经，起于颈丛2、3、4节段，行于胸锁乳突肌后缘深部，达该肌后缘中点，至该肌浅层向耳垂方向上行，分出耳下（前）支和耳上（后）支。

1.耳下支 粗大，在耳垂根部又分出3支。

（1）耳垂支：呈伞状分布于耳垂皮下，偶有小支穿至耳垂外侧面与耳颞神经的耳屏支相合。

（2）耳中支：分2支穿行于耳垂外侧面，较细的1支从屏间切迹后窝穿出分布于耳垂前面。较大的1支从对耳屏外上方相当于枕区穿出至耳外侧面，又分为3~5支分别支配于对耳屏内外侧、耳垂外下侧边缘、耳轮边缘、对耳轮及并有分支到耳甲腔、三角窝及耳舟部。

（3）耳上支：耳郭内侧面之耳缘分2支，1支穿过软骨内边缘至耳外侧面分布于耳舟，另1支在内侧面沿耳缘上行。

2.耳上支 自耳大神经分出后，斜向上行至耳后肌，分布于耳内侧面常有小支穿过软骨边缘。

（二）枕小神经

枕小神经的分布，先耳背后耳前。它起于颈丛2、3节段，沿胸锁乳突肌后缘上行至枕部皮肤。上耳背的枕部皮肤处分出1支，横行至上耳根下约1.5cm处，即分出2~4小支，分布于耳背上部。其中数小支穿过软骨，出于上部的耳轮和耳舟。其在耳轮的1小支，于耳轮结节上缘约0.2cm处穿入耳轮内侧，分布其附近及上部耳舟。另有1支穿出耳尖处，分布于三角窝及对耳轮上、下脚。

三、交感神经

来自颈动脉下，沿动脉管行走。交感神经纤维分布在动脉管周围，粗细不等的纤维缠绕管壁，纤维的密度随动脉管径减少而减少。静脉管壁上只有稀疏纤维分布，而在动静脉吻合处的纤维密度最大。

综上所述，分布在耳郭的神经愈分愈细，愈细愈多，往往出现吻合或重叠，有的交叉成网，形成神经丛，分布于整个耳郭。其规律是：脑神经大多分布于耳甲腔、耳甲艇和三角窝；脊神经大多分布于耳垂、耳舟、耳轮、对耳轮、耳屏、对耳屏、三角窝等处。在血管之间纵横交错的粗细纤维互相连接。

第五节 耳与脏腑的关系

耳郭是机体的组成部分，同样需要精、髓、气、血、津、液等基本物质的滋养才能发挥其正常的生理功能，而这些基本物质的生成、运行和输布又有赖于脏腑功能活动来实现。因此，耳郭的功能正常与否，与脏腑生理功能、病理变化的关系极为密切。

一、耳郭功能依赖脏腑生理活动而发挥

耳为肾窍，脑为髓海，肾藏精而生骨髓。故肾精旺盛，骨髓充沛，则肾窍之耳功能正常。正如《灵枢·脉度》云："肾气通于耳，肾和则耳能闻五音矣。"心有二窍：一则在舌，二则为耳。《素问·金匮真言论》："南方赤色，入通于心，开窍于耳。"《证治准绳》对此解释说：开窍于耳。于耳，则肾为耳窍之主，心为耳窍之客。盖心主血脉，推动血液运行，只有心功能正常，则血才能上奉于耳。

肺主宣发，外合皮毛。沈金鳌《杂病源流犀烛·肺》云："肺主气，一身之气贯于耳。"故靠肺的宣发，才能使卫气运行和津液输布于耳郭，从而护卫肌肤，润泽耳、皮毛。

肝主疏泄，调畅气机，使气血津液周流无阻。《杂病源流犀烛》："肝兼通于耳。"所以耳郭功能正常与否，跟肝有直接相关。

因此，气血、津液、精髓等基本物质的生成、运行和输布，需脏腑相互配合才能使骨髓充于耳，肾精通于耳，气血荣于耳，津液润于耳，从而发挥耳收集声波、职司位听、反映病候、帮助诊断、接受刺激、传注经气、调节机体的功能。

二、耳郭功能受脏腑病理变化而影响

耳郭功能赖脏腑生理活动而发挥，又受其病理变化而影响，脏腑病理变化复杂多端，然其病机不外乎"虚实"二字。虚者，多由精、髓、气、血、津、液之不足而致；实者，多由风、火、痰、湿、食、瘀之阻滞而成。

（一）虚证

1. 精髓不足 《灵枢·海论》云："髓海不足，则脑转耳鸣。"《灵枢·决气》中说："精脱者，耳……液脱者……耳数鸣。"说明了素体阴亏或纵情色欲，则肾精暗耗，津液枯竭，髓海空虚，不能上充清窍。

2. 气血衰少 《灵枢·口问》篇说："胃中空则宗脉虚……故耳鸣。"李东垣在《脾胃论》一书中指出："胃气一虚，耳目口鼻，俱为之病。"《素问·玉机真脏论》说："脾……不及，则令人九窍不通。"华佗的《中藏经》卷上《论肺脏虚实寒热生死逆顺脉证之法第二十八》也有记述："肺者……虚则不能息，耳重，嗌干，喘咳上气，胸背痛，有积，则胁下胀满。"这就说明了脾胃虚弱则升降失调，肺气不足则不能宣发，以致气血衰少，宗脉空虚，导致耳或鸣或重或不通。

（二）实证

《素问·脏器法时论》说："肝病者……气逆，则……耳聋不聪。"《杂病源流犀烛》卷二十一云："胆……实则口苦，耳聋""右聋属足太阳（膀胱）""三焦……实则有耳鸣……耳后连目锐眦痛""大肠实，则耳后皆痛"等，正如《古今医统·耳证》所说："痰火郁结，壅塞而成……"这就是说怒则气上，肝胆火升，灼伤宗脉，或情志抑郁，肝失疏泄，三焦不通，腑气不降，导致风、火、痰、湿、食、瘀壅塞清窍，以使耳郭或红，或肿，或痛，或鸣，或聋，或不聪。

第六节　耳与经络的关系

人体十二经络隶属于脏腑，是沟通内外、贯穿上下、外达肢节、旁及官窍、无处不至、无处不有的网络组织，使人体成为一个统一的整体；经络又有运行气血、营养全身、调和阴阳、恢复平衡等重要作用。耳郭是机体的组成部分，也受到经络的循行。如《灵枢·邪气脏腑病形》说："十二经脉，三百六十五络，其气血皆上于面而走空窍……其别气走于耳而为听。"《灵枢·口问》又说："耳者，宗脉之所聚也。"阐明了耳郭是众多经脉气血汇集之处，经脉有直入耳中和循行于周围的两种情况。

一、循行于耳郭中央的经脉

《灵枢·经脉》中记述："三焦手少阳之脉……其支者，从耳后入耳中，出走耳前……""小肠手太阳之脉……其支者……却入耳中……""胆足少阳之脉……其支者，从耳后入耳中，出走耳前……"《素问·缪刺论》说："手足少阴、太阴，足阳明之络，此五络皆会于其中……"可见三焦、小肠、胆三条经脉，脾、心、肾、肺、胃五条络脉均直接循入耳郭中央，尤其是多气多血的手阳明之别，入耳以后，与众多的经脉相结合。所以张景岳说："手足三阴三阳之脉，皆入耳中。"

二、循行于耳郭周围的经脉

《灵枢·经脉》说："三焦手少阳之脉……其支者……上项，系耳后直上，出耳上角……""胃足阳明之脉……循颊车，上耳前……""膀胱足太阳之脉……其支者，从巅至耳上角。"可见耳周围前有胃经，上有膀胱经，下、后有三焦经循行。此外，足阳明、少阳之筋以及手太阳、少阳之筋均与耳郭关系密切；手、足三阴经通过经别合于阳经而与耳相通。在奇经八脉中，有阳维脉"循头入耳"；阴阳二跷统率左右之阴阳经脉，并循行"入耳后"。这样耳郭中央、前后、上下均有经络分布。

由于经络是"内属脏腑，外联肢节"的网络组织，众多经络通聚于耳，构成"脏腑—经络—耳穴"三者直接相通的关系。脏腑产生的气血津液通过经络传注运行于耳郭，使它发挥良性、自动、双向的调节功能。当邪气侵犯时，又通过经络作用反映在相关耳穴上，便出现了颜色、形态、皮屑皮疹、血管、电阻、痛阈等改变，为临床诊断提供客观依据。对耳穴进行刺激时，通过疏通经络，调和气血，扶正祛邪，恢复功能，达到防治疾病、美容保健的目的。

临床常用耳穴

第一节　耳穴定位方法

　　根据最新的国家标准《耳穴名称与定位》GB/T13734–2008，耳穴的定位主要以穴位所在的解剖结构分区为基础，通过形成区、点结合的方式进行命名和定位，这个标准共定义了 93 个耳穴和 76 个穴区。在耳穴国家标准中规定，耳穴分区是基于解剖结构将人耳分为耳轮、对耳、三角窝、耳甲腔等 9 个区域，每个区域又根据各自的特点按照标准进行细致划分，例如耳轮区域被划分为 12 个区域，每个区域都有一个唯一的名称和编号；三角窝区域被划分为 5 个区域。这些区域和划分的确定性和准确性为中医学的耳穴治疗提供了科学依据，并在临床实践中得到广泛应用。但由于耳郭面积小，耳穴数量较多，医者没有多年的实践经验很难记忆和掌握耳穴位置，对于初学者而言更是难上加难，因此需要一种快速、方便的方式用于实现耳穴定位。

一、耳郭基本标志线的划定

　　1.耳轮内缘　即耳轮与耳郭其他部分的分界线，是指耳轮与耳舟、对耳轮上、下脚、三角窝及耳甲等部的折线。

　　2.耳甲折线　指耳甲内平坦部与隆起部之间的折线。

　　3.对耳轮脊线　指对耳轮体及其上、下脚最凸起处之连线。

　　4.耳舟凹沟线　指沿耳舟最凹陷处所作的连线。

　　5.对耳轮耳舟缘　即对耳轮与耳舟的分界线，指对耳轮（含对耳轮上脚）脊与耳舟凹沟之间的中线。

　　6.三角窝凹陷处后缘　指三角窝内较低平的三角形区域的后缘。

　　7.对耳轮三角窝缘　即对耳轮上、下脚与三角窝的分界线，指对耳轮上、下脚脊与三角窝凹陷处后缘之间的中线。

8. **对耳轮耳甲缘**　即对耳轮与耳甲的分界线，指对耳轮（含对耳轮下脚）脊与耳甲折线之间的中线。

9. **对耳轮上脚下缘**　即对耳轮上脚与对耳轮体的分界线，指从对耳轮上、下脚分叉处向对耳轮耳舟缘所作的垂线。

10. **对耳轮下脚后缘**　即对耳轮下脚与对耳轮体的分界线，指从对耳轮上、下脚分叉处向对耳轮耳甲缘所作的垂线。

11. **耳垂上线（亦作为对耳屏耳垂缘和耳屏耳垂缘）**　即耳垂与耳郭其他部分的分界线，指过屏间切迹与轮垂切迹所作的直线。

12. **对耳屏耳甲缘**　即对耳屏与耳甲的分界线，指对耳屏内侧面与耳甲的折线。

13. **耳屏前缘**　即耳屏外侧面与面部的分界线，指沿耳屏前沟所作的直线。

14. **耳轮前缘**　即耳轮与面部的分界线，指沿耳轮前沟所作的直线。

15. **耳垂前缘**　即耳垂与面颊的分界线，指沿耳垂前沟所作的直线。

二、耳郭标志点、线的设定

1. 在耳轮内缘上，设耳轮脚切迹至对耳轮下脚间中、上 1/3 交界处为 A 点。

2. 在耳甲内，由耳轮脚消失处向后作一水平线与对耳轮耳甲缘相交，设交点为 D 点。

3. 设耳轮脚消失处至 D 点连线的中、后 1/3 交界处为 B 点。

4. 设外耳道口后缘上 1/4 与下 3/4 交界处为 C 点。

5. 从 A 点向 B 点作一条与对耳轮耳甲艇缘弧度大体相仿的曲线为 AB 线。

6. 从 B 点向 C 点作一条与耳轮脚下缘弧度大体相仿的曲线为 BC 线。

三、耳郭分区的说明

（一）耳轮

耳轮脚为耳轮 1 区。耳轮脚切迹到对耳轮下脚上缘之间的耳轮分为三等份，自下而上依次为耳轮 2 区、耳轮 3 区、耳轮 4 区；对耳轮下脚上缘到对耳轮上脚前缘之间的耳轮为耳轮 5 区；对耳轮上脚前缘到耳尖之间的耳轮为耳轮 6 区。耳尖到耳轮结节上缘为耳轮 7 区；耳轮结节上缘到耳轮结节下缘为耳轮 8 区。

耳轮结节下缘到轮垂切迹之间的耳轮分为四等份，自上而下依次为耳轮9区、耳轮10区、耳轮11区、耳轮12区。

（二）耳舟

耳舟分为六等份，自上而下依次为耳舟1区、2区、3区、4区、5区、6区。

（三）对耳轮

对耳轮上脚分为上、中、下三等份，下1/3为对耳轮5区，中1/3为对耳轮4区；再将上1/3分为上、下两等份，下1/2为对耳轮3区，再将上1/2分为前后两等份，后1/2为对耳轮2区，前1/2为对耳轮1区。对耳轮下脚分为前、中、后三等份，中、前2/3为对耳轮6区，后1/3为对耳轮7区。将对耳轮体从对耳轮上、下脚分叉处至轮屏切迹分为五等份，再沿对耳轮耳甲缘将对耳轮体分为前1/4和后3/4两部分，前上2/5为对耳轮8区，后上2/5为对耳轮9区，前中2/5为对耳轮10区，后中2/5为对耳轮11区，前下1/5为对耳轮12区，后下1/5为对耳轮13区。

（四）三角窝

将三角窝由耳轮内缘至对耳轮上、下脚分叉处分为前、中、后三等份，中1/3为三角窝3区；再将前1/3分为上、中、下三等份，上1/3为三角窝1区，中、下2/3为三角窝2区；再将后1/3分为上、下两等份，上1/2为三角窝4区，下1/2为三角窝5区。

（五）耳屏

耳屏外侧面分为上、下两等份，上部为耳屏1区，下部为耳屏2区。将耳屏内侧面分为上、下两等份，上部为耳屏3区，下部为耳屏4区。

（六）对耳屏

由对屏尖及对屏尖至轮屏切迹连线之中点，分别向耳垂上线作2条垂线，将对耳屏外侧面及其后部分为前、中、后三区，前为对耳屏1区，中为对耳屏2区，后为对耳屏3区。对耳屏内侧面为对耳屏4区。

（七）耳甲

将 BC 线前段与耳轮脚下缘间分成三等份，前 1/3 为耳甲 1 区、中 1/3 为耳甲 2 区、后 1/3 为耳甲 3 区。ABC 线前方，耳轮脚消失处为耳甲 4 区。将 AB 线前段与耳轮脚上缘及部分耳轮内缘间分成三等份，后 1/3 为 5 区、中 1/3 为 6 区、前 1/3 为 7 区。将对耳轮下脚下缘前、中 1/3 交界处与 A 点连线，该线前方的耳甲艇部为耳甲 8 区。将 AB 线前段与对耳轮下脚下缘间耳甲 8 区以后的部分，分为前、后两等份，前 1/2 为耳甲 9 区、后 1/2 为耳甲 10 区。在 AB 线后段上方的耳甲艇部，将耳甲 10 区后缘与 BD 线之间分成上、下两等份，上 1/2 为耳甲 11 区、下 1/2 为耳甲 12 区。由轮屏切迹至 B 点作连线，该线后方、BD 线下方的耳甲腔部为耳甲 13 区。以耳甲腔中央为圆心，圆心与 BC 线间距离的 1/2 为半径作圆，该圆形区域为耳甲 15 区。过 15 区的最高点及最低点分别向外耳门后壁作两条切线，切线间为耳甲 16 区。15、16 区周围为耳甲 14 区。将外耳门的最低点与对耳屏耳甲缘中点相连，再将该线以下的耳甲腔部分为上、下 2 等份，上 1/2 为耳甲 17 区、下 1/2 为耳甲 18 区。

（八）耳垂

在耳垂上线至耳垂下缘最低点之间划两条等距离平行线，于上平行线上引两条垂直等分线，将耳垂分为 9 个区，上部由前到后依次为耳垂 1 区、2 区、3 区；中部由前到后依次为耳垂 4 区、5 区、6 区；下部由前到后依次为耳垂 7 区、8 区、9 区。

（九）耳背

分别过对耳轮上、下脚分叉处耳背对应点和轮屏切迹耳背对应点作 2 条水平线，将耳背分为上、中、下三部，上部为耳背 1 区，下部为耳背 5 区；再将中部分为内、中、外 3 等份，内 1/3 为耳背 2 区，中 1/3 为耳背 3 区，外 1/3 为耳背 4 区。

第二节　常用耳穴定位及主治

一、耳郭方位术语

1. 耳郭正面　耳郭的前外侧面。

2. 耳郭背面　耳郭的后内侧面，统称耳背。

3. 前方　耳郭靠近面颊侧的一面。

4. 后方　耳郭靠近乳突的一面。

5. 上方　耳郭近头顶的一侧。

6. 下方　耳郭近肩的一侧。

7. 内侧　耳郭近正中矢状面的一侧。

8. 外侧　耳郭远正中矢状面的一侧。

二、耳郭表面穴位定位及主治

1. 耳郭正面

（1）耳轮穴位

①耳中

【定位】在耳轮脚处，即耳轮 1 区。

【主治】呃逆、荨麻疹、皮肤瘙痒症、夜尿症等。

②直肠

【定位】在耳轮脚棘前上方的耳轮处，即耳轮 2 区。

【主治】泄泻、脱肛、痔疮等。

③尿道

【定位】在直肠上方的耳轮处，即耳轮 3 区。

【主治】尿频、尿急、尿痛、尿潴留等。

④外生殖器

【定位】在对耳轮下脚前方的耳轮处，即耳轮 4 区。

【主治】尿道炎、阴囊湿疹等。

⑤肛门

【定位】在三角窝前方的耳轮处，即耳轮 5 区。

【主治】痔疮、肛裂、脱肛、肛门瘙痒等。

⑥耳尖前

【定位】在耳郭向前时折上部尖端的前部，即耳轮6区。

【主治】感冒、痔疮。

⑦耳尖

【定位】在耳郭向前对折的上部尖端处，即耳轮6、7区交界处。

【主治】急性炎症、高热、高血压、惊悸、过敏性皮肤病、神经衰弱、头痛、头晕、眼病等。

⑧耳尖后

【定位】在耳郭向前对折的上部尖端的后部，即耳轮7区。

【主治】扁桃体炎。

⑨结节

【定位】在耳轮结节处，即耳轮8区。

【主治】头晕、头痛等。

⑩轮1

【定位】在耳轮结节下方的耳轮处，即耳轮9区。

⑪轮2

【定位】在耳轮结节下方的耳轮处，即耳轮10区。

⑫轮3

【定位】在耳轮结节下方的耳轮处，即耳轮11区。

⑬轮4

【定位】在耳轮结节下方的耳轮处，即耳轮12区。

【轮1~轮4主治】眩晕、头痛等。

（2）耳舟穴位

①指

【定位】在耳舟上方处，即耳舟1区。

【主治】甲沟炎、指关节扭伤、指端麻木症、雷诺病等。

②腕

【定位】在指区的下方处，即耳舟2区。

【主治】腕部疾患（如腱鞘炎），胃脘痛、胃胀等。

③风溪

【定位】在耳轮结节前方，指区与腕区之间，即耳舟 1、2 区交界处。

【主治】荨麻疹、烦躁、皮肤瘙痒症、过敏性鼻炎、风湿性关节痛等。

④肘

【定位】在腕区的下方处，即耳舟 3 区。

【主治】肱骨外上髁炎、肘部疼痛等。

⑤肩

【定位】在肘区的下方处，即耳舟 4，5 区。

【主治】肩关节周围炎、肩部疼痛等。

⑥锁骨

【定位】在肩区的下方处，即耳舟 6 区。

【主治】肩关节周围炎、肩部疼痛、无脉证等。

（3）对耳轮穴位

①跟

【定位】在对耳轮上脚前上部，即对耳轮 1 区。

【主治】足跟骨骨刺、足跟外伤及感染、肾虚足跟痛等。

②趾

【定位】在耳尖下方的对耳轮上脚后上部，即对耳轮 2 区。

【主治】甲沟炎、趾痛、麻木、冻伤及脚癣等。

③踝

【定位】在趾、跟区下方处，即对耳轮 3 区。

【主治】踝关节炎、关节扭伤等。

④膝

【定位】在对耳轮上脚中 1/3 处，即对耳轮 4 区。

【主治】关节扭伤、挫伤引起的疼痛等。

⑤髋

【定位】在对耳轮上角的下 1/3 处，即对耳轮 5 区。

【主治】髋关节、坐骨神经疼痛等。

⑥坐骨神经

【定位】在对耳轮下脚的前 2/3 处，即对耳轮 6 区。

【主治】坐骨神经痛、下肢瘫痪等。

⑦交感

【定位】在对耳轮下脚前端与耳轮内缘交界处，即对耳轮6区前端。

【主治】肠痉挛、心绞痛、心律失常、胆绞痛、输尿管结石、自主神经功能紊乱。

⑧臀

【定位】在对耳轮下脚的后1/3处，即对耳轮7区。

【主治】坐骨神经痛、腰骶疼痛、顽固性便秘、便溏、妇科疾病等。

⑨腹

【定位】在对耳轮体前部上2/5处，即对耳轮8区。

【主治】腹痛、腹胀、肠炎、便秘、肥胖等。

⑩腰骶椎

【定位】在腹区后方，即对耳轮9区。

【主治】腰椎骨质增生、腰骶疼痛等。

⑪胸

【定位】在对耳轮体前部中2/5处，即对耳轮10区。

【主治】胸胁疼痛、肋间神经痛、胸闷、乳腺炎等。

⑫胸椎

【定位】在胸区后方，即对耳轮11区。

【主治】胸痛、经前乳房胀痛、乳腺炎、产后泌乳不足等。

⑬颈

【定位】在对耳轮体前部下1/5处，即对耳轮12区。

【主治】落枕、颈部扭伤、单纯性甲状腺肿等。

⑭颈椎

【定位】在颈区后方，即对耳轮13区。

【主治】落枕、颈椎综合征及颈部疼痛等。

（4）三角窝穴位

①角窝上

【定位】在三角窝前1/3的上部，即三角窝1区。

【主治】高血压、眩晕、头痛、动脉硬化症等。

②内生殖器

【定位】在三角窝前1/3的下部，即三角窝2区。

【主治】痛经、月经不调、白带过多、功能性子宫出血、阳痿、遗精、早泄、不孕等。

③角窝中

【定位】在三角窝中 1/3 处，即三角窝 3 区。

【主治】咳喘、肝胆系统疾病、宫颈炎、带下病等。

④神门

【定位】在三角窝后 1/3 的上部，即三角窝 4 区。

【主治】失眠、多梦、戒断综合征、癫痫、高血压、神经衰弱等。

⑤盆腔

【定位】在三角窝后 1/3 的下部，即三角窝 5 区。

【主治】盆腔炎、附件炎等。

（5）耳屏穴位

①上屏

【定位】在耳屏外侧面上 1/2 处，即耳屏 1 区。

【主治】发热、咽炎、鼻炎、糖尿病等。

②下屏

【定位】在耳屏外侧面下 1/2 处，即耳屏 2 区。

【主治】风湿病、过敏性疾病及各种炎症等。

③外耳

【定位】在屏上切迹前方近耳轮部，即耳屏 1 区上缘处。

【主治】外耳道炎、中耳炎、耳鸣、耳聋、偏头疼、三叉神经痛、眩晕、颈项强痛等。

④屏尖

【定位】在耳屏游离缘上部尖端，即耳屏 1 区后缘处。

【主治】发热、牙痛、斜视等。

⑤外鼻

【定位】在耳屏外侧面中部，即耳屏 1、2 区之间。

【主治】鼻前庭炎，鼻炎等。

⑥肾上腺

【定位】在耳屏游离缘下部尖端，即耳屏 2 区后缘处。

【主治】鼻前庭炎，鼻炎等。

⑦咽喉

【定位】在耳屏内侧面上 1/2 处，即耳屏 3 区。

【主治】声音嘶哑、咽炎、扁桃体炎等。

⑧内鼻

【定位】在耳屏内侧面下 1/2 处，即耳屏 4 区。

【主治】鼻炎、上颌窦炎、鼻衄等。

⑨屏间前

【定位】在屏间切迹前方耳屏最下部，即耳屏 2 区下缘处。

【主治】青光眼、中心性视网膜炎、白内障、假性近视等。

（6）对耳屏穴位

①额

【定位】在对耳屏外侧面的前部，即对耳屏 1 区。

【主治】头痛、头晕、失眠、多梦、健忘、嗜睡等。

②屏间后

【定位】在屏间切迹后方对耳屏前下部，即对耳屏 1 区下缘处。

【主治】屈光不正、假性近视、结膜炎、角膜炎、外睑腺炎等。

③颞

【定位】在对耳屏外侧面的中部，即对耳屏 2 区。

【主治】偏头痛、耳鸣、听力减退，以及急性角、结膜炎等。

④枕

【定位】在对耳屏外侧面的后部，即对耳屏 3 区。

【主治】头晕、头痛、癫痫、哮喘、神经衰弱、屈光不正、胸胁疼痛等。

⑤皮质下

【定位】在对耳屏内侧面，即对耳屏 4 区。

【主治】各类痛症、神经衰弱、假性近视、内脏下垂等。

⑥对屏尖

【定位】在对耳屏游离缘的尖端，即对耳屏 1、2、4 区交点处。

【主治】哮喘、腮腺炎、睾丸炎、附睾炎、神经性皮炎等。

⑦缘中

【定位】在对耳屏游离缘上，对屏尖与轮屏切迹之中点处，即对耳屏 2、3、4 区交点。

【主治】脑膜刺激征、癫痫、精神分裂、癔症、气管炎、遗尿、健忘等。

⑧脑干

【定位】在轮屏切迹处，即对耳屏 3、4 区之间。

【主治】眩晕、后头疼、假性近视等。

（7）耳甲穴位

①口

【定位】在耳轮脚下方前 1/3 处，即耳甲 1 区。

【主治】口腔溃疡、牙痛等。

②食道

【定位】在耳轮脚下方中 1/3 处，即耳甲 2 区。

【主治】食管炎、食管痉挛、癔症、呼吸不畅等。

③贲门

【定位】在耳轮脚下方后 1/3 处，即耳甲 3 区。

【主治】贲门痉挛、神经性呕吐、前头痛、牙痛、精神分裂、胸闷、气短、胸部不适等。

④胃

【定位】在耳轮脚消失处，即耳甲 4 区。

【主治】胃肠痉挛、胃炎、消化不良、恶心呕逆等。

⑤十二指肠

【定位】在耳轮脚及部分耳轮与 AB 线之间的后 1/3 处，即耳甲 5 区。

【主治】十二指肠、幽门痉挛、胆石症、消化不良等。

⑥小肠

【定位】在耳轮脚及部分耳轮与 AB 线之间的中 1/3 处，即耳甲 6 区。

【主治】消化不良、腹胀、腹泻、腹痛、心律不齐、缺乳等。

⑦大肠

【定位】在耳轮脚及部分耳轮与 AB 线之间的前 1/3 处，即耳甲 7 区。

【主治】便秘、腹泻、肠炎、痢疾、咳嗽、痔疮、皮肤瘙痒症、痤疮等。

⑧阑尾

【定位】在小肠区与大肠区之间，即耳甲 6、7 区交界处。

【主治】腹泻等。

⑨艇角

【定位】在对耳轮下脚下方前部，即耳甲 8 区。

【主治】前列腺肥大、尿道炎、性功能障碍、附件炎等。

⑩膀胱

【定位】在对耳轮下脚下方中部，即耳甲 9 区。

【主治】膀胱炎、遗尿症、尿潴留、尿路结石、腰腿痛、坐骨神经痛、后头痛等。

⑪肾

【定位】在对耳轮下脚下方后部，即耳甲 10 区。

【主治】腰痛、耳鸣、神经衰弱、肾盂肾炎、遗尿、哮喘、月经不调、阳痿、遗精、早泄等。

⑫输尿管

【定位】在肾区与膀胱区之间，即耳甲 9、10 区交界处。

【主治】输尿管结石绞痛等。

⑬胰胆

【定位】在耳甲艇的后上部，即耳甲 11 区。

【主治】胆囊炎、胆石症、胆道蛔虫病、偏头痛、带状疱疹、中耳炎、耳鸣、急性胰腺炎、消化不良。

⑭肝

【定位】在耳甲艇的后下部，即耳甲 12 区。

【主治】胁痛、眩晕、经前期紧张症、月经不调、围绝经期综合征、高血压、假性近视、单纯型青光眼等。

⑮艇中

【定位】在小肠区与肾区之间，即耳甲 6、10 区交界处。

【主治】腹痛、腹胀、胆道蛔虫病、痛经等。

⑯脾

【定位】在 BD 线下方，耳甲腔的后上部，即耳甲 13 区。

【主治】腹泻、腹胀、纳呆、便秘、功能性子宫出血、白带过多、内耳性眩晕症、口腔炎等。

⑰心

【定位】在耳甲腔正中凹陷处，即耳甲 15 区。

【主治】心律不齐、心绞痛、无脉症、神经衰弱、精神分裂症、口舌生疮等。

⑱气管

【定位】在心区与外耳门之间，即耳甲16区。

【主治】支气管炎、哮喘、急慢性咽炎等。

⑲肺

【定位】在心、气管区周围处，即耳甲14区。

【主治】咳嗽、胸闷、声音嘶哑、皮肤瘙痒症、荨麻疹、便秘、戒断综合征等。

⑳三焦

【定位】在外耳门后下，肺与内分泌区之间，即耳甲17区。

【主治】便秘、腹胀、上肢外侧疼痛等。

㉑内分泌

【定位】在屏间切迹内，耳甲腔的底部，即耳甲18区。

【主治】痛经、月经不调、围绝经期综合征、痤疮、甲状腺功能减退或亢进等。

（8）耳垂穴位

①牙

【定位】在耳垂正面做止部。即耳垂1区。

【主治】牙痛、牙周炎、低血压等。

②舌

【定位】在耳垂正面中上部，即耳垂2区。

【主治】舌炎、口腔炎、口腔溃疡、中风失语等。

③颌

【定位】在耳垂正面后上部，即耳垂3区。

【主治】牙痛、颞颌关节功能紊乱等。

④垂前

【定位】在耳垂正面前中部，即耳垂4区。

【主治】神经衰弱入眠困难等。

⑤眼

【定位】在耳垂正面中央部，即耳垂5区。

【主治】急性结膜炎、电光性眼炎、睑腺炎、假性近视等。

⑥内耳

【定位】在耳垂正面后中部，即耳垂 6 区。

【主治】内耳性眩晕症、耳鸣、听力减退、中耳炎等。

⑦面颊

【定位】在耳垂正面眼区与内耳区之间，即耳垂 5、6 区交界处。

【主治】周围性面瘫、三叉神经痛、痤疮、扁平疣、面肌痉挛、腮腺炎等。

⑧扁桃体

【定位】在耳垂正面下部，即耳垂 7、8、9 区。

【主治】扁桃体炎、咽喉炎等。

2. 耳郭背面

（1）耳背穴位

①耳背心

【定位】在耳背上部，即耳背 1 区。

【主治】心悸、失眠、多梦等。

②耳背肺

【定位】在耳背中内部，即耳背 2 区。

【主治】哮喘、皮肤瘙痒等。

③耳背脾

【定位】在耳背中央部，即耳背 3 区。

【主治】胃痛、消化不良、食欲不振等。

④耳背肝

【定位】在耳背中外部，即耳背 4 区。

【主治】胆囊炎、胆石症、胁痛等。

⑤耳背肾

【定位】在耳背下部，即耳背 5 区。

【主治】头晕、头痛、神经衰弱等。

⑥耳背沟

【定位】在对耳轮沟和对耳轮上、下脚沟处。

【主治】高血压、皮肤瘙痒症等。

（2）耳根穴位

①上耳根

【定位】在耳郭与头部相连的最上处。

【主治】肌萎缩侧索硬化、脊髓炎等。

②耳迷根

【定位】耳轮脚后沟的耳根处。

【主治】胆囊炎、胆石症、胆道蛔虫病、鼻塞、头晕、头痛、失眠、胃痛、心动过速、腹泻、高血压、尿潴留等。

③下耳根

【定位】在耳郭与头部相连的最下处。

【主治】低血压、内分泌系统疾病等。

第三节　耳穴取穴原则

耳穴治疗原则，治疗时的合理取穴与所得到的效果有密切的关系，耳穴治疗原则从 5 个方面介绍。

一、相应部位取穴

相应部位取穴，是选取与机体疾病相对应的耳穴。当机体某个器官、脏腑、四肢患病时，在耳郭与机体相对应的穴位点，出现阳性反应，如低电阻、低痛阈、变色、变形、丘疹、脱屑、血管充盈以及组织化学变化。相应部位是反映疾病的部位，是疾病的具体代表点，是诊断疾病部位的特定点。相应部位在正常时只代表一个解剖位置点，无任何阳性反应，当人体患病时，相应部位随疾病病变部位的病理形态改变而改变，由正常一个位置点呈区、线、沟、经等变化，甚至在相关邻近组织的穴位发生阳性反应。相应部位是泛指的名称，在耳穴上可有此穴名，反映病变部位及症状。更多的与机体相关的耳穴无穴名，必须在正常穴位代表点及相应区域中推测而知。

二、根据脏腑辨证和经络学说取穴

脏腑辨证取穴是根据中医藏象学说的理论，根据各脏腑的生理功能和病理表现进行辨证取穴。脏腑辨证是耳穴治疗的特点，是中医辨证施治的核心。如脱发，藏象学说认为，"肾，其华在发"，故取肾穴来治疗。皮肤病，藏象学说认为"肺主皮毛"故取"肺"。从胚胎学来看皮肤与肺均从外胚胎层发展而来，肺与皮肤为同源组织，因此皮肤病要取肺穴治疗。痤疮，中医认为是肺胃郁热上熏于面部引起，患者多伴有阳明经热证，大便秘结。因此根据"肺主皮毛"肺与大肠相表里的经络学说为依据，治疗痤疮时肺、大肠为主穴。神经衰弱的临床表现如失眠、多梦、心烦不安等，治疗取穴根据中医藏象学说理论"心主神明""神不守舍"可导致失眠、多梦，因此治疗神经衰弱时取心穴，可达到宁心安神的目的。

三、根据经络循行路线取穴

如坐骨神经痛，根据坐骨神经痛的部位属于足太阳膀胱经的循行路线，故可取膀胱穴治疗；又如偏头疼，其部位属足少阳胆经循行部位，故取胰胆穴。

四、按西医学理论中发病原因、病理形态学变化取穴

如消化道溃疡发病原因与皮层内脏相关学说有关，脑力劳动过度、精神紧张和忧虑，缺乏休息和调节，可引起消化道溃疡的发生和加重。因此对消化道溃疡患者治疗取穴时，除相应部位如胃、十二指肠的穴位，一定要取皮质下、交感两穴。

尿崩症治疗，考虑其发病原因是脑下垂体后叶分泌抗利尿激素减少，排尿量增多，根据丘脑－神经垂体功能减退的理论，在治疗时选取脑垂体、内分泌、丘脑穴，以调节内分泌功能。

糖尿病的治疗取穴应根据发病原因选择穴位。糖尿病是由于胰腺中胰岛 β–细胞萎缩或减少，胰腺大多数有变性、水肿和纤维化等病变，导致胰岛素严重分泌不足，中老年发病较多，胰岛 β–细胞对进食后的高血糖刺激反应迟缓，胰岛素分泌较慢，不能适应血糖当时的需要，这使胰腺相对分泌不足。胰岛素是调节血糖浓度的主要激素之一，是唯一能降低血糖、促进葡萄糖的分解和合成的激素。在耳穴治疗中，应以胰腺为主要穴位。内分泌系统是调节生理功能的主要系统之一，内分泌腺体的调节是通过丘脑、垂体调节的。丘脑下部分泌释放激素，脑垂体的促进激素促进内分泌靶腺分泌激素，而胰岛素的分泌中枢在丘脑下部。耳穴治疗糖尿病，除用相应部位、胰胆特定穴外，要选用脑垂体、丘脑、内分泌以促进胰岛素的分泌，降低血糖。

神门和枕两穴，都具有镇静、镇痛、安眠的作用，抑制作用比较强。因此在治疗胃肠神经功能紊乱、肝炎、脾胃不和引起的腹胀症候时，就尽量要少用神门穴和枕穴，避免抑制胃肠功能的蠕动，使腹胀加重。而应选择理气、消胀、疏泄的穴位，比如说肝穴、脾穴、三焦穴、艇中穴、皮下穴，以加强胃肠蠕动。

五、根据临床经验取穴

头部疾病可以取患侧对应的耳穴；上肢取同侧穴，下肢取对侧穴。治疗脑血栓形成的偏瘫，根据椎体交叉的原理，一般都是取对侧穴效果较好。治疗肩周炎等上肢疾病，则是取同侧穴位效果好些。因此，在临床治疗中，既要考虑辨证取穴，了解穴位的特性；也要注意有效穴位，以提高耳穴的疗效。

第四节 临床耳穴处方介绍

在耳穴治疗中，护理人员了解一些耳穴处方的基本组合可以更方便临床使用。

一、耳穴处方的基本组合

1. 三调 调月经、调内分泌、调神经功能。

（1）调月经：①内分泌穴、皮质下（缘中）穴、内生殖器穴。②肾穴、肝穴、脾穴。

（2）调内分泌：①颈椎穴、颈穴、内咽穴、扁桃体穴。②内生殖器穴。③皮质下穴、缘中穴、内分泌穴、艇中穴、肾上腺穴。

（3）调自主神经：①耳尖放血。②交感穴。③耳尖穴、神门穴、耳中穴、心穴、皮质下穴（人体神经轴）。④结节内穴。

2. 四抗 抗过敏、抗感染、抗风湿、抗烦躁。

（1）抗过敏：①结节内穴。②肺穴、大肠穴。③艇中穴。④耳尖放血、相应部位。

（2）抗感染：神门穴、皮质下穴、肾上腺穴、耳尖穴、三焦穴。

（3）抗风湿：①锁骨穴、艇中穴、内分泌穴。②肾穴、肝穴、脾穴、相应部位。

（4）抗烦躁、抗焦虑：①枕穴、神门穴。②心穴、贲门穴。③结节内穴。

④耳尖穴、耳尖放血。

3. 利五官　利咽、助听、明目、美容、通鼻。

（1）利咽：咽喉穴、口穴、三焦穴。

（2）助听：外耳穴、内耳穴、艇中穴。

（3）明目：肾穴、肝穴、耳尖穴、目1（屏尖前）目2（屏尖后）、眼穴。

（4）美容：面颊穴、肺穴、大肠穴、内分泌穴。

（5）通鼻：①内鼻穴、外鼻穴、肾上腺穴。②口穴、内咽穴。③肺穴、额穴、结节内穴。

4. 六对　镇静、兴奋；升压、降压；活血、止血；利尿、储尿；止泻、通便；强心、降率。

（1）镇静：①耳尖放血。②神门穴、枕穴、结节内穴。

（2）兴奋：皮质下穴、额穴、肾上腺穴。

（3）升压：牙穴、皮质下穴、心穴、肾上腺穴。

（4）降压：①角窝上穴、降压沟穴、神门穴、枕穴、缘中穴、肝穴、肾穴。②耳尖放血。

（5）活血：①心穴、肺穴。②交感穴。

（6）止血：①心穴、肝穴、脾穴。②耳中穴、缘中穴、肾上腺穴。

（7）利尿：①肾穴、膀胱穴、艇角穴。②肺穴、脾穴、三焦穴。③皮质下穴、艇中穴。

（8）储尿：①膀胱穴、皮质下（缘中）穴。②耳中穴。

（9）止泻：直肠穴、皮质下穴。

（10）通便：脾穴、三焦穴、肺穴、大肠穴、皮质下穴。

（11）强心：①心穴、肺穴。②肾上腺穴、缘中穴。

（12）降率：①外耳穴。②交感穴。③神门穴、枕穴。④耳中穴。⑤小肠穴、缘中穴。

5. 六补　补肾、补血、健脑、健脾、健肝、利胆。

（1）补肾：肾穴、肝穴、神门穴、腰穴、腰骶椎穴、内生殖器穴。

（2）补血：广谱穴、小肠穴、脾穴、三焦穴。

（3）健脑：额穴、心穴、肾穴、皮质下穴、颈椎穴。

（4）健脾：脾穴、胃穴、三焦穴。

（5）健肝：肝穴、胆穴、脾穴、耳尖穴、结节穴、艇中穴。

（6）利胆：肝穴、胰胆穴、十二指肠穴、小肠穴、三焦穴、艇中穴。

6.十止 止晕、止痛、止惊、止痒、止鸣、止咳、止喘、止吐、止酸、止胀。

（1）止晕：①耳尖或耳尖放血。②外耳穴。③内耳穴、外耳穴、艇中穴。

（2）止痛：①相应部位。②腹部疾病：腹穴。③组织损伤：肝穴、脾穴、肾穴、艇中穴。④常规止痛：神门穴、皮质下。⑤绞痛：交感穴。

（3）止惊：①胆穴。②神门穴、枕穴、耳尖穴。

（4）止痒：①耳尖、相应部位点刺放血。②过敏性皮炎：相应部位放血、结节内。③神经性皮炎：相应部位、皮质下。④止痒功能穴：肝穴、耳中穴、肺穴、大肠穴、缘中穴、交感穴、内分泌穴、艇中穴。

（5）止鸣：①内耳穴、外耳穴、艇中穴。②肾穴、胆穴、三焦穴。

（6）止咳：①肺穴、气管穴、口穴、缘中穴。②经验用穴：艇中穴与神门穴的应用。

（7）止喘：①肺穴、胸穴、交感穴、神门穴、缘中。②结节内穴、内分泌穴、艇中穴。

（8）止吐：口穴、食道穴、贲门穴、胃穴、三焦穴。

（9）止酸：交感穴、胃穴、胆穴、十二指肠穴、三焦穴。

（10）止胀：艇中穴、三焦穴、胃穴、十二指肠穴、胆穴、腹穴。

7.其他功能 降糖、安眠、解痉、敛汗、丰胸。

（1）降血糖：胰胆穴、内分泌穴、艇中、上屏穴、下屏穴。

（2）安眠：①耳尖放血。②神门、枕。③垂前、肘。

（3）解痉：神门穴、肝穴和相应部位。

（4）敛汗：交感穴、神门穴、肺穴、缘中穴。

（5）催乳丰胸：胸穴、胸椎穴、脾穴、胃穴、肝穴、肺穴、皮质下穴、内分泌穴。

二、临床常用耳穴处方介绍

（一）排便异常

1.便秘

（1）主穴：腹、乙状结肠、大肠、脾、肺、三焦、肝、消化系统皮质下。

（2）配穴：肺、乙状结肠。

2. 腹泻

（1）主穴：直肠、乙状结肠、大肠、脾、神门、消化系统皮质下。

（2）配穴

①炎症或慢性疾病：耳尖放血、内分泌。

②过敏性结肠炎：过敏区、耳尖放血。

③脾肾阳虚引起的腹泻：肾。

3. 取穴依据　大肠、直肠：相应部位取穴，刺激大肠、乙状结肠、腹三穴，可增加肠蠕动、疏通脏腑、顺气导滞。脾、三焦：脾主运化，三焦有化气输精的作用，五脏六腑皆属三焦。消化系统皮质下：调节胃肠功能。肺与大肠相表里，肺主肃降，取肺穴可增加大肠疏导糟粕功能。耳穴放血、神门：急性肠炎、细菌性痢疾，取之有消炎镇静作用。过敏区、内分泌：对过敏体质者及对食物过敏引起的腹泻，以抗过敏、提高机体免疫力。肾：以补肾健脾，有温煦脾阳、升提中气的作用。

（二）发热

1. 主穴　耳尖、屏尖、肾上腺、轮1~轮4、丘脑、交感、内分泌、肺、相应部位。

2. 配穴　枕、脑干。

3. 取穴依据　耳尖、屏尖、肾上腺或轮1~轮4放血：有清热解毒的作用。丘脑：丘脑下部对自主神经有调节作用，目前认为丘脑下部不只是单纯的交感、副交感中枢，它既是调节内脏活动的较高级中枢，又是调节内分泌活动的较高级中枢，可调节体温、摄食、水平衡、情绪反应等重要生理过程。交感：能调节自主神经功能，使血管舒张而达到散热的目的。内分泌：可通过垂体—肾上腺皮质系统，调节机体的防御功能，而发挥抗炎和抗渗出的作用。肺："肺主腠理，司开合"，刺激肺可通过调节皮肤黏膜、呼吸而散热。相应部位：依病变部位取穴。枕、脑干：镇静、止喘、效验。

（三）膈肌痉挛（呃逆）

1. 主穴　膈、胃、贲门、神门、交感、神经系统皮质下、肝。

2. 配穴　耳迷根。

3. 取穴依据　膈：可解除膈肌之痉挛。肝、贲门、胃：以降气止逆。神门：镇静、止逆。交感：缓解平滑肌痉挛。神经系统皮质下：清除大脑皮层病理兴奋灶，调节胃肠功能。耳迷根：是迷走神经，迷走神经就是副交感神经，从而缓解痉挛。

（四）心律失常

1. 心动过速

（1）主穴：心、小肠、胸、心血管系统皮质下、降率穴。

（2）配穴：神门、枕。

（3）取穴依据

①心：五脏六腑之大主，主血脉，主神明，心血不足，心神失养而致心神不安，出现心慌、心悸失眠、头昏、头晕等症。取心穴可宁心安神、改善心功能。

②小肠：心和小肠相表里，从小肠在耳穴的位置分析，位于耳中穴上方即迷走神经分布区，左侧可以控制房室结，右侧可以控制窦房结，应用双侧小肠穴可以控制心率和节律。

③心血管系统皮质下：调节心血管舒缩功能，调整心率和心律。

④胸：相应部位取穴，胸痛、胸闷、心绞痛时取之。

⑤降率穴：只限于心动过速，心房纤颤时用于此穴，以降心率。

⑥神门、枕：镇静作用，避免精神过度紧张不安。

2. 心动过缓

（1）主穴：心、交感、肾上腺、胸、心血管系统皮质下。

（2）配穴：肝。

（3）取穴依据

①心：按相应部位取穴，心肌收缩力增强，心排血量增加，血液循环加速，从而得以缓解本病临床症状。

②交感、肾上腺：以增加心率，使心跳加快加强。肾上腺穴能调节肾上腺髓质分泌肾上腺素及去甲肾上腺素，促进交感神经兴奋，使心跳加速。肾上腺穴又能激发肾上腺皮质的分泌，能促进心肌细胞营养，提高窦房结功能状态。

③胸：胸痛、胸闷时取之。

④心血管系统皮质下：调整心血管的舒缩功能，增强血液循环，改善心肌

营养。

⑤肝：肝藏血，肝血虚时，可筋挛拘急。

3. 心律不齐

（1）主穴：心、小肠、胸、心血管系统皮质下。

（2）取穴依据

①心、小肠：心与小肠相表里，两穴同用有协同作用，是治疗心律不齐的重要穴位。

②心血管系统皮质下：可以调整心率和心律，以及心血管的舒缩功能，改善心肌缺血缺氧。

③胸：心律不齐多伴有胸闷、心悸，胸穴可开胸顺气，稳定心律。

4. 心血管神经症

（1）主穴：心、胸、神经系统皮质下、心血管系统皮质下。

（2）配穴：肺、神门、枕、小肠。

（3）取穴依据

①心：心主神志、心藏神。《灵枢·卫气》说："神生于五脏，舍于五脏，主导于心。"如心神旺盛，则五脏安和；心神失常，则五志发生紊乱。《灵枢·口问》说："心者，五脏六腑之大主也……心动则五脏六腑皆摇。"《灵枢·大惑论》说："故神劳则魂魄散，意志乱。"因此，心主神明功能正常，则精神饱满、神志清晰、思考敏捷、反应灵敏；如果心主神明的功能异常，可出现多梦、心悸、脏腑功能紊乱等。因此，取心以宁心安神。

②胸：可宽胸理气，祛瘀止痛。

③心血管皮质下：取心血管系统皮质下，以调节大脑皮层对心、血管的舒张及收缩功能，调整心率。

④神经系统皮质下：以调节大脑皮层的兴奋与抑制功能。

⑤小肠：心与小肠相表里，小肠与心穴有相同治疗作用。

⑥肺：心悸、胸闷伴气短时取之。因"肺主气，肺朝百脉"，肺能调节和辅助全身和脏腑功能尤其和心血管运动更为相关，血随气行，节律井然，心肺协调才能保证机体一切活动正常，所《素问·灵兰秘典论篇》说："肺者，相傅之官，治节出焉。"

⑦神门、枕：镇静安神作用。

（五）头痛

1. 主穴 耳尖放血、相应部位、神经系统皮质下。

2. 配穴

①前头痛、偏头痛、头颈痛、全头痛：外交感。

②后头痛：枕小神经点。

3. 取穴依据

①耳尖放血：镇静、降压、退烧、消炎、抗过敏，耳尖放血有清脑明目的作用。头痛放血时可 5~10 滴。实证头痛，可放血 10~20 滴，头痛立即缓解或消失。

②神经系统皮质下：头痛多因紧张引起，神经系统皮质下可调节大脑皮层的兴奋和抑制功能，缓解大脑皮质紧张状态。

③外交感：是临床经验用穴，用于前头痛、偏头痛、头颈痛，用王不留行籽贴压法，贴压后按脉络循行部位，推压至头痛病所。

④枕小神经点：用于后头痛。后头痛多系枕小神经痛、枕大神经痛，并多因颈1、颈2、颈3、颈4骨质增生引起。枕小神经分布于枕后，来自颈2、颈3，刺激枕小神经恰似刺激了枕、颈后部，使后头痛缓解。

（六）失眠

1. 主穴 神门、肾、心、神经衰弱区、神经衰弱点、神经系统皮质下、耳尖放血。

2. 配穴 失眠在临床上可表现各种类型，应依症加减。

①肝郁气滞型：加取肝穴，以疏肝理气，滋阴泻火。

②心虚胆怯型：加取胆、肝，以疏肝利胆，宁神定志。

③心脾两虚型：加取脾穴，以补养心脾，养血安神。

④胃失和降型：加取胃、脾，以健脾益气，和胃降逆。

⑤心肾不交型：加取肾，以水火相济，阴阳调和。

3. 取穴依据

①心、肾："心藏神""心主神明"，取心穴能宁心安神，肾主骨生髓，脑为髓之海。取肾有补脑安神之功。心属火，肾属水，心肾相配，水火相济，能阴阳调和。

②神门：由于失眠使大脑皮层兴奋和抑制过程平衡失调，神门具有镇静、安神、利眠作用。

③神经衰弱点、神经衰弱区：是治疗神经衰弱的两个主穴，神经衰弱区是诊断和治疗入睡慢、多梦的特定穴，神经衰弱点是诊断和治疗睡眠浅、睡眠时间短、易醒、早醒、醒后不易入睡的特定穴。神经衰弱重症时，两穴同时相配，耳郭前后对应取穴，可使疗效增强。

④皮质下：神经衰弱是大脑皮层兴奋和抑制功能失调，神经系统皮质下有调节大脑皮层兴奋和抑制功能。

（七）头晕

1. 主穴　耳尖放血、晕区、肝、枕、外交感。

2. 配穴

①内耳眩晕症：内耳、贲门、脾。

②贫血引起的头晕：脾、三焦。

③自主神经功能紊乱引起的头晕：交感、神经系统皮质下。

④脑动脉供血不足引起的头晕：脑、心血管系统皮质下。

3. 取穴依据

①耳尖放血：有清眩头目的作用。

②枕、晕区：止晕要穴。

③肝："诸风掉眩，皆属于肝"，肝阳上亢，可引起头晕目眩。

④外交感：是治疗头晕、前头痛、头昏、头胀、偏头痛、头颈痛的经验要穴。

⑤内耳、贲门、脾：相应部位取穴，缓解迷走神经的兴奋。

⑥脾、三焦：养肝血、健脾气、舒筋活络。

⑦交感、神经系统皮质下：可调节大脑皮层的兴奋和抑制功能，有醒脑宁神作用。

⑧脑、心血管系统皮质下：开窍安神，调节大脑皮层功能。

（八）牙痛

1. 主穴　三焦、口、上颌或下颌、牙。

2. 配穴

①上牙痛：取胃。

②下牙痛：取大肠。

③胃火牙痛：取耳尖放血。

④虚火牙痛：取肾。

3. 取穴依据

①上颌或下颌、牙、口：相应部位取穴，止痛消炎。

②三焦：为牙痛奇穴。

③胃：用于胃火牙痛、上牙痛，足阳明胃经入上齿中。取胃可疏泄足阳明经之经气，清泄胃火。

④大肠：用于下牙痛，手阳明大肠经入下齿中。取大肠穴可清手阳明经之热，凉血消肿。

⑤耳尖放血：镇静、消炎、抗过敏、清脑明目。

⑥肾：用于肾虚牙痛。肾主骨，齿为骨之余。取肾以滋肾水，益肾阴。

（九）多汗症

1. 主穴　交感、神经系统皮质下、心、肺、相应部位。

2. 配穴　神门、枕。

3. 取穴依据

①交感、神经系统皮质下：以调节自主神经功能，抑制汗腺的分泌。

②心：中医学认为"汗为心之液"，汗液的排泄，还有赖于卫气对腠理的开合作用。《灵枢·决气》说："腠理发泄，汗出溱溱，是谓津。"汗为津液所化生，血与津液又同出一源；有汗血同源说，如《医宗必读》中说："心之所藏，在内者为血，发外者为汗，汗者心之液也。"心气虚时，可见动则汗出；心阳暴脱时可见大汗淋漓；汗出多者又会耗血、伤津，出现心悸怔忡等症，所以《灵枢·营卫生会》说："故夺血者无汗，夺汗者无血。"因此多汗症治疗取心穴。

③肺：《难经》说："肺外合皮也，其荣毛也，其主心也。"《素问·阴阳应象大论》说："肺主皮毛。"皮毛为一身之表，包括皮肤与汗腺，肺有调节汗腺的作用。《素问·生气通天论》称汗孔"气门"，《黄帝内经》中还称之为"玄门""鬼门"。汗孔不仅排泄汗液，实际上随肺的宣发而散气调节呼吸，肌表不固则可致自汗，因此治疗多汗症，取肺穴以固卫气。

④相应部位：临床上按出汗部位取耳穴相应部位。

⑤枕、神门：可镇静安神。

（十）咳嗽

1. 主穴 相应部位、口、气管、肺。

2. 配穴 平喘、脑干、神门、枕、脾、耳尖放血。

3. 取穴依据

①肺、气管、口：为相应部位取穴，以调理肺之功能。

②神门、枕：镇静、止喘、消炎。

③平喘：定喘止咳。

④脑干、脾：可使肺通气量增加，缓解支气管平滑肌痉挛。

（十一）戒烟综合征

1. 主穴 神门、肺、口。

2. 取穴依据 ①神门：镇静、调神提气，改变精神因素影响。②肺、口：吸烟是通过口到肺，吸入尼古丁等物质刺激呼吸道感受器传入神经，在大脑皮层产生兴奋灶，形成条件反射。耳穴治疗是通过经络对大脑皮层的作用，对吸烟兴奋灶起抑制作用，消除和阻断吸烟的条件反射。因此，取口、肺，通过口改变其条件反射，通过肺调整其肺气，达到戒烟的目的。

（十二）睑腺炎、睑板腺囊肿

1. 主穴 耳尖放血、目2、眼。

2. 配穴 脾。

3. 取穴依据

①耳尖放血：清热、消炎、明目、止痛。

②目2、眼：相应部位取穴。

③脾：按中医五行学说，眼睑属脾。取脾穴，以清脾胃之蕴积热毒。

（十三）妊娠呕吐

1. 主穴 神经系统皮质下、贲门、胃、肝、神门、枕。

2. 取穴依据

①贲门：为止痛要穴。

②胃：相应经络部位取穴。

③肝：呕吐因妊娠反应等刺激因素引起肝气犯胃，胃气上逆，出现恶心呕吐、食欲不振，取肝胃两穴可疏肝和胃，降逆止呕。

④神门、枕、神经系统皮质下：可安神、镇静。

（十四）带状疱疹

1. 主穴　耳尖放血、过敏区、相应部位、胆、肺、肝、过敏区、内分泌、肾上腺。

2. 配穴　疼痛较甚者，取神门、枕；不眠者，取神经衰弱区点。

3. 取穴依据

①耳尖放血：清热解毒，镇静止痛。

②相应部位：活血通络，清热止痛。

③过敏区、内分泌、肾上腺：为抗感染要穴，促进毒性物质排出，提高机体免疫功能，增强抗病祛邪能力。

④胆、肺、肝：肺主皮毛，肝胆经络布于胁肋，取此三穴是按中医脏腑经络取穴，以退表热、泻肝胆、利湿止痛。

⑤神门、枕、神经衰弱区点：可镇静止痛。

（十五）痤疮

1. 主穴　耳尖放血、相应部位点刺放血、肺、脾、内分泌、肾上腺。

2. 配穴　热盛者取心、大肠，痒甚者取神门。

3. 取穴依据

①耳尖放血、相应部位点刺放血：清热泻火。

②肺、脾：《诸病源候论·头面身体诸疮候》："肺气虚则肤腠开，为风湿所乘，内热则脾气湿，脾气湿则肌肉生热也，湿热相搏，故头、面、身体皆生疮。"取肺、脾，以宣通肺气，清脾胃湿热。

③内分泌、肾上腺：抗感染，并可调节内分泌功能。

④神门：镇静、消炎、止痒。

⑤大肠：痤疮多伴阳明经火盛，肺与大肠相表里，取大肠以清热泻火。

⑥心：心主火，主热，火为热之甚，热为火之微，热甚则疮痛，热微则疮痒，《素问·至真要大论》中指出："诸痛痒疮，皆属于心。"取心以泻火、止痒。

（十六）听力下降、耳聋

1. 主穴　内耳、外耳、三焦、颞、耳尖放血、速听点（肘）。

2. 配穴　肾、胆、交感、目1。

3. 取穴依据

①内耳、外耳：为病变部位取穴，调节耳内神经的传导功能，改善局部的微循环，以营养听觉神经及迷路的平衡，缓解局部炎症，提高对声音的分析能力和代偿能力。

②颞：相当于颞上回、听觉中枢，故取颞穴。

③三焦：三焦经直接入耳，三焦穴有重要的脑神经通过，包括迷走神经、面神经、舌咽神经。刺激三焦穴相当于刺激脑神经，很快传导到脑干网状系统至高级中枢，以调整听觉中枢的功能。

④速听点：经过研究发现刺激耳穴肘区可以提高耳内听力，并从此点发出沿着耳背的耳轮上升至耳尖到上耳根，出走在耳屏前缘，从屏间切迹进入三焦，然后从耳颞神经上至屏上切迹，终止于外耳穴。从速听点沿其传导线刺激或按摩均可提高听力，此传导线又称速听经。

⑤耳尖放血：可清眩头目，提高听力。

⑥目1：为速听经上治疗耳聋和听力下降的主要穴位。

⑦交感：可调整血管运动中枢，并改善耳内的微循环，改善耳内迷路营养，提高听力。

⑧肾、胆：《素问·阴阳应象大论》说："肾主耳。"《灵枢·脉度》说："肾气通丁耳。"《灵枢·五阅五使》说："耳者，肾之官也。"治耳需先取肾，胆经循行入耳，刺激胆经可疏通经脉，开窍聪耳。

（十七）耳鸣

1. 主穴　耳尖放血、内耳、颞、三焦、肾、肝、胆。

2. 取穴依据

①内耳：为相应部位取穴，刺激相应部位可以调节机体内耳的内在环境，改善内耳微循环，缓解局部炎症，促使病情好转。

②肾、肝、胆：肾开窍于耳，取肾能补肾聪耳；肝胆火盛者低音耳鸣时，可取肝以泻肝胆湿热；胆及三焦均属于少阳经，该经入耳中，主治耳疾，取之可活络通窍利耳。

③颞：耳鸣及听力减退是因病症多发生在内耳各神经结构，听觉中枢位于颞上回，故取颞，以调节听神经功能。

④耳尖放血：镇静、清脑明目的功能。

（十八）高血压

1. 主穴　耳尖放血、降压点、心、额、心血管皮质下、神经系统皮质下、肝、交感。

2. 配穴

①阴阳两虚型、肝肾阴虚型：肾。

②头晕：枕、晕区。

3. 取穴依据

①耳尖放血：清脑明目、镇静降压。

②降压点：降压镇静。

③交感、心血管皮质下：调节血管的舒缩功能，缓解血管痉挛状态。

④额：清脑镇静。

⑤肝、心：心主血脉、肝藏血，心血充盛，血行通畅，则肝得所养，肝阴充足，才能制约肝阳。若心血虚可导致肝血虚，肝血虚必导致肝阳上亢、血压高、头昏、目眩等症。《素问·至真要大论》曰："诸风掉眩，皆属于肝。"取心、肝二穴以调节血量，宁心安神，平肝潜阳。

⑥肾：全身各个脏腑都要靠肾阴的滋养，所以为"元阴"。肾阴不足可致肝风内动，取肾可以滋阴潜阳。

⑦枕、晕区：可镇静安神。

（十九）忧郁、焦虑、神经紧张

1. 主穴　身心穴（焦虑穴）、快活穴、神经系统皮质下、神门、枕。

2. 配穴　神经衰弱区、神经衰弱点、肝、心。

3. 取穴依据

①身心穴：又称焦虑穴，相当于大脑皮层的边缘系统，可判断人体情绪的

好坏。当正常人此穴电测呈阴性反应，随着人体情绪改变，紧张—焦虑—忧郁，电测反应逐渐由弱阳性→阳性→强阳性，因此身心穴不但可以诊断情绪变化的程度，而且刺激此穴可使情绪稳定。

②快活穴：身心穴的耳背面是快活穴。通常身心穴用于诊断，快活穴用于治疗。严重忧郁、焦虑不安、精神紧张时，耳郭前后对贴可提高疗效。

③神经系统皮质下：可调整大脑皮层的兴奋与抑制功能，平衡人体的情绪。

④神门、枕：此二穴为"姐妹穴"，同时取穴可起到协同镇静作用。

⑤肝、心：解郁开窍，宁心安神。

（二十）近视

1. 主穴 耳尖放血、脾、肾、目1、眼、肝。

2. 取穴依据

①目1、眼：为相应部位取穴。

②耳尖放血：有清脑明目的作用。

③肾、肝：中医学五脏学说认为，瞳仁属肾。《灵枢·脉度》说："肝气通于目。"《素问·金匮真言论》说："东方青色，入通于肝，开窍于目，藏精于肝。"《灵枢·五阅五使》说："目者，肝之官也。"因此取肝、肾穴以补肝肾、益精血、清脑明目。

④脾：青少年近视有的因为睫状肌痉挛，引起睫状肌痉挛性近视。脾主肌、主运化，取脾以改善眼睫状肌之调节功能，缓解眼部之经气，改善眼睛的供血。

（二十一）颈椎病

1. 主穴 颈三角（由耳背颈6、颈7，颈3、颈4，耳大神经点组成）、肩三角（由颈椎、锁骨、耳大神经点组成）。

2. 配穴

①椎动脉型：眩晕型，取晕区、枕。

②神经根型：手指麻木，取指、肩等相应部位。

③交感型：取交感。

④脊髓型：心血管系统皮质下、枕小神经点。

⑤颈型：轮4、耳尖放血，肝、肾、内分泌。

3. 取穴依据

①颈三角：是由 3 个穴位组成，此三角治疗颈椎主要发病处。耳大神经点从颈 2、颈 3、颈 4 出发，支配后头、颈、肩背。3 个穴治疗各种类型颈椎病。

②肩三角：是治疗颈肩综合征的主要穴位，可以治疗枕部头痛、头晕、颈痛、肩痛及肩背肩、臂痛。

颈三角和肩三角是治疗颈椎病不可缺少的穴位。

③轮 4 放血：颈椎痛为痹证，通则不痛，痛则不通，放血可使气血通畅。轮 4 是颈椎及关节、锁骨邻近部位，此部位是耳大神经支配区，轮 4 放血可减轻颈椎压力，疏通经脉，祛瘀活血止痛。

④耳尖放血：耳尖邻近四肢末端，耳尖放血可使四肢气血通畅，祛瘀止痛，改善麻木、针刺、无力感等症状。

⑤心血管系统皮质下：可调节血管舒缩功能，以扩张血管为主，取心血管系统皮质下，可改善颈椎的血液循环。

⑥肾、内分泌：《素问·宣明五气篇》说："肾主骨。"《素问·六节藏象论》说："肾者，其充在骨。"说明肾对骨能起补充营养的作用。近代医学家实验证明，肾参与维生素 D 的活化，如维生素 D_3，在体内首先经过肝脏 25- 羟化酶的作用，即促进小肠对钙、磷的吸收，提高血磷、血钙的浓度，有利于钙磷沉着，促进骨组织钙化。当内分泌功能紊乱、肾功能不全时，钙磷代谢障碍，内环境失去平衡，血磷增高时，血钙降低，钙化过程受阻或发生溶骨作用，造成骨质脱钙，即所谓的退行性变。因此治疗颈椎病时取肾、内分泌两穴。

⑦肝：肝主筋，肾主骨，肝藏血，肾藏精，精血互生，肝肾同源，取肾以壮骨，取肝以舒筋。

⑧枕小神经点：从耳郭神经分布，枕小神经点主要支配对耳轮上脚、对耳轮、耳舟，即躯体及四肢部位。枕小神经发自颈 3 神经根，分布在颈项、肩及后头部位，因此，取枕小神经点可疏通颈项肩背及后头部经络，有活血通脉、温经止痛的作用。

（二十二）痛经

1. 主穴 子宫、内分泌、卵巢、下焦、神经系统皮质下。

2. 配穴 神门、腹、肝、脑垂体、盆腔、肾、交感。

3. 取穴依据

①子宫、腹、下焦、盆腔：为相应部位取穴，以调理气血，行气止痛。下焦是治疗由于泌尿生殖系统引起少腹痛之要穴。

②卵巢、脑垂体、内分泌：调理内分泌、卵巢功能。

③肾：原发性痛经时取之，以补肾气，调冲任。

④肝：肝经循阴器抵少腹，取肝穴以疏肝解郁，缓解少腹痛。

⑤交感：气滞血瘀型痛经时取之，以解痉止痛，痛经多见于月经初期血管紧张、痉挛，月事不下，交感穴可扩张血管、解除子宫颈平滑肌痉挛，使月经顺利来潮疼痛缓解。

⑥神经系统皮质下：调理大脑皮层功能，缓解精神紧张状态，原发性痛经，经前期紧张症取之。

⑦神门：行经时取之以镇静止痛。

（二十三）急性咽喉炎

1. 主穴　耳尖放血、咽喉、口、气管、枕、肾上腺、内分泌。

2. 配穴　膈、神门、大肠。

3. 取穴依据

①咽喉、口、枕：为相应部位取穴。

②气管：咽喉患病时，气管有阳性反应点。气管为治疗咽喉疾患、口腔疾病的经验用穴。

③内分泌、肾上腺：有消炎作用。刺激内分泌、肾上腺可使肾上腺活动增强，抵御外来毒素侵害，使局部炎症反应减弱或消退。

④耳尖、神门：止痛、消炎。

⑤膈：降气止逆。

⑥大肠：清热泻火。

（二十四）慢性咽喉炎

1. 主穴　咽、喉、内分泌、肾上腺、气管、口、肺。

2. 取穴依据

①咽、喉、口：为相应部位取穴，可利咽消肿。

②气管：是诊断和治疗咽部、喉及口腔疾病的特定穴。

③内分泌、肾上腺：有消炎、消肿的作用。

④肺：慢性咽炎多系外感风热，熏灼肺系或肺、胃二经郁热上壅而致不适疼痛。"肺为咽户，肺主气，肺主宣发和肃降"，"诸气者，皆属于肺"，取肺穴以清泻肺热，利咽止痛。

（二十五）痔疮

1. 主穴 肛门、直肠、乙状结肠、脾、肾上腺、脑垂体、膈及耳尖放血。

2. 配穴 消化系统皮质下。

3. 取穴依据

①肛门穴：为相应部位取穴，刺激肛门穴可使曲张的静脉管收缩，炎症消退。

②直肠、乙状结肠：取此二穴使排便通畅，避免或减少对肛门直肠静脉的压力，以促进相应肠段的动力，增强肠蠕动。

③脾：《素问·至真要大论》说："诸湿肿满，皆属于脾。"脾气主升，中气下陷可致痔疮、脱肛、内脏下垂。因此取脾以提补中气、利湿、消肿，有利于痔疮康复。

④脑垂体、肾上腺、膈：可减轻痔静脉的曲张，使曲张的血管收缩。

⑤耳尖：血栓外痔痛甚时，可用耳尖放血。

⑥消化系统皮质下：可调节腹胀、腹泻问题。

第一节　耳穴视诊

耳穴视诊法是通过肉眼观察耳郭皮肤上的变色、变形、丘疹、脱屑、血管变化等色泽形态改变进行诊断疾病的一种方法。

一、视诊的方法

1. 耳穴视诊前切勿清洗、消毒、按摩耳穴，以免充血，或使阳性反应物消失，出现假阳性。

2. 视诊时，医者两眼平视，用拇指和示指轻轻捏住耳郭，由内向外，由上向下，顺着耳郭表面解剖部位，仔细观察耳穴阳性反应点。

3. 发现可疑阳性反应点时，宜用示指或中指从耳背顶起，首先暴露阳性反应物位置，然后用拇指和示指对其上提、下拉、外展，使阳性反应物先绷紧，再慢慢放松，然后再绷紧、放松，仔细辨认阳性反应物的位置与性质，大小、形态、色泽、硬度等变化，并将双耳对照观察。

4. 发现皮下或皮内有可疑结节、条索、隆起等病理反应时，可用手指触摸或用探棒前后左右触诊，辨认结节、大小、硬度、可否移动、边缘整齐否、有无压痛。

5. 当发现一侧耳郭有阳性反应点时，必须对双侧耳郭进行探测对比观察，以鉴别阳性反应物的部位真伪和性质。

6. 视诊三角窝、耳甲艇、耳甲腔等部位时，应借助中指顶起耳郭，并用探笔拨开耳轮脚和对耳轮下脚，以充分暴露视诊部位。

7. 视诊时的光线要充足，以自然光线为佳。

二、视诊阳性反应的类型、特征及临床意义

(一)变色

1.红色反应 有淡红、鲜红、绛红、暗红之分。

据临床观察，变色见于急性病、热证、痛证，由淡红、鲜红、绛红到暗红，反映了疾病由轻到重的发展过程中的不同阶段，若治疗得当，则可由绛红转化到淡红，直到正常颜色。

红色反应在耳郭穴位可见不同形状。可见点状，如溃疡、宫颈柱状上皮异位，也可见片状白色中间有红色反应，如慢性胃炎急性发作。一般病变反应规律是点状红色病变范围小，片状者病变范围大，病情的轻重多以耳穴低电阻测定强度为判断标准。

（1）淡红色：常见于疾病初发或疾病恢复期，或病史较长者。中医证属热毒较轻，例如急性腰痛恢复期、十二指肠球炎、颈椎病。

（2）鲜红色：常见于急性痛症、炎症、出血性疾病，中医证属疾病的热势较盛，有继续发展的趋势。例如急性腰腿痛，急性胃炎，急性肠炎，急性牙周病、扁桃体炎，胃、十二指肠溃疡，头晕等。

（3）绛红色：病情较重，急性热病。中医证属蕴毒较深，血络受伤，例如黄疸。

（4）暗红色：常见于疾病恢复期或病程较长者。中医证属热，虽不甚，但瘀阻较明显，例如十二指肠球部溃疡引起变形，十二指肠溃疡愈合期及月经后期。

2.白色反应 有淡白、黄白、灰白或外白中间点红和片红之分。

白色反应多见慢性病，如慢性器质性疾病、退行性病变。中医证属虚寒证。例如慢性浅表性胃炎，在胃区呈现大片不规则状白色反应；肝脾不和或脾胃不和引起腹胀时，腹胀区大片白色反应；慢性胃炎急性发作时，胃区不规则白色隆起中可见片状红色反应；肩背肌纤维炎时，肩背穴可见大片状或条状白色隆起。

（1）淡白色反应：多见慢性器质性疾病，脏腑器官功能虚弱，抗病能力低下。中医证见气血不足，心脾两虚。

（2）苍白色反应：多见痛症、惊吓所致疾病。中医证属体虚而受寒邪。

（3）灰白无泽：多见病重，病情严重，难以恢复，提示气血枯竭，阳气衰

弱，如癌症晚期耳郭均呈现灰白、无色泽，耳郭变薄。白色反应多半有不规则隆起，视诊时，两者合诊。

3. 灰色反应　有淡灰、暗灰、深灰和灰黑之分。灰色反应多见慢性病，亦可见恶性肿瘤，恶性肿瘤除在耳穴与疾病相关的穴位会见暗灰色结节，肿瘤特异区 2 也呈暗灰色反应，似蝇屎状，压之褪色。

4. 青紫色反应　青紫色反应，多见于血瘀证，若青紫色固定不移，久不变色，多为血液循环障碍，或慢性器质性疾病。如下肢静脉曲张，耳郭对耳轮上脚可见青紫色血管充盈。

5. 深褐色反应　多见疾病病愈后，在与疾病相关的耳穴上呈现色素加深，色素沉着。

（二）变形

慢性病、严重的器质性病变、退行性病变、外伤骨折、肿瘤等，在与疾病相关的耳穴上，出现病理形态学的改变，变形以隆起、凹陷、水肿及皮肤形态改变为主，亦可见皮肤色泽加深、粗糙及增厚，同时，可见皮肤皱褶，亦称耳折征。变形反应对耳穴视诊及触诊均有重要意义。

1. 隆起　有结节状、串珠状、线形及条状、条片状隆起，大片圆形隆起及不规则隆起。

（1）结节状隆起：小的如王不留行籽，或芝麻粒大小，大的如绿豆、黄豆，隆起处均高出皮肤，在耳垂及对耳屏部位隆起，皮肤多为正常颜色，触之质软。例如正常肤色结节状隆起，多见前头痛；白色结节状隆起，多见子宫肌瘤、颈椎病、痔疮、乳腺纤维瘤。

（2）串珠状隆起：亦称链珠状隆起，结节状隆起，不只一个，而是多个结节状隆起连在一起，似串珠状。串珠状隆起，多见运动系统疾病，如肥大性脊柱炎、颈椎病、痔疮。

（3）条状及线形性隆起：触之质硬，多见运动系统疾病。例如颈椎病、腰背痛、关节疼痛。或见于外伤、输卵管狭窄及输卵管炎、十二指肠溃疡。

（4）条片状或圆形隆起：多见消化系统、心血管系统、运动系统疾病。例如慢性浅表性胃炎、慢性胆囊炎、腹胀、便秘、小肠功能紊乱、肝肿大、脾肿大、心脏扩大、肿瘤、慢性腰肌劳损、慢性牙周病、颞颌关节炎、妇科病、近视等。

（5）不规则隆起：多见运动系统疾病。例如肩周炎、肱骨外上髁炎、肱骨内上髁炎、外伤。

2. 凹陷 可见点状、片状或条状、线形凹陷，线形凹陷亦称耳折征、耳穴沟。

（1）点状凹陷：多见体内组织器官缺损性病理改变。例如缺齿、龋齿、鼓膜内陷、鼓膜穿孔、散光，胃、十二指肠溃疡、溃疡性结肠炎。点状凹陷数目不等多见心律不齐，完全性束支传导阻滞和不完全性束支传导阻滞。若水肿伴数目不等的点状凹陷，为子宫颈炎。

（2）片状凹陷：缺齿、散光、鼓膜内陷、耳鸣、耳聋、腹泻、十二指肠球炎。

（3）线形凹陷：亦称"耳折征""耳穴沟"。多见于低血压沟、冠心沟、耳鸣沟、上缺齿沟、下缺齿沟。

3. 隆起伴凹陷 可见中间条状或片状隆起，两边有点状或片状凹陷；可见在隆起中间有点状或片状凹陷，或不规则隆起同时伴有不规则凹陷。

（1）近视伴散光：片状隆起伴片状或点状凹陷，或圆形隆起，两边伴点状凹陷，或圆形隆起，中间圆形凹陷，似盆地。

（2）远视伴散光：可见中间条状隆起，两边点状的或片状的凹陷。

（3）屈光不正：不规则隆起伴有不规则凹陷。

（4）风湿性心脏病：心区周围呈环状不规则的或结节状隆起，中间凹陷。

（5）心肌炎：周围呈环状隆起，中间呈片状不规则的隆起和凹陷。

4. 水肿 多见严重的机体内脏器官病变，如缺氧、缺血、机体免疫功能减退、机体内代谢循环障碍性疾病。例如心肌缺血、冠心病、肾功能衰竭、糖尿病、肺气肿、肾虚腰痛，下肢血液循环障碍、胆囊炎、胆道阻塞。

5. 皮肤粗糙 纹理加深，伴色素沉着，常见皮肤病。

6. 瘢痕样改变 皮肤凹凸不平，色泽为红色、白色或褐色改变，并可见皱褶，如手术瘢痕、萎缩性胃炎。

（三）丘疹

耳穴丘疹常见点状、水疱样和脂溢性丘疹，丘疹可呈单个点状，也可呈多个簇集状，丘疹高出于皮肤伴有颜色改变，如红色丘疹、白色丘疹、褐色丘疹或白色丘疹中间有红色，或多个丘疹伴褐色似鸡皮疙瘩。

（1）丘疹呈扁平样、簇集状，似蚕砂，常见结节性痒疹、扁平疣。

（2）丘疹呈点状白色或数目不等，常见胆囊结石、慢性支气管炎、便秘、多发性子宫肌瘤。

（3）丘疹呈褐色，数目不等，像鸡皮样，常见皮肤病、皮肤瘙痒、神经性皮炎。

（4）丘疹呈褐色，"米"字排列改变，常见心律不齐、完全性传导阻滞。

（5）丘疹呈褐色，半个"米"字排列改变，常见心律不齐、不完全性传导阻滞。

（6）丘疹呈脂溢状、白色，高出于皮肤，数目不等，见脂溢性皮炎。

（四）脱屑

耳郭部位多有白色糠皮样脱屑或鳞状脱屑，脱屑可见于耳郭某区或某部位、某一耳穴，亦可见全耳脱屑。脱的屑有的容易擦掉，有的不易擦去，不同部位脱屑，不同性质脱屑，诊断疾病不同，见表2-3-1-1。

表2-3-1-1　脱屑部位与疾病

部位	疾病
三角窝处脱屑	妇科病、带下病
过敏区脱屑	过敏性皮肤病
相应部位鳞状脱屑	银屑病、盘状红斑狼疮、鱼鳞癣
食道、贲门穴区脱屑	消化不良、吸收功能障碍
大肠区、乙状结肠区脱屑	便秘
肺区鳞状脱屑，不易擦去	结核病
全耳皮肤干燥脱屑，裂纹状	维生素缺乏、皮肤干燥症
全耳皮肤脱屑，肺区脱屑	皮肤瘙痒症
全耳皮肤脂溢性脱屑	脂溢性皮炎、脂溢性脱发
全耳皮肤色红脱屑，对耳轮、肝胆区增厚增宽变形	高血脂

（五）血管充盈

根据耳郭血管的变化，进行耳穴诊断，是一种耳穴诊断方法，特别是应用于耳穴视诊及耳穴触诊中，当机体患病时，与疾病相关的耳穴可见血管充盈。

血管充盈的部位、范围，血管的颜色与疾病的部位、病程、病情有密切关系，触诊时血管的软硬度均有确切的定位及定性诊断价值。

血管充盈的部位及数量多少，是单一的还是多个的，是呈放射状，还是呈扇形分布的，与疾病的定位有关。

血管充盈的颜色，鲜红、暗红还是暗紫与疾病判断有关，鲜红色用于急性病诊断，暗红、暗紫用于慢性病诊断，褐色多为既往史。

血管的软硬度可判断病程的长短及疾病严重性，当人体冠状动脉硬化时，心区血管扭曲，血管色泽可为鲜红色、暗红色、暗紫色，血管反应的不同形态及不同颜色诊断不同疾病。

1. **血管扩张**　可条段性扩张，亦可见放射状扩张。

（1）条段状扩张：关节炎、腰腿痛，胃、十二指肠溃疡、支气管扩张、冠心病、泌尿系统感染、月经期、急性胃炎。

（2）放射状扩张：似扇叶状和树枝形，腰、膝关节痛，胃溃疡、急性胃炎，血管颜色色泽鲜红，多为急性病、痛症。色泽暗紫，多为疾病复发期。色泽为褐色，多为病愈，既往史。

2. **血管扭曲**　可见不同扭曲状态。

（1）环状扭曲：风湿性心脏病。

（2）蝌蚪状扭曲、鼓槌状扭曲：冠状动脉硬化性心脏病。

（3）海星状扭曲：胃溃疡、十二指肠溃疡、肝硬化。

（4）梅花状扭曲：肿瘤，血管充盈呈梅花状扭曲，色泽暗红，多见肝癌，若血管扭曲色泽鲜红呈梅花状多见肝血管瘤。

3. **网状扩张**　血管呈网状扩张，多见急性炎症。如扁桃体炎、急性咽喉炎、乳腺炎、急性胃炎、急性中耳炎、急性牙周炎、急性膝关节炎。

4. **血管走行中主干中断**　血管主干充盈扩张，中间呈条状中断。常见于心肌梗死。

三、阳性反应类型与疾病反应规律

1. **急性病证**　与疾病相关的耳穴区，色泽充血红润，可见点状、片状或不规则改变，毛细血管呈色泽鲜红，耳穴区可见脂溢及光泽。

2. **慢性病证**　器质性病变、退行性病变、外伤，与疾病相关的耳穴区，呈白色、褐色，伴有点状、片状、线状隆起或凹陷，水肿，白色丘疹、褐色丘疹，无脂溢，无光泽或见脱屑。

3. 慢性病症急性发作 白色片状隆起，中间红色。

4. 皮肤病 糠皮样或鳞状脱屑，褐色丘疹，皮肤粗糙、纹理加深、色素沉着，呈深褐色。

5. 肿瘤疾患 色泽正常，与疾病相关的耳穴呈结节状隆起，多见良性肿瘤。色泽灰暗，或呈蝇屎状，结节状隆起，多为恶性肿瘤。

6. 手术瘢痕 内脏组织器官手术切除后相关的耳穴皮肤皱褶似线条或半月形，呈褐色、暗红色瘢痕样反应。

四、耳穴视诊注意事项

视诊规律总原则：

急性色泽多发红，血管条状树枝形。

慢性色暗与发白，变形明显凹肿隆。

丘疹点或簇集状，气管炎或瘙痒症。

脱屑易擦为炎症，三角窝处妇科病。

肺区片红鳞屑状，多见顽癣结核病。

过敏全耳肺脱屑，脂溢代谢皮肤病。

手术切除留瘢痕，多呈条状月牙形。

肿瘤多呈结节状，暗灰肿痛见癌症。

1. 视诊时光线要充足，以自然光线为准。

2. 视诊时，医者坐位要高于患者，以便于双眼平视于患者耳郭。

3. 视诊前，不要擦洗耳郭，不要按摩耳穴，以免皮肤充血、变色，改变阳性反应物，影响视诊准确性。若耳郭凹陷部位，如耳甲窝、三角窝、耳甲腔、耳舟不洁净时，有污垢，脱屑等，宜用干棉球，沿着一个方向擦拭，手法要轻。

4. 视诊时要注意患者体质上的差异，男女老幼及不同时期的耳郭反应，如妇女月经期、月经前、月经中、月经后及排卵期，三角窝均有不同颜色反应，月经前期，三角窝已变成轮廓清晰，呈粉红色，色泽鲜艳，月经中，呈鲜红色，月经后色泽变暗，三角窝的颜色随着月经周期的改变而改变。

5. 视诊时，要区分耳郭正常生理解剖的标志，应与耳郭先天性畸形鉴别，如耳郭上常见到的畸形有耳甲艇分隔，耳轮脚延伸，耳甲外侧变形等。耳轮脚延伸时不要诊断胃下垂；耳甲艇分隔时，切勿诊断肠道肿瘤及腹胀、便秘；耳甲外缘软骨变形，切勿诊断肝脾肿大。

6.视诊时，要区分耳郭本身的病变。常见的病变有非特异性耳软骨膜炎，在耳甲窝及耳甲腔外侧，肝、脾两穴区域中。急性的非特异性耳软骨膜炎时，在肝、脾两穴区呈大片状隆起，触之质软，呈囊性改变，若抽吸其组织液时，为黄色透明液体。若急性期过后，组织液已被吸收，慢性期在肝脾区，片状隆起，触之质硬。若此时，询问患者有无肝病史、脾大史，若检查肝功能正常、B超检查未见异常发现，切勿诊断肝、脾肿大，应诊断非特异性耳软骨膜炎的既往史。此时若见肝、脾肿大区，黄豆粒大的结节状隆起，若诊断肝、脾大，应以肝、脾肿大区内触及边缘条索为依据，不以视诊为主。

7.视诊时，应排除非病理性改变，如色素症、毛囊炎、冻疮等，以辨别出病理改变和非病理改变，可用探笔触之做鉴别诊断，若触之时，无酸、胀、痛等应视为假阳性。

8.发现病理反应点，要结合相应部位观察。对于穴位的特异性，特定点的部位及功能点，以中、西医结合的理论进行分析辨证并作出诊断及鉴别诊断。

第二节　耳穴触诊

耳穴触诊法是根据人体患病时与疾病相关的耳穴出现病理形态学的改变，如隆起、凹陷、水肿、低痛阈、疼痛敏感等，临床上用指摸法、压痛法、压痕法、耳穴探测仪探笔探触耳穴进行诊断疾病的一种极重要的方法。这种方法，适用于急性病、慢性病、慢性病急性发作、外伤、肿瘤的诊断。耳穴触诊法适应证广，不只对疾病可进行定位诊断，而且可进行定性诊断及鉴别诊断，是当今耳穴诊断方法中不可缺少的重要手段。此法应用于临床，可提高耳穴诊断符合率。正由于耳穴触诊法不断完善，耳穴诊断由过去只检查穴位痛点作为治疗取穴的依据，到现在可以定位、定性诊断。

一、耳郭指摸法

用手指触摸感觉与疾病相关的耳穴的形态变化，如有无耳软骨增生、软组织增生、结节状隆起，隆起增生的范围、软硬度，以及指摸部位的疼痛敏感程度来进行诊断疾病的一种方法。

1. 指摸的方法

（1）用右手或左手的拇指放在触摸的耳郭区上，示指在耳背相对应部位，两手指互相配合触摸耳穴形态变化。

（2）指摸的部位多在耳垂、对耳屏、对耳轮、耳舟、耳轮、对耳轮上脚及耳甲艇、耳甲腔的外侧，肝、胆、胰、脾区，耳轮脚消失处周围、胃及十二指肠区，更重于触摸耳背部，胆囊区、十二指肠结节区及多梦区。

（3）指摸耳轮内侧缘、耳甲腔、耳甲艇、检查肝、胆、胃、胰、胆道、十二指肠区时，常用中指配合将触摸部位从耳背顶起，以辨别阳性反应点，范围大小及软硬度。

（4）指摸顺序：耳垂、对耳屏、耳舟、对耳轮及耳甲、耳轮、耳背。

2. 指摸阳性反应与临床诊断意义

（1）耳垂：指摸耳垂上阳性反应多为软组织片状隆起，质软。常见于以下疾病，见表 2-3-2-1。

表 2-3-2-1　耳垂阳性反应与疾病

疾病	阳性反应
慢性牙周病	在上、下颌区片状隆起
慢性中耳炎	在内耳有凹凸不平之形态改变
口腔溃疡	在上、下颚，舌区有凹凸不平之形态改变

（2）对耳屏：指摸对耳屏的阳性反应，无明显规律性，见表表 2-3-2-2。

表 2-3-2-2　对耳屏阳性反应与疾病

疾病	阳性反应
神经衰弱	在神经衰弱区、枕、顶与颈椎穴用拇指摸及条状软骨增生、质硬
多梦	在耳背多梦区，即神经衰弱区，示指触摸，软组织增生、质软，根据软组织增生范围判断多梦的情况
偏头痛	顽固的偏头痛可在颞区触及软组织隆起伴有条状软骨增生

（3）对耳轮：相当于人体躯干运动系统，如退行性病变、肌肉损伤、脊椎病变、颈椎病，多在对耳轮触摸之间，触摸时，应注意判断软骨、软组织变形及软硬度，并注意隆起部位的形态、范围及疼痛敏感度，来鉴别骨性病变和软组织病变，见表 2-3-2-3。

表 2-3-2-3　对耳轮阳性反应与疾病

疾病	阳性反应
第三、第四颈椎骨质增生	触摸颈椎穴，倒置锥形软骨增生或颈椎分叉处软骨变形
肩背肌纤维组织炎	肩背区，大片或条片状软骨增生
慢性腰肌劳损	腰肌区、片状或不规则片状隆起

（4）耳舟：相当于人体上肢，肩关节炎、肱骨外上髁炎、肱骨内上髁炎、腕管综合征、反应多在耳舟处，此部位易用于指摸法，见表 2-3-2-4。

表 2-3-2-4　耳舟阳性反应与疾病

疾病	阳性反应
肩关节炎、肩关节周围炎	在耳舟起始部，肩关节、肩穴可摸及条索及片状隆起、增厚变形
肱骨外上髁炎、肱骨内上髁炎	在耳舟中上部肘穴触及片状不规则隆起增厚变形或条索状反应物
腕管综合征	在耳舟上部腕区触摸片状不规则隆起增厚变形

（5）对耳轮上脚：相当于下肢，下肢运动系统疾病如骨性关节病、外伤、韧带损伤、扭挫伤，上述疾病均易在对耳轮上脚耳穴上出现病理形态改变，如当疾病病愈后，在耳郭相应部位上，会留下永久性的反应性痕迹，可用手指触摸之，见表 2-3-2-5。

表 2-3-2-5　对耳轮上脚阳性反应与疾病

疾病	阳性反应
外伤性关节炎	在髋关节或膝关节触摸之软骨增生变形
良性关节炎、关节痛	在对耳轮上脚膝关节或膝穴位，触摸软组织隆起变形
踝关节扭伤	在踝关节处，触摸条索或不规则变形、质硬

（6）耳甲部：触摸内脏部位器质性疾病，常触摸肝、胆、脾、胃四个脏器，触摸时，注意结节条索隆起，病变部位软硬度、移动感、敏感度，以判断疾病部位及性质，见表 2-3-2-6。

表 2-3-2-6　耳甲部阳性反应与疾病

疾病	阳性反应
脂肪肝	肝区可触摸海绵状隆起
肝肿大	肝区可触摸结节、条索

疾病	阳性反应
脾肿大	脾肿大区触之片状隆起
慢性胆囊炎	胆囊区可触摸条片状隆起或条索
慢性浅表性胃炎	胃区可触摸黄豆大小片状隆起

（7）耳轮部：多触摸肛门穴及肿瘤特异区2，见表2-3-2-7。

表2-3-2-7 耳轮部阳性反应与疾病

疾病	阳性反应
痔疮	肛门穴可触及结节
外痔	在肛门穴轻触及皮下有一个或多个结节为外痔
内痔	在肛门穴软骨上缘用力触及结节为内痔
混合痔	在肛门穴指摸轻轻可触及皮下条索结节，在软骨上用力亦可触及结节或条索为混合痔

（8）耳背：耳背相当于人体的背部，耳前相当于人体的前面，包括内脏、五官七窍、组织器官，耳前与耳背来自相同的脊神经与脑神经，在人体解剖学、生理学上，机体一些部位的疾病，对来自同一个神经脊髓节段的脏腑有牵涉性反应，见表2-3-2-8。

表2-3-2-8 耳背阳性反应与疾病

疾病	阳性反应
慢性胆囊炎、胆结石	可在耳背胆囊区触及小米粒大结节
十二指肠球溃疡	在耳背十二指肠球结节区触及十二指肠球结节
肱骨外上髁炎、肱骨内上髁炎	在肘穴触及条索
多梦、噩梦	耳背多梦区，软组织隆起明显，可大至半个花生米，多梦严重时用拇指、示指，可捏起隆起处软组织皮肤

指摸法注意事项：①指摸耳穴时，必须将手指指腹紧贴软骨区，以适宜的压力，上下左右移动，仔细寻找阳性反应物，发现阳性反应物时，要注意体会阳性反应物的界限、边缘、大小、光滑度、软硬度、可否移动及疼痛敏感程度，不可移动、界限不清、疼痛敏感者多为恶性肿瘤。②触摸耳穴病理形态学改变时，注意与耳郭先天性畸形鉴别，如耳甲艇分隔，耳轮脚延伸。③触摸耳舟、

对耳轮、对耳轮上脚、肝、胆、脾、胃等部位，一定要用中指顶起耳背充分暴露阳性反应物。对耳轮、耳舟部位在触摸时，以先牵拉外展，中指顶起耳穴所要检查的部位，更易发现阳性反应物。

二、耳穴探触法

在耳穴视诊法的基础上，用耳穴探测仪的探笔或探棒进行探压、探触耳穴阳性反应物、病理形态改变进一步诊断疾病的方法，以确定和鉴别诊断，并用于复诊患者。

耳穴探触法，常与耳穴电测法同时进行，在耳穴电测仪探测穴位时，在观察仪器的仪表氖灯及声响变化时，同时在电测阳性反应穴位时，注意穴位的组织形态学的改变，以充分认识穴位阳性点的变化。

1. 观察内容　通过探触法，观察与疾病相关的耳穴形态变化，如隆起、凹陷、水肿，探测后压痕反应及皮肤的损害有无组织液的渗出，同时观察形态变化的部位、大小、范围及性质，观察与疾病相关的耳穴有无水肿，有水肿时是否可见到水纹波及水纹波的范围，水纹波动感愈明显，组织缺血、缺氧愈严重。若探触耳穴，皮肤质薄脆，一触即破，并可见血性组织液渗出，表明与此部位耳穴相关的机体内脏组织器官有严重疾患。

触诊法用于冠心病、肺气肿、肾功能衰竭、溃疡病、糖尿病、肿瘤，妇科病如子宫内膜异位症、子宫内膜增生、子宫肌瘤，以及运动系统疾病、颈椎病、腰椎病的定位诊断。根据触诊水肿、隆起之结节、条索出现的部位而进行定位及定性诊断。

2. 探触方法

（1）采用线形划动法：是用耳穴探测仪的探笔在耳郭各穴区进行划动寻找阳性反应点的方法。为了不遗漏任何一个阳性反应点，耳前160余个耳穴，按机体各个系统如：泌尿系统、消化系统、呼吸系统等，勾划成不同的形态路线，如泌尿系统勾划成"L"形、消化系统勾划成"U"形，肝、胆、胰勾划成"T"形等。在探触中，按制定路线进行耳穴电测及探触进行划动，便能找出阳性反应物，而且在划动中比较各穴区的穴位形态变化、隆起及凹陷中有无结节条索及疼痛敏感，进行分析判断。

（2）探笔在探触耳穴各区时，稍加用力。探触某一部分穴位时，左手示指或中指在耳背的相对应的穴区顶起，拇指固定，以充分暴露耳穴，便于分析阳性反应点。探触法操作中，须双手配合，左手固定耳郭及暴露耳穴，右手持探笔，只有在用力划动中才能感触到与疾病相关的耳郭低凹区域中的耳穴有无隆起、结节条索等变化。只有稍加用力，才能感触到与疾病相关的耳郭弯曲不平隆起的区域中的耳穴有无凹陷、水肿压痕等形态改变。

（3）探触顺序：先上后下，先内后外，先右后左，先脏腑后躯干四肢，按解剖部位进行探触。在按各系统探触耳穴时，右耳以探触肝、胆、胆道、胃、十二指肠、阑尾为主，左耳以探触心、脾、胰胆、大肠、小肠、乙状结肠、糖尿病点为主。

（4）探触中要记录阳性反应点部位、大小、范围及疼痛反应，以便分析诊断。

3. 阳性反应与疾病诊断规律

（1）妇科疾病：以探触三角窝生殖线为主，正常时三角窝生殖线低凹平坦、色泽正常，若三角窝出现形态改变，可依条索、结节、片状或条片状隆起、水肿出现部位而诊断，妇科疾病以探触为主要诊断手段，见表2-3-2-9。

表2-3-2-9　阳性反应与妇科疾病

疾病	阳性反应
子宫肌瘤	在子宫穴探触结节性隆起或条索
子宫内膜异位	在子宫穴探触片状或条片状隆起、质硬
子宫内膜炎	在子宫穴探触片状或条片状隆起、质软
宫颈炎	在子宫颈穴探触片状隆起、肿胀
盆腔炎	盆腔穴触之片状隆起
卵巢囊肿	卵巢穴变形，增宽、增厚，触之条片状或结节状隆起

（2）内脏疾病：内脏疾病诊断需用多种方法，如视诊法、电探测法、耳穴触诊法，以综合系列诊断手法为宜。由于内脏疾病，多为器质性病变，组织器官伴有病理形态学的改变，因此在诊断某些疾病时，须用探触法，才能发现阳性反应，依据阳性反应的不同形态、部位、性质才能做出较明确的诊断。

在内脏疾病的触诊中，可以依据某一阳性反应物的部位进行诊断，某些严重的内脏疾病，由于组织器官的缺血、缺氧而要多个阳性反应物出现才能诊断，耳穴诊断方法很多，每一种疾病有各种特定病的诊断方法，见表2-3-2-10。

表 2-3-2-10　阳性反应与内脏疾病

疾病	阳性反应
十二指肠溃疡	十二指肠穴触及条索，耳背十二指肠区探触十二指肠球结节
便秘	大肠，乙状结肠区触及条索，条片状或片状隆起
慢性胆囊炎	胆囊区触及片状隆起
糖尿病	左耳糖尿病点触及色白水肿，若为严重糖尿病，在左耳糖尿病点中，触及 > 0.5cm 的水肿，在水肿区中，触及条索或条片状隆起。
肺气肿	在下肺区触及 0.5cm 大小的色白肿胀区
肾功能衰竭	在患侧相应的肾区及腹水点，色白肿胀范围 > 0.5cm
冠心病	触诊后心区色白肿胀，心区范围增大，> 0.5cm，并可见水波纹。心区 1/2 水平处，触之条索，是冠状动脉硬化之征象。心区的触诊多在左耳
心动过缓	耳穴心区的正常生理凹陷消失，正常光泽消失，心区出现平坦或膨隆，严重时心区出现结节状隆起，触之凹凸不平、质硬。
心动过速	耳穴心区下 1/4 处，触之水平样条索或心区下 1/4 片状隆起
良性肿瘤	在相应部位触及结节，若是囊肿触之质软，纤维性肿物在相应部位触及结节质硬，不伴疼痛敏感
恶性肿瘤	在相应部位触及结节，肿物边缘不清，不可移动，质硬，疼痛敏感

（3）运动系统疾病：肌肉骨骼病变、外伤、退行性病变、骨性关节炎等，以触及结节、条索形态改变为主，以条索结节所出现的部位做定位诊断。颈椎病、腰椎、骶椎、尾椎、胸椎等骨性病变均在对耳轮中线、脊柱线做诊断，其定位将脊柱线分为五等份，从下向上分为颈椎、胸椎（占脊柱线二等份）、腰椎、骶椎和尾椎，由于尾椎只有 1 个锥体，其定位在对耳轮上、下脚交界处外侧缘。颈椎占下 1/5，将颈椎段分为三等份，下 1/3 对耳轮起始部为颈（1、2、3、4），中 1/3 为颈（5、6），上 1/3 为颈（6、7），见表 2-3-2-11。

表 2-3-2-11　阳性反应与运动系统疾病

疾病	阳性反应
颈椎 3、4 骨质增生	在颈椎下 1/3 段，既对耳轮起始处内侧缘和起始处外侧缘，近枕区上方，触及结节或条索，或触及锥形软骨增生变形
颈椎 6、7 骨质增生	在颈椎上 1/3 段对耳轮外侧缘触及条索或条片状增生隆起
腰椎骨质增生	在腰椎穴区若触及条索，诊断为骨质增生

续表

疾病	阳性反应
腰肌劳损	在对耳轮上 2/5 及 1/5 的外侧缘，即腰椎的外侧缘腰肌区触之片状、条片状或不规则片状隆起或结节

（4）泌尿系统疾病：前列腺肥大、前列腺癌和泌尿系统感染等泌尿系统疾病，须采用探触法进行诊断，见表 2-3-2-12。

表 2-3-2-12　阳性反应与泌尿系统疾病

疾病	阳性反应
前列腺肥大	耳甲艇艇角由锐角可变成钝角，探触三角形或条片状隆起、质硬
前列腺癌	在耳甲艇艇角处，可触之结节状隆起、质硬，疼痛敏感。肿瘤特异区 1 疼痛感，电测阳性反应或强阳性反应
泌尿系统感染	尿道穴可触及条索，与对耳轮下脚下缘相平行的条索

4. 探触法注意事项

（1）触诊之前不要擦洗和揉搓耳郭，以免充血红润出现假阳性。

（2）耳穴探触法最好利用耳穴电测的探笔进行探触，耳穴电测仪可探测出低电阻点，而低电阻点是疾病反应点，因此在应用耳穴电测仪探测中，既可注意与疾病相关的耳穴低电阻的变化，又可发现在低电阻点的耳穴深部的组织形态学的改变，有无压痛敏感及探触后的压痕反应，以进行综合分析判断。

（3）在应用耳穴电测仪的探测中，发现阳性反应物时，可伴低电阻反应，强声响改变（强声响区伴阳性反应物提示疾病主要病变部位，无声响而伴有阳性反应物提示既往史或慢性疾病）。

（4）探触时，稍加用力，用力均匀，应按耳郭解剖部位及各系统进行，以免遗漏阳性反应。

（5）探触中，所选择的探笔要光滑适中，一般直径 1.5~2mm 为宜，探笔笔头过细过尖可造成疼痛，出现假阳性。

（6）在耳穴诊断法中，视诊法是第一步，发现阳性反应，作为初步诊断的病灶部位，当发现可疑反应点，必须用探笔探触法和电测法进一步证实反应点的性质，可疑反应点的真伪。

三、耳穴压痛法

用耳穴探测的探笔或用直径 1.5~2mm 的探棒按压耳穴,以寻找耳郭各穴区压痛敏感点的一种诊断方法。本法适用于急性病、痛症、慢性病急性发作、恶性肿瘤的定性和鉴别诊断,并通过寻找耳穴压痛敏感点,确定治疗刺激部位。

1. 耳穴压痛方法

(1)选用耳穴电测仪探笔或耳穴弹力棒,毫针柄或眼科玻璃棒作为点压耳穴的工具。

(2)选用的手法为点压法,在耳穴相应部位上逐个以相同的压力和压迫时间进行按压检查,同时比较各穴、区、点的触压疼痛的敏感程度,并以患者呼痛、眨眼、皱眉、躲闪、拒按等对触压之感受程度来判断,常用的疼痛的评级方法有两种:①正负法。无疼痛反应(-);有疼痛反应(+);眨眼(+);皱眉(++);躲闪(+++);呼痛难忍、拒按(++++)。②分度法。Ⅰ度:呼痛能忍;Ⅱ度:呼痛眨眼、皱眉;Ⅲ度:呼痛难忍、躲闪、拒按。

在点压穴位的同时,观察耳穴形态变化,有无隆起、水肿、凹陷、压痕、压痕的颜色改变及压痕恢复平坦的时间,并注意比较耳穴电测仪所探压之穴位声响改变,伴有声响改变的耳穴多提示疾病的部位,须注意患者疼痛反应。

如需做耳穴治疗,可在触诊明确病变部位的耳穴处稍加用力按压,使之皮肤成为凹陷,以做治疗取穴标记。

2. 疼痛敏感与疾病过程中的反应规律 当人体患病时,耳郭压痛敏感点的分布是有一定规律的。痛点的形成和消失与疾病的发生、发展和转化有一定关系,因此常以探压疼痛敏感点的反应程度来判断病变的部位,病变在机体中发生、发展和转化的情况。

3. 压痛法注意事项

(1)应用点压法时,在耳郭各相应部位逐一按压检查,按机体各系统检查,可按耳穴探测路线图检查,避免遗漏任何一个阳性反应点。

(2)点压耳穴时,密切观察患者表情及对疼痛敏感的耐受程度,有无疼痛敏感及压痛的感觉异常,如酸、麻、胀及放射感,注意强压痛敏感点,强压痛敏感是定位诊断及治疗取穴的特定点。

(3)点压各穴位时,用力要均匀,停留时间要一致,避免出现人为的由于手法太轻而遗漏与疾病相关的耳穴,或手法太重而造成假阳性反应。

（4）应用耳穴探测仪探笔或探头，应光滑圆钝，避免因过细过尖而造成人为的痛点。

（5）点压到可疑的阳性反应点时，应对邻近的，互相有牵连的脏腑、组织器官的穴位进行反复比较按压，并嘱患者反馈对某穴位压痛敏感程度，选择强阳性反应穴位，做定位诊断。切忌用力过度，造成更多的假阳性反应而分辨不出真的阳性反应部位，做出错误诊断。

第三节　耳穴电测诊

一、概述

耳穴电测法是测定耳穴的皮肤电阻，并以电阻降低的部位作为躯体内脏疾病诊断的参考点及治疗取穴依据的一种方法。耳穴电阻降低的部位，皮肤导电明显增高，这个部位又称"良导点"。

人体是一个高级、完善的自动控制系统，系统各部分之间互相联系，互相制约。在正常情况下，有许多调节系统，自行平衡来维持人体的健康，并具备最高级的信息识别和处理能力，调节系统的最高控制中心是大脑。当人体某个调节系统发生障碍时，则机体平衡功能失调，导致经络阻滞，必然在相应部位上发生病变，并且把这个信息传导到耳郭相应部位上，在耳郭与疾病相关的部位上出现阳性反应。在研究人体信息的过程中发现，耳郭是人体信息最集中的地方，具有反映人体全部信息的功能。当机体组织受损或器官患病时，耳郭相应部位的阻抗降低，包括电阻的减小，电容的增大。有人对耳郭的电阻做了大量电测，正常时耳郭皮肤电阻值为 $100\sim5000k\Omega$，电容值在 $0.001\sim1\mu F$，而当人体内脏组织器官患病时，与疾病部位相关的耳穴电阻值明显降低 $20\sim500k\Omega$，说明与疾病相关的耳穴良导点与正常耳穴有明显的差别。

耳穴电测仪的诊断原理是借耳通过神经、体液、经络等联系，系统反映出人体全部信息，包括机体健康状况、病变情况，通过异常低电阻信息转化为声、光及计算机数据的转换方式显示出来，借此来诊断疾病。

二、耳穴电测仪种类

按耳穴电测仪显示系统方式不同，可分为 4 种。

（一）音响式

通过人体和耳郭的微弱直流电讯号，经过晶体管放大器进行放大，推动喇叭或耳机使之发出声响，以显示低电阻点。耳穴工作者可根据声响出现的速度、强度及音调改变进行分析，区分正常生理反应点和阳性反应点。

（二）灯光式

通过人体的微弱电流，用一个放大系统加以放大，利用氖灯发光来区分正常敏感点和病理敏感点。由于氖灯起辉电压较高，若遇敏感点电阻低时，会使耳郭皮肤灼伤，耳穴产生刺痛，患者不易接受。同时灯光只显示病变部位，不能分辨病情的轻重程度，因此氖灯显示常和其他指示方式合用。另外灯光在仪器上显示，在临床探测耳穴时不方便，既要看灯光，又要看耳穴阳性反应点的变化，特别是水肿压痕反应，操作不如声响显示疾病病变部位方便。

（三）仪表指示式

利用仪表直接测量耳郭穴区的电阻值，以仪表指示数值的高低来区分病理敏感点和生理敏感点。通常电流高提示疾病反应点，电流变化不明显或微弱电流，为正常生理敏感点，病愈或有既往史。

仪表指示式的优点是能直接显示耳穴的电阻值，但使用时，也是既要看仪表，又要看耳穴反应点的水肿、压痕，影响耳穴检测，操作不方便，多用于科研。

（四）计算机显示式

将耳穴阳性反应经过数据百分比处理，用数码管显示并可记忆储存，有的可直接通过荧光屏显示或自动打印，这种方式数据化、定量化、客观化，科学性强，数据准确，适用于临床实验室研究。

由于耳穴反映人体疾病时的阳性反应是多种多样的，不同的疾病有不同的特定部位显示方式，有的变形、隆起、凹陷，有的肿胀，有的变色，有的出现丘疹、脱屑或千姿百态的血管充盈，与疾病相关的耳穴又有组织化学、微量元素等改变，因此计算机并不容易将所有阳性反应信息全部显示出来。耳穴工作者还是应该善于应用视诊、触诊、听诊的方法，即综合系列诊断法，更容易捕捉阳性反应点的变化，做出较正确的诊断。

三、良导点判断标准（以音响式电测仪为例）

由于耳郭是一个独特的局部反映机体全部信息的微观世界，记录了人的健康状况。当机体患病时，以耳穴良导点声响改变来提示机体病变部位，并作为躯体、内脏、组织器官疾病的诊断依据。因此，分辨良导点与正常穴位的反应对耳穴诊断有重要意义。

（一）良导点的判断方法（正常穴位与良导点的区分）

1. 正常穴位是与疾病无关的耳穴，在电测时不发生声响或有极微弱的声响，而且声调或频率很低，探压正常穴位时，不伴有形态学改变和压痛反应。

2. 与疾病相关的耳出现良导点。良导点是以声响的变化作为判断疾病的依据，从探压后音响出现的时间和速度，音响的强弱及音调频率的改变等方面来判断阳性程度，并以音响变化的穴位是否伴有压痛、刺痛、变色、变形、丘疹、脱屑、血管充盈等作为判断阳性反应的参考。

（二）阳性良导点分类及表现（表2-3-3-1）

表2-3-3-1　阳性良导点分类及表现

分类	符号	表现
弱阳性	+	声响弱、速度慢、频率低、无痛
阳性	++	声响强、速度快、频率不变、音调低、压痛
强阳性	+++	声响强、速度快、频率快、音调由低到高、刺痛

（三）良导点在诊断中的意义

对于耳穴电测中所得到的良导点要仔细分析，根据良导点的特性分析患者的病史和健康状况，分辨出患者的主要病症、现病史及既往史。从良导点的强弱可以分析出患者主要病变及伴随的病症，以及在病理过程中，其发生、发展及转归状况。正确分析患者的病史、病程才能做出诊断，拟定治疗处方，予以治疗。

1. 根据良导点强弱从病史上分析

（1）强阳性良导点：提示机体主要病变部位，是患者主诉的现病史。

（2）阳性良导点：提示主要病症以外，体内所伴随的其他病症或是慢性病，如患者经过耳穴探测后冠心病、心绞痛是主要病症，但还有其他阳性良导点，如颈椎、胃、十二指肠，但这些穴位患者无明显症状，是伴随主要疾病而存在的病症。

（3）弱阳性良导点：多提示患者的既往史。

2. 根据良导点强弱从病理演变过程分析

（1）强阳性良导点：提示病变正在转归之中，或者经过治疗后向好的方面转化；或者由于机体免疫功能低下，各脏腑功能衰退，病情严重，如肿瘤晚期恶病质已经出现，无法治疗，趋向恶化。

（2）阳性良导点：提示病变正在发展演变之中。

（3）弱阳性良导点：提示疾病初发阶段或疾病痊愈后。

3. 根据良导点强弱从诊断意义上分析

（1）强阳性良导点：是耳穴诊断中的特定参考穴，是病理改变最重要的部位，是主诉、主要病史，需要重点分析。在耳穴定位诊断及定性诊断中有重要意义，也是治疗疾病的重点刺激部位。

（2）阳性良导点：是耳穴诊断中次要分析的部位，表明机体伴随的其他病变正在演变发展之中，要做诊断分析，密切观察病变部位的演变。

（3）弱阳性良导点：在耳穴诊断中仅作参考或可疑的病变部位，虽不做诊断，却应予随时观察。如恶性肿瘤，患者已经做了手术切除，放射疗法和化学药物治疗，恶性肿瘤得以控制，耳穴电测相应部位及肿瘤特异区 1 已由强阳性转为阳性或弱阳性，但对患者的机体状况仍需要密切观察，以防肿瘤复发或转移。

在耳穴电测中，以声响式作为耳穴诊断的主要依据时，一定要在听诊中注意声响的分类，很快分出强阳性反应，抓住主要疾病的诊断，找出机体伴随的病症，且不放过弱阳性良导点作为既往史的诊断依据，这样才不会遗漏主要病史，不会延误患者的诊断，对患者的全身健康状况给予正确的判断。

（四）耳穴电测操作方法

耳穴电测仪种类很多，在使用方法和操作上无特殊区别，应用耳穴电测分为如下几个步骤。

1.仪器准备　将探测仪的探测电极插头插入探测插口内，检查者手持探测电极的探笔，患者手持手握电极，打开开关，先将灵敏度调至最低位置，然后手握电极及探测电极的探笔，形成短路，当耳穴电测仪发出声响时，则表示仪器工作正常，可开始进行耳穴检查。

2.调整电阻值　由于机体正常皮肤电阻个体差异很大，故在探测耳穴前，必须调整仪器的灵敏度，使与被测者的基础电阻值相符。

基础电阻值的测定很重要，一定调整在最适中的声响位置上。如果调整标准太低，探测耳穴时，几乎到处都响，易发生假阳性；如果基础电阻调高了，皮肤电阻又测不出来，基础电阻测定的方法，通常以上耳根为基准。

3.调整的方法　打开电位器开关，把探测电极电笔置于上耳根穴上，慢慢地调整电位器，使探测仪刚好发出微弱的声响反应，此时的电阻值称为该患者的基础电阻值，也称为标准电阻值，以此值进行耳穴电测。在探测中反应强于此标准的敏感点，为阳性敏感点，也称阳性良导点。基础电阻随人而异，几乎每个人探测前都要调整，甚至同一个人左右耳电阻值也不相同。探测穴位时，要注意声响出现的速度、音量的强弱、音调的改变和频率的变化，电阻值低时仪器的振荡频率快、音调高、音量强。观察声音强弱、音调的改变及频率变化，对判断阳性反应点和强阳性反应点有重要意义。

随着科学不断地发展，耳穴探测仪的不断完善和改进，特别是微机软件数据的处理，目前最新的耳穴电测仪可以不用调整基础电阻值，只要打开仪器的按钮，便可以进行探测。此时与疾病相关的耳穴产生良导点，病越重，良导点越明显，导电量越高，声响越大；与疾病无关的耳穴，探测时不产生良导点，仪器不发出声响。

（五）探测顺序和手法

1.探测顺序　先右后左，先上后下，先内后外，先脏腑后四肢。

2.探测手法　点压法和线形划动法。

3.探测注意事项　由于影响耳郭阳性反应的因素很多，耳穴电测准确与否，除与机体导电特性和操作手法有密切关系外，还与患者的体重、运动状态、精神因素，及耳郭潮湿度、油脂、皮肤脱屑等因素有关，因此探测前要避免各种因素的干扰。

（1）检查前不要擦洗耳郭，以免耳郭充血发热，导电量增加，假阳性增多。若患者因耳郭油脂分泌多，运动后出汗等，需清洗耳郭，清洗后需休息片刻，待耳郭温度恢复正常时再进行测试。

（2）从事露天作业、日光照射多的人，耳郭皮肤角化明显或因个体差异，皮肤电阻增高，检查前可用生理盐水棉球擦洗耳郭，待休息片刻后再进行检测。如患者在此探测时灵敏度很低，必须将手握电极和患者手接触的部位用75%乙醇或生理盐水棉球擦拭，以提高灵敏度。

（3）冬季严寒，从室外进入室内，由于耳郭血管收缩，耳郭皮肤温度低，电阻值增高，良导点不易测出，患者需要休息片刻，再进行检查。

（4）婴儿、儿童耳郭皮肤细嫩，平均电阻值比成人低，又由于儿童神经系统发育不健全，对疼痛耐受性相对差，故在耳穴电测中出现良导点均应进一步分析。

（5）探测前可调节仪器灵敏度，找好耳穴基础电阻值，避免灵敏度过高或过低，灵敏度如果过高则探测耳穴时会到处都响，很难分析病变部位；如果过低，阳性反应点不易被查出，而遗漏良导点，调节电位器时，宜从小到适中。

（6）探测时要注意探测极探笔大小及尖锐度，探极笔头一般为1.5~2mm。探极过细，影响导电量，给患者带来刺痛，易出现假阳性。

第四节　耳穴常用诊断穴位

一、耳诊和中医的望、闻、问、切相结合

传统中医学有许多简易诊断方法，几千年的丰富实践积累了非常宝贵的实践经验。像切脉，可以根据寸、关、尺脉象的浮、中、沉或迟、数的各种形态状况，并应用表、里、阴、阳、虚、实、寒、热的八纲辨证，对全身的症状可以得出总的判断。耳诊则在此基础上，根据脉象提供的重点，通过仔细探测观察、可较详细地指出患者的病变部位和有些病变的性质及原因。例如，患者左关脉弦紧洪大，多提示肝火旺盛，出现头昏耳鸣、口苦咽干、四肢乏力、失眠烦躁等血液循环系统、消化系统、神经系统等方面的症状。通过耳郭视诊，若口区有起皮，则患者可能有慢性咽炎；用中指抵住右耳肝区，若其白色软骨向下超过耳轮下脚的水平延伸线，则多数患者肝肿大；用指腹触诊法，若肝胆区

有黄豆大结节或条状密集，则大部分患者有慢性肝炎史；用探棒触诊，若肝穴、耳尖穴和结节穴呈阳性，则多提示患有慢性肝炎；如耳尖穴压之不起，弹性差，则其肝炎为活动期，血清谷丙转氨酶多数增高；若腹痛点和艇中呈阳性表现，则患者多有肝痛和腹胀的症状；若结节内穴呈阳性，则患者易动肝火、脾气急躁；若内耳穴同时呈阳性，则大部分患者有神经性耳鸣（肝气逆，则头晕耳鸣不聪）；若大肠和直肠下段穴也同时有阳性表现，则多数患者因对油脂的消化吸收障碍而出现大便溏泄，运用耳诊很快可做出诊断。除此之外，中医还有许多较简易的诊断方法，如看食指风、气、命三关对小儿疾患的诊断；望舌对三焦疾患的诊断；望面部气色对内脏病变的诊断；经络腧穴触诊等在临床上都有一定意义。中医的辨证学说对提高耳诊综合分析的能力更具有决定性意义。

二、耳诊和西医的视、触、叩、听相结合

目前，西医的一套检查办法，多偏重于以病史、物理检查和实验诊断为客观依据，具有相对的科学性。但由于分科较细，检查起来比较复杂费时，甚至有时会忽略整体辩证观，尤其在基层医疗的单位，条件有限，检查诊断有一定困难。耳诊则能起到预筛作用，在 2~3 分钟的检查中，即可对患者病情有个总体认识，并能粗略地找出具体病变部位。根据耳诊的筛选结果，再重点进行检查，不仅能避免漏诊，而且可以大大缩短检查时间，省掉不必要的检查项目，节省开支。

在耳诊中，还可以随时和西医的简易检查手段结合起来进行，这在临床上还是非常有意义的。如耳诊患者阑尾炎和西医的麦氏点压痛、反跳痛触诊相结合；耳诊风湿性心脏病和西医心脏听诊相结合；耳诊肝大和腹部触诊相结合；耳诊心脏扩大和胸透或叩诊相结合；耳诊神经系统病变则必须和前庭功能检查、深浅反射、病理反射，以及感觉系统、运动系统、自主神经等的检查相结合才有意义。

三、耳诊和患者主诉相结合

检查时既要注意现病史，也要注意既往病史。将耳穴检查结果和患者主诉结合起来，对做出正确诊断结论，是非常重要的，见表 2-3-3-2。

表 2-3-3-2　耳穴常见疾病耳穴诊断表

诊断疾病名称	耳穴视诊	耳穴触诊	穴位探测		结合症状
			主穴	辅穴	
脑动脉硬化	耳垂有一条折痕	耳郭对耳轮粗、厚、硬	心	外耳	记忆力减退明显
脑供血不足	耳穴颈椎区边缘不齐	颈椎区变硬、凹凸不平	皮质下	额、颞、颈	眩晕、视觉异常或对侧肢体的感觉异常
头痛	耳穴额区隆起、耳郭对耳屏区左右大小不一	/	皮质下	外耳	/
神经衰弱	耳郭枕区隆起	枕区有条索状软骨增厚	垂前	枕	/
自主神经功能紊乱	耳穴心区有光亮性、水纹样圆环	/	心	交感、耳中	多梦易惊，紧张自汗，情绪不稳
围绝经期综合征	结合年龄，阳性穴位多		内分泌	枕、结节内、心	心烦易怒，疑虑少寐
冠心病	耳垂有一条折痕	耳郭对耳轮粗、厚、硬	心	肺、小肠、胸、目1	劳累后胸骨后疼痛
心束支传导阻滞	耳穴心区有针尖样点状凸起	/	心	小肠、胸	胸闷气短病史
心律失常	耳穴心区三角状暗灰色凹陷	/	心	小肠、外耳、神门	/
高血压	耳穴心区有大于5mm的光亮性水纹样椭圆环	耳郭对耳轮粗、厚、硬	心	角窝上、降压沟	/
慢性气管炎	耳穴肺区、气管区有白色丘疹	/	气管	肺、胸	咳嗽、咳痰病史
鼻炎	耳穴额区隆起	/	内鼻	肺	鼻音重
咽喉炎	耳穴口区起皮	/	口	咽喉	/
扁桃体炎	耳垂红厚，耳穴口区起皮	/	口	扁桃体	/
胃炎	耳郭贲门穴充血发红	/	贲门	十二指肠	自觉嗳气频繁，饭后胃气上逆、灼热或隐痛

诊断疾病名称	耳穴视诊	耳穴触诊	穴位探测		结合症状
			主穴	辅穴	
十二指肠溃疡	耳郭十二指肠穴暗灰色且凹陷	十二指肠穴压痛	十二指肠	神门、腹	胃部疼痛，痛处固定，痛处拒按
慢性肠炎	阑尾、大肠穴油润分泌物	/	大肠	直肠	腹痛、腹泻或里急后重，便有脓血
痔疮	肛门穴暗灰色素沉着	/	肛门	/	上唇系带有结节或系带宽厚
血小板减少	左耳肝穴有隆起，触之有瓜子仁大小的结节		脾	三焦	刷牙时牙龈易出血
肝细胞损伤	右耳肝穴有隆起，触之有瓜子仁大小的结节		肝	结节	长期饮酒史或体型腹型肥胖
胆囊炎、胆结石	耳郭胰胆穴有隆起、压痛或丘疹		胰胆	腹	饱餐后曾有上腹阵发性绞痛，向右肩背放射
尿路感染	耳郭艇角区脱屑	/	艇角	膀胱、肾	症状以尿频、尿急、尿痛为主
颈椎病	颈椎区外缘软骨增厚或有隆起、结节		肾	颈椎	左右扭颈转项阳性（小于90°）
腰椎病	腰椎区有凹凸不平或结节		肾	腰椎	/
肩周炎	耳郭耳舟锁骨、肩穴色红有压痛		肩	锁骨	双手不能上举过头
痛经	耳郭三角窝充血发红	/	内生殖器	腹	行经第一天痉挛下腹痛
带下病	耳郭三角窝脱屑	/	内生殖器	神门	白带异常
月经不调	/	三角窝压痛	脾	肝、内分泌、神门	/
乳腺增生	/	胸椎两侧压痛	胸	内分泌、肝	乳腺包块，周围组织分界明显
牙痛、缺齿	耳垂颌区凹陷	/	牙	口	/
前列腺炎	/	艇角穴压痛	艇角	内生殖器、耳轮尾	尿频、尿淋漓

诊断疾病名称	耳穴视诊	耳穴触诊	穴位探测		结合症状
			主穴	辅穴	
耳鸣、耳聋	耳郭肝穴隆起	肝穴结节	内耳	外耳、肝、肾	/

第三篇
耳穴治疗常用中医护理技术

耳穴贴压技术

耳穴贴压技术是采用王不留行籽、莱菔子等丸状物贴压于耳郭上的穴位或反应点，通过其疏通经络，调整脏腑气血功能，促进机体的阴阳平衡，从而防治疾病、改善症状的一种操作方法，属于耳针技术范畴。

一、适用范围

适用于减轻各种疾病及术后所致的疼痛、失眠、焦虑、眩晕、便秘等症状。

二、禁忌证

耳部炎症、冻伤的部位，以及习惯性流产史的孕妇禁用。

三、评估

1. 患者基本情况、诊断、证型、临床表现、既往史。
2. 女性是否处于妊娠期或经期。
3. 对疼痛的耐受程度。
4. 有无对胶布、药物及乙醇等过敏情况。
5. 耳部皮肤情况。

四、告知

1. 耳穴贴压的作用、简单的操作方法、局部感觉及操作用时。
2. 耳穴的局部感受：热、麻、胀、痛，如有不适及时通知护士。
2. 每日自行按压 3~5 次，每次每穴 1~2 分钟。
3. 耳穴贴压脱落后，应通知护士。

五、物品准备

治疗盘、王不留行籽等丸状物、胶布、75% 乙醇、棉签、探棒、止血钳或镊子、弯盘、污物碗，必要时可备耳穴模型。

六、基本操作方法（表 3-1-1-1 和图 3-1-1-1）

1. 核对医嘱，评估患者，嘱其排空二便，并为其做好解释。

2. 备齐用物，携至床旁。

3. 协助患者取合理、舒适体位。

4. 遵照医嘱，探查耳穴敏感点，确定贴压部位。

5. 75% 乙醇自上而下、由内到外、从前到后消毒耳部皮肤。

6. 选用质硬而光滑的王不留行籽等丸状物黏附在 0.7cm×0.7cm 大小的胶布中央，用止血钳或镊子夹住，贴敷于选好耳穴的部位上，并给予适当按压（揉），使患者有热、麻、胀、痛感觉，即"得气"。

7. 观察患者局部皮肤，询问有无不适感。

8. 常用按压手法

（1）对压法：将示指和拇指的指腹置于患者耳郭的正面和背面，相对按压，至出现热、麻、胀、痛等感觉，示指和拇指可边压边左右移动，或做圆形移动，一旦找到敏感点，则持续对压 20~30 秒。

（2）直压法：用指尖垂直按压耳穴，至患者产生胀痛感，持续按压 20~30 秒，间隔少许，重复按压，每次按压 3~5 分钟。

（3）点压法：用指尖一压一松地按压耳穴，每次间隔 0.5 秒。本法以患者感到胀而略沉重刺痛为宜，用力不宜过重。一般每次每穴可按压 27 下，具体可视病情而定。

9. 操作完毕，协助患者取舒适体位，整理床单位。

七、注意事项

1. 耳穴贴压每次选择一侧耳穴，双侧耳穴轮流使用。夏季易出汗，留置时间 1~3 天，冬季留置 3~7 天。

2. 观察患者耳部皮肤情况，留置期间应防止胶布脱落或污染；对普通胶布过敏者改用脱敏胶布。

3. 患者侧卧位耳部感觉不适时，可适当调整。

表 3-1-1-1　耳穴贴压评分标准

项目		要求	应得分	扣分	得分	说明
素质要求		仪表大方，举止端庄，态度和蔼	5	5		
		服装、鞋帽整齐，符合要求				
操作前准备	护士	遵照医嘱要求核对医嘱、执行单	6	25		
	评估	核对：床号、姓名、诊断。介绍并解释，评估患者，取得理解与配合。(评估环境)	10			
	物品	治疗盘、耳穴贴、75%乙醇、探棒、棉签、镊子、弯盘，必要时可备耳穴模型	6			
操作流程	护士	洗手、戴口罩	3	45		
	核对体位	再次核对相关信息，体位舒适合理。暴露耳部皮肤	8			
	定位	术者一手持耳轮后上方	2			
		再次核对穴位，另一手持探棒由上而下在选区内找敏感点	8			
	皮肤消毒	用75%乙醇消毒，方法正确（其范围视耳郭大小而定）	5			
	贴压	贴压方法正确（至少贴压3个穴位）	15			
	观察	观察局部皮肤，询问患者有无不适	2			
	宣教	向患者交代有关注意事项	5			
操作后	整理	合理安排体位、整理床单位	4	17		
		清理用物	3			
	评价	询问患者的自我感觉、目标达到的程度	5			
	洗手记录	七步洗手法；按要求记录及签名	5			
终末评价		选穴准确；操作熟练、轻柔；局部消毒合理；体位舒适；患者感觉满意	8	8		
合计			100			

核对医嘱 → 患者基本信息、诊断、临床症状、既往史及穴位

主要症状、既往史、是否妊娠、对疼痛的耐受程度、有无胶布过敏及耳部皮肤情况等 ← 评估

告知 → 耳穴贴压的作用、简单的操作方法及局部感觉，取得患者合作

治疗盘、王不留行籽或莱菔子等丸状物、胶布、75%乙醇、棉签、探棒、止血钳或镊子、弯盘、污物碗，必要时可备耳穴模型 ← 物品准备

患者准备 → 取合理、舒适体位，充分暴露耳部皮肤

遵医嘱核对穴位。手持探棒自上而下在选区内寻找耳穴的敏感点，同时询问患者有无热、麻、胀、痛的"得气"感觉 ← 探查穴位

消毒皮肤 → 75%乙醇自上而下、由内到外、从前到后消毒耳部皮肤

将药丸黏附在0.7cm×0.7cm大小的胶布中央，用止血钳或镊子夹住，贴敷于选好耳穴的部位上，并给予适当按压，并询问患者有无"得气"感觉 ← 穴位贴压

观察及询问 → 观察患者局部皮肤，询问患者有无不适

在耳穴贴压期间，每日自行按压3~5次，每次每穴1~2分钟；耳穴贴压脱落后应通知护士 ← 告知

整理 → 协助患者取舒适卧位，整理床单位，处理用物：弯盘、探针、止血钳或镊子。使用75%乙醇擦拭

治疗时间、部位，患者皮肤情况，并签字 ← 记录

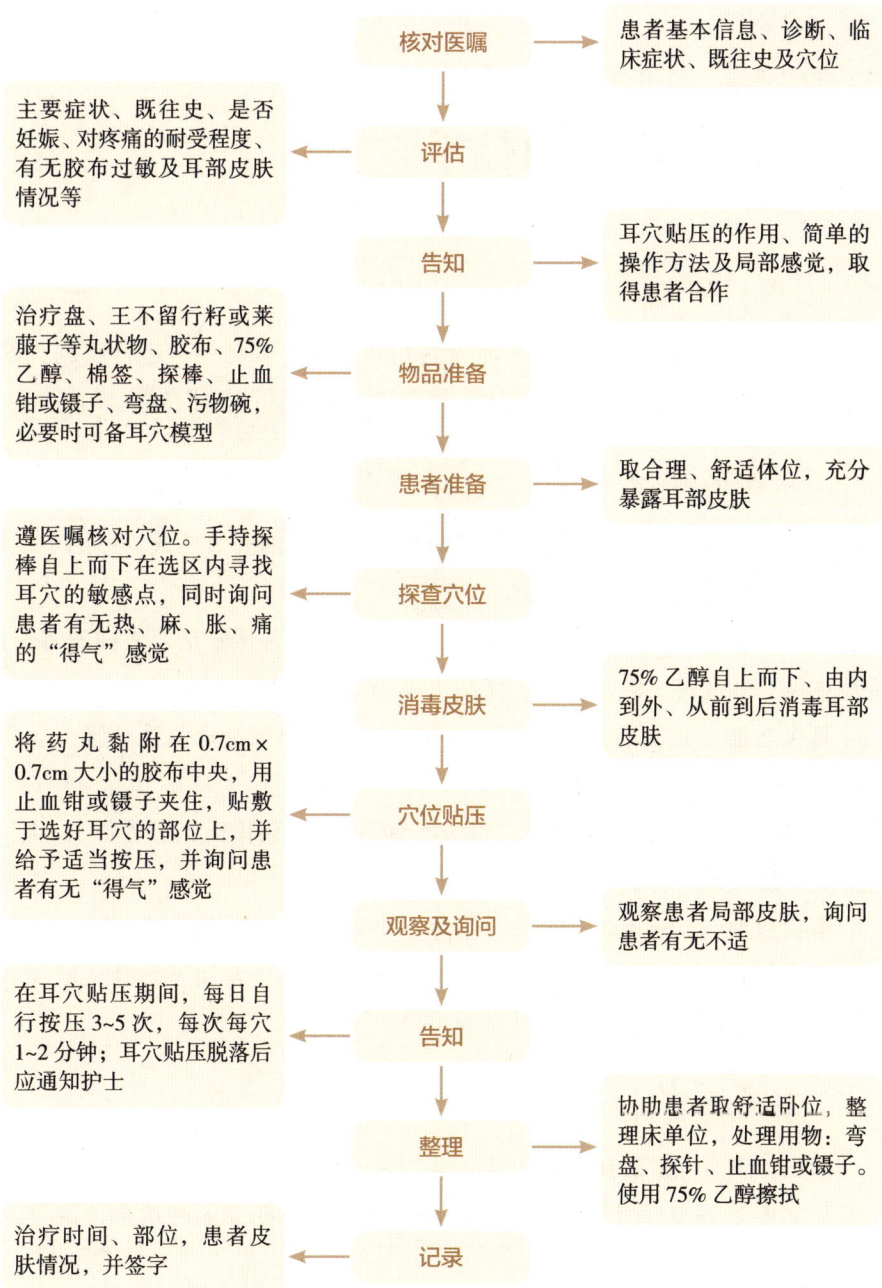

▲ 图 3-1-1-1　耳穴贴压技术操作流程图

第二章

耳穴放血技术

耳穴放血技术是采用适宜的放血器具在耳穴或耳郭脉络上进行点刺、划割放血，以达到预防和治疗疾病目的的一种方法，属于耳针技术范畴。

一、适用范围

本法具有活血化瘀、泄热开窍、镇静止痛、清热消肿等功效。适用于实证、热证以及瘀血阻络所致的多种病症。

1.**耳轮穴位放血**　具有消炎、退热、止痛作用，常用于治疗头面五官炎症，如扁桃体炎、咽喉炎，以及发热、高血压等。

2.**耳尖放血**　具有退热、消炎、止痛作用，常用于治疗急性结膜炎、高热惊厥、高血压、肝性昏迷等。

3.**结节放血**　具有平肝潜阳、消炎止痛作用，常用于治疗高血压、眩晕、慢性肝炎、肝性昏迷等。

4.**屏尖放血**　具有退热、消炎、镇静、止痛作用，常用于治疗慢性炎症。

5.**耳背放血**　具有消炎、消肿、止痛、止痒作用，常用于治疗皮肤病，也可用于治疗咽喉部急性炎症、急性结膜炎等。

二、禁忌证

1.孕妇、出血性疾病和凝血功能异常者禁忌放血。

2.耳郭皮肤感染、瘢痕、脓肿、溃破、冻疮、不明原因肿块部位的耳穴不宜放血。

3.危重性传染病如艾滋病、乙肝，及心、肝、肾功能严重损害者禁忌放血。

4.体质虚弱者出血宜少或慎用。

5.耳背静脉多次放血者应从远心端开始，勿在中央割划。

三、评估

1.患者基本情况、诊断、证型、临床表现、既往史、过敏史、出血性疾病等。

2.放血部位的皮肤情况。

3.对疼痛的耐受程度及心理状况。

4.女性患者是否处于妊娠期或月经期。

5.患者认知能力、目前心理状况、依从性等。

四、告知

1.耳穴放血的作用、简单的操作方法、局部感觉及操作用时。

2.耳穴放血期间，不要随意改变体位，以免出现偏差。

3.放血完毕，需用无菌棉球按压，不可揉擦，避免皮下淤血。避免汗液或水湿污染伤口。

五、物品准备

治疗盘、弯盘、棉签、75% 乙醇棉球、安尔碘、一次性采血针具、一次性治疗巾、一次性手套、一次性指套、头发固定贴等。

六、基本操作方法（表 3-2-1-1 和图 3-2-1-1）

1.核对医嘱，评估患者，嘱其排空二便，并为其做好解释。

2.备齐用物，携至床旁。

3.放血器具

（1）毫针的选择：①宜选择一次性无菌粗毫针。②针具规格：宜选用直径 0.38~0.45mm、针身长度 13~25mm 的粗毫针。

（2）三棱针的选择：①宜选择一次性无菌三棱针。②针具规格：宜选择小号三棱针，规格为 1.6mm×65mm。

（3）采血针的选择：宜选择一次性无菌采血针。

（4）注射针头的选择：宜选择一次性无菌注射针头。

4.协助患者取合理、舒适体位：为方便耳穴刺络放血，临床多采取坐位；年老体弱、精神紧张者应采取卧位。

5.耳郭按摩：为顺利完成耳穴刺络放血，先对拟放血的耳郭进行揉搓按摩，使之充血。对于放血的耳穴着重按摩使之充分充血。

6.遵照医嘱，探查耳穴敏感点，确定放血穴位。

7.先用75%乙醇棉球消毒耳郭，再用安尔碘棉球消毒放血穴位。准、快、轻、浅刺中穴位，用三指或四指法放血，根据病情及证型决定放血量。

8.观察耳穴部位皮肤，询问患者感受，防止晕针或晕血。告知放血后相关注意事项及健康指导。

9.操作完毕，协助患者取舒适体位，整理床单位。

七、注意事项

1.严格消毒，防止感染。刺血针具使用一次性器具，使用一次性治疗巾。

2.施术前充分按摩耳郭，可使血出顺利，提高疗效。

3.点刺放血要做到准、快、轻、浅，根据病情及证型决定出血量；身体虚弱者，放血量及次数均不宜过多。

4.操作过程中，应时刻注意患者血压、心率的变化，谨防晕针和晕血的发生。

5.耳背静脉需多次放血者，应从静脉远心端开始。

6.放血完毕，需用无菌棉球按压，不可揉擦，避免皮下淤血。避免汗液或水湿污染伤口。

7.放血过程中术者做好防护，避免接触患者血液。

表 3-2-1-1　耳穴放血评分标准

项目		要求	应得分	扣分	得分	说明
素质要求		仪表大方，举止端庄，态度和蔼	5	5		
		服装、鞋帽整齐，符合要求				
操作前准备	护士	遵照医嘱要求核对医嘱、执行单	6	25		
	评估	核对：床号、姓名、诊断。介绍并解释，评估患者，取得理解与配合（评估环境）	10			
	物品	治疗盘、弯盘、棉签、75% 乙醇棉球、安尔碘、一次性采血针具、一次性治疗巾、一次性手套、指套、头发固定贴、利器盒等	6			
操作流程	护士	洗手、戴口罩	3	45		
	核对体位	再次核对相关信息，体位舒适合理。暴露耳部皮肤	8			
	定位	再次核对穴位	2			
		按照标准取穴方法取穴，固定同侧头发，一次性治疗巾垫于肩部	8			
	皮肤消毒	使用 75% 乙醇自上而下、由内到外、从前到后消毒皮肤，安尔碘棉球再次消毒，待干	5			
	放血	准、快、轻、浅刺中穴位，用三指或四指法放血，根据病情及证型决定放血量。挤压力度适宜，询问患者有无不适	15			
	观察	观察局部耳部皮肤有无红肿、瘀血	2			
	宣教	向患者交代有关注意事项	5			
操作后	整理	合理安排体位、整理床单位	4	17		
		清理用物	3			
	评价	询问患者的自我感觉、目标达到的程度	5			
	洗手记录	七步洗手法；按要求记录及签名	5			
终末评价		选穴准确；操作熟练、轻柔；局部消毒合理；体位舒适；患者感觉满意	8	8		
合计			100			

核对医嘱 → 患者基本信息、诊断及穴位

主要症状、既往史、过敏史、是否妊娠、凝血功能、放血部位皮肤情况、对疼痛的耐受程度及合作程度等 ← 评估

告知 → 耳穴放血的作用、操作方法、时间及局部感受，取得患者配合，嘱患者排空二便

治疗盘、弯盘、一次性无菌针头、治疗巾、无菌棉签、75% 乙醇棉球、安尔碘、手套、头发固定贴、利器盒等 ← 物品准备

患者准备 → 协助患者取舒适体位，暴露耳部皮肤

遵医嘱取穴，确定放血穴位，固定头发，治疗巾垫于肩部 ← 选取穴位

消毒皮肤 → 先用 75% 乙醇棉球消毒耳部皮肤，再用安尔碘消毒放血穴位

准、轻、快、浅刺穴位，用三指或四指法放血，根据病情及证型决定放血量。挤压力度适宜，询问患者有无不适 ← 穴位放血

告知 → 擦去血渍，观察耳部皮肤情况，交代注意事项

观察 → 观察患者有无疼痛等不适，安置舒适体位

整理用物，洗手 ← 整理

记录 → 放血部位、放血量

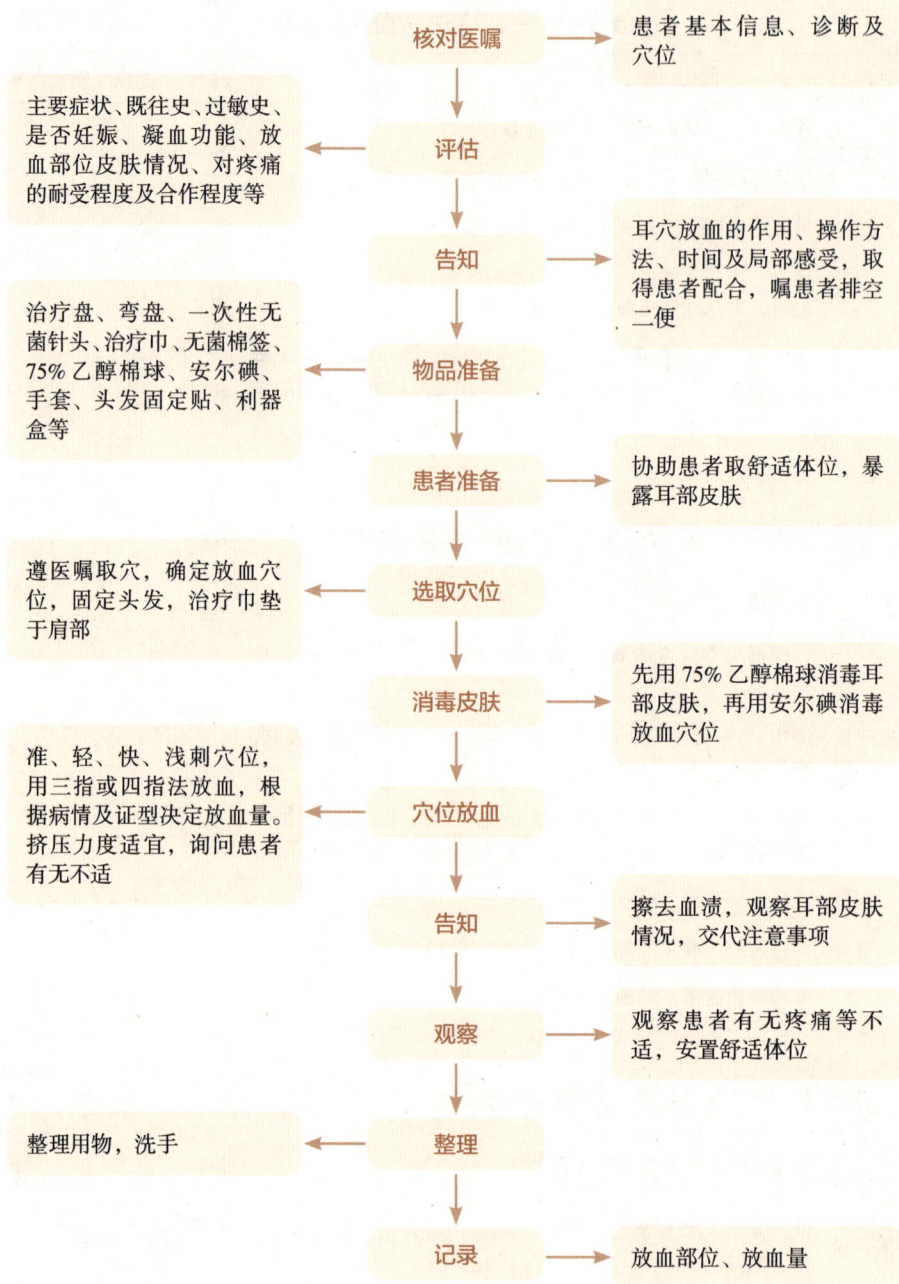

▲ 图 3-2-1-1　耳穴放血技术操作流程图

第三章 耳穴贴膏技术

耳穴贴膏技术是将具有一定刺激性的药用橡皮膏贴敷于耳郭穴位或反应点，通过贴敷药膏等刺激物刺激耳郭上的穴位，可以调整相应内脏器官的功能，达到调整气血、平衡阴阳、疏通经络的目的，从而防治疾病的一种外治方法，属于耳穴疗法的一种。具有简便、无痛、易于操作的特点，适用范围广泛。

一、适用范围

耳穴贴膏疗法适用于多种疾病的治疗和辅助治疗，如消化系统疾病（胃痛、腹泻、便秘等）、神经系统疾病（失眠、头痛、眩晕等）、呼吸系统疾病（咳嗽、哮喘、感冒、鼻炎、鼻旁窦炎、咽喉炎、气管炎等）、内分泌系统疾病（月经不调、痛经、围绝经期综合征等）、心脑血管系统疾病（冠心病、高血压等）以及慢性疼痛（腰腿痛、四肢关节痛等）等。此外，耳穴贴膏疗法还可用于保健养生，提高人体免疫力，改善亚健康状态。

二、禁忌证

1. 耳郭有湿疹、溃疡、冻疮、炎症时不宜贴膏。
2. 有习惯性流产史的孕妇应慎用。
3. 婴儿皮肤娇嫩，以不贴为好，但可以涂点液态膏。

三、评估

1. 患者基本情况、诊断、证型、临床表现、既往史。
2. 女性是否妊娠。
3. 有无对胶布、药物及乙醇等过敏情况。
4. 耳部皮肤情况。

四、告知

1. 耳穴贴膏的作用、简单的操作方法、局部感觉及操作用时。

2. 耳穴的局部感受：热、麻、胀、痛。如有不适及时通知护士。

3. 一般连贴 3 天为 1 次，天热时可缩短，休息半天或一天再贴。

4. 双耳同时贴膏，左右耳穴可交换贴。

5. 连贴 10 次为 1 个疗程，休息 3~5 天再贴。

6. 在贴膏治疗时，要避免劳累、受寒、暴食、情绪激动等情况发生。

五、物品准备

治疗盘、橡皮药膏、75% 乙醇、棉签、探棒、止血钳或镊子、弯盘、污物碗，必要时可备耳穴模型。

六、基本操作方法（表 3-3-1-1 和图 3-3-1-1）

1. 核对医嘱，评估患者，嘱患者排空二便，并做好解释。

2. 备齐用物，携至床旁。

3. 协助患者取合理、舒适体位。

4. 遵照医嘱，探查耳穴敏感点，确定贴膏部位。

5. 75% 乙醇自上而下、由内到外、从前到后消毒耳部皮肤。对乙醇过敏者，使用生理盐水自上而下、由内到外、从前到后清洁耳部皮肤。

6. 将药用橡皮膏剪成 4mm×6mm 的长方形，用止血钳或镊子夹住，贴敷于选好耳穴的部位上。适应证如下。

（1）香桂活血膏：利于疏通经络，适用于关节痛、腰腿痛。

（2）活血镇痛膏：宜贴耳郭，适用于关节炎。

（3）风茄平喘膏：适用于咳嗽、过敏性鼻炎，预防过敏性哮喘。

（4）降压膏：适用于高血压病。

7. 观察患者局部皮肤，询问患者感受。观察局部皮肤有无红肿、过敏或贴敷不牢固。

8. 操作完毕，协助患者取舒适体位，整理床单位。

七、注意事项

1.药膏有三性：有效性（包装上的有效期）、药性、黏性。将新鲜药用橡皮膏放在密封器内，以保持药性，久藏的橡皮膏（发黄、无味）不能用。

2.耳郭潮湿不能贴膏，贴膏的耳郭不能淋湿，否则，药性很快会散失。耳郭在按摩发热后贴膏效果较好。

3.刺激性较强的橡皮膏，孕妇慎用。1岁以下儿童，皮肤较嫩，不宜贴膏。耳郭汗毛粗密者不宜贴膏。

4.为保护耳郭皮肤，在撕橡皮膏前，可先用温水浸湿几分钟再撕，以免疼痛。

表 3-3-1-1 耳穴贴膏评分标准

项目		要求	应得分	扣分	得分	说明
素质要求		仪表大方，举止端庄，态度和蔼	5	5		
		服装、鞋帽整齐，符合要求				
操作前准备	护士	遵照医嘱要求核对医嘱、执行单	6	25		
	评估	核对：床号、姓名、诊断。介绍并解释，评估患者，取得理解与配合（评估环境）	10			
	物品	治疗盘、橡皮药膏、75%乙醇、探棒、棉签、镊子、弯盘，必要时可备耳穴模型	6			
操作流程	护士	洗手、戴口罩	3	45		
	核对体位	再次核对相关信息，体位舒适合理。暴露耳部皮肤	8			
	定位	术者一手持耳轮后上方	2			
		再次核对穴位，另一手持探棒由上而下在选区内找敏感点	8			
	皮肤消毒	用75%乙醇消毒，方法正确（其范围视耳郭大小而定）	5			
	贴膏	贴膏方法正确（至少贴膏3个穴位）	15			
	观察	观察局部皮肤，询问患者有无不适	2			
	宣教	向患者交代有关注意事项	5			
操作后	整理	合理安排体位、整理床单位	4	17		
		清理用物	3			
	评价	询问患者的自我感觉、目标达到的程度	5			
	洗手记录	七步洗手法；按要求记录及签名	5			
终末评价		选穴准确；操作熟练、轻柔；局部消毒合理；体位舒适；患者感觉满意	8	8		
合计			100			

核对医嘱 → 患者基本信息、诊断及穴位

主要症状、既往史、过敏史、是否妊娠、有无药物及乙醇过敏史、皮肤情况、对疼痛的耐受程度及合作程度等 ← 评估

告知 → 耳穴贴膏的作用、操作方法、时间及局部感受，取得患者配合

治疗盘、弯盘、棉签、药膏、探棒、75% 乙醇、止血钳或镊子，必要时备耳穴模型 ← 物品准备

患者准备 → 协助患者取舒适体位，暴露耳部皮肤

核对穴位，持探棒寻找耳穴敏感点，询问有无得气 ← 选取穴位

常规消毒皮肤 → 75% 乙醇自上而下、由内向外、从前先后消毒耳部皮肤

将 4mm×6mm 药膏，用止血钳或镊子夹住，贴敷于选好的穴位上，并给予适当按压，询问患者感受 ← 穴位贴膏

告知 → 告知贴膏处避免淋湿、交代注意事项。

观察 → 观察患者有无疼痛等不适，安置舒适体位

整理用物，洗手 ← 整理

记录 → 贴膏部位、时间

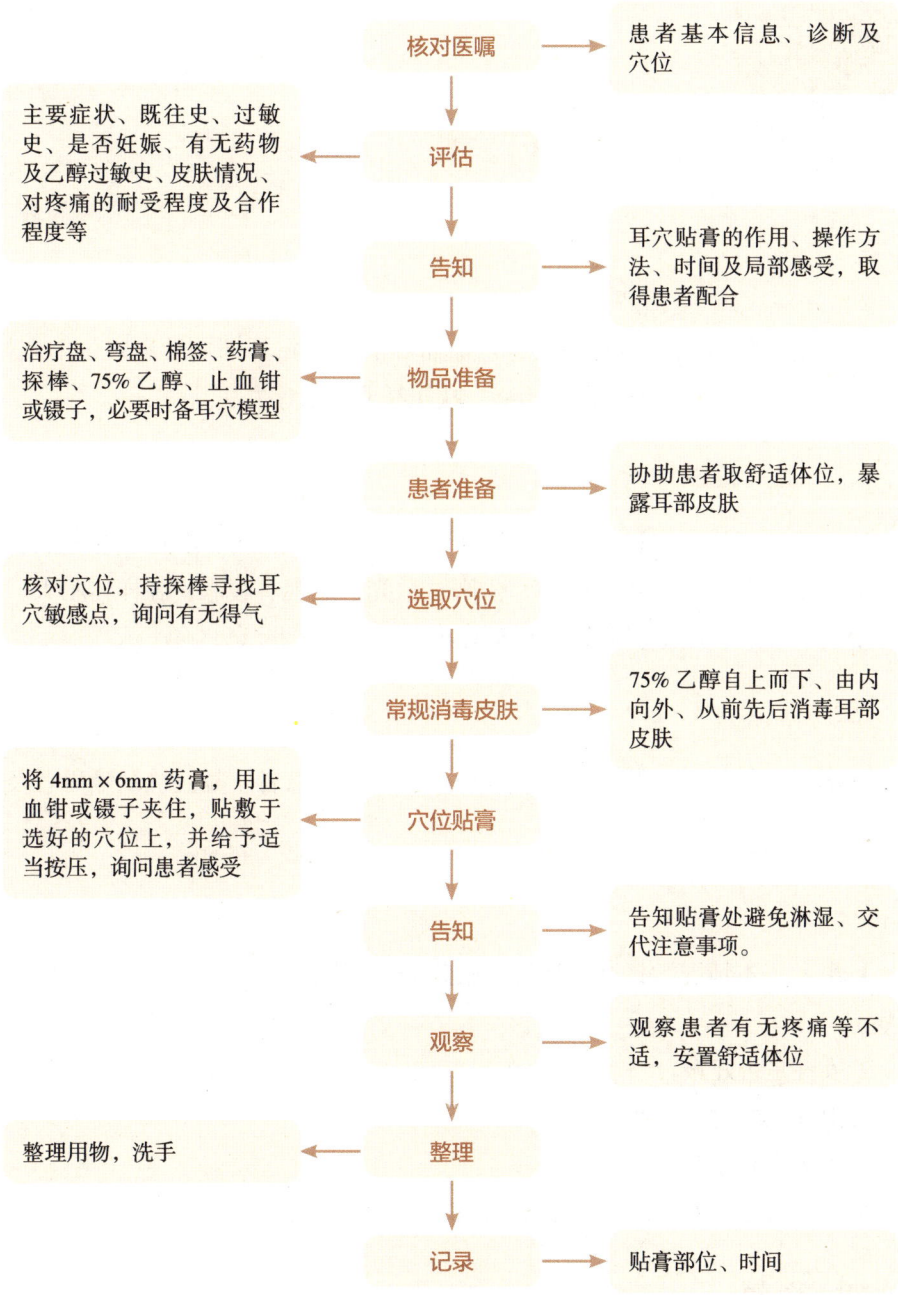

▲ 图 3-3-1-1　耳穴贴膏技术操作流程图

第四章 耳穴刮痧技术

耳穴刮痧技术是指用刮痧板通过徐而和的手法在耳部皮肤和穴位上刮拭，由下到上，由外向内，调动阳气治病，扶正祛邪的治疗方法。

一、适用范围

适用范围广泛，内科、康复科、儿科、妇科、皮肤科、眼科、耳鼻喉科等临床常见病，如各种疼痛性疾病、失眠、散光、近视、腹胀、腺样体肥大、过敏性鼻炎、痛经、便秘、耳部湿疹等均可治疗。

二、禁忌证

耳部冻伤部位、急性传染病者、严重心脏疾病患者、凝血机制障碍者及孕妇禁刮。

三、评估

1.患者基本情况、诊断、证型、临床表现、既往史、过敏史、有无出血性疾病。

2.女性是否妊娠。

3.对疼痛的耐受程度。

4.耳部皮肤情况。

5.患者认知能力、目前心理状况、依从性等。

四、告知

1.耳穴刮痧的作用、简单的操作方法、局部感觉及操作用时。

2.耳穴刮痧时如有不适及时告知护士。

3.刮痧结束后4小时内不宜洗澡，避免吹风受凉。

五、物品准备

治疗盘、刮痧用介质（刮痧油或白凡士林）、刮痧板（推荐虎符铜砭刮痧板）、75% 乙醇、棉签、纱布，必要时可备耳穴模型。

六、基本操作方法（表 3-4-1-1 和图 3-4-1-1）

1. 核对医嘱，评估患者全身情况，检查耳部皮肤，嘱患者排空二便，并为其做好解释。

2. 备齐用物，携用物至床旁。

3. 协助患者取合理、舒适体位，一般选用仰卧位，头偏向一侧。

4. 遵照医嘱，进行望诊和触诊，确定耳部刮痧方案，嘱患者静心安神，调匀呼吸，全身放松。

5. 75% 乙醇消毒耳部皮肤后，涂介质循环按摩，打开耳郭小周天及大周天，促进全身气血运行，按摩此循环通路不仅对运动系统疾病有调整改善功能，而且对脑神经亦有平衡作用。

（1）耳郭小周天：从心血管皮质下→脑垂体→脑干→甲状腺→对耳轮内侧缘颈→胸→肋缘下→腹→对耳轮下脚至交感→出走外交感→沿耳轮升部下降至外耳→耳屏前→目 1 →升压点。

（2）耳郭大周天：从耳轮颈项部开始十二经脉、六条阳经、六条阴经均在颈项部汇合入脑络、入耳中→沿耳轮 4 →耳轮 3、耳轮 2、耳轮 1 →耳尖穴→上耳根至耳郭前、耳屏前缘→耳垂前缘→耳垂下缘向外上方与轮 4 汇合。

6. 耳部基础刮痧包括耳前和耳后各个部位。

（1）刮痧方向：自下而上，由外向内。

（2）耳前刮痧顺序：耳垂→耳轮→耳舟→对耳轮→耳甲腔→耳甲艇→耳甲→三角窝。

（3）耳后刮痧顺序：耳垂背面→耳轮尾背面→耳轮背面→对耳轮后沟→对耳屏后沟→耳甲腔后隆起→耳轮脚后沟→耳甲艇后隆起→对耳轮下脚后沟→三角窝后隆起。

（4）刮耳后至胸锁乳突肌。

7. 根据辨证，选择重点刮拭穴位及配穴。

8. 观察患者耳郭局部皮肤，询问有无不适感。

9. 刮痧后进行耳部按摩，动作轻柔。

10. 操作完毕，协助患者取舒适体位，整理床单位。

七、注意事项

1. 刮痧手法徐而和，以手下如鱼吞钩为得气。

2. 刮痧板角度：与皮肤呈 30°~40°，方向自下而上。

3. 寸刮，频率每秒 3 次，配合点、按等手法，根据患者耐受程度选择力度。

4. 重点刮拭穴位，每个穴位 30 秒，主穴可以刮 2 分钟，甚至更长时间。

5. 一般情况是双耳刮痧，疗效更好。

6. 耳穴刮痧后进行耳穴贴压和放血可增强疗效。

7. 刮痧过程中如果皮肤破溃，一般不做处理，面积较大者消毒处理，尽量保持干燥。

8. 晕刮急救：先让被刮者躺平，头部垫高，房间通风，点按内关穴或极泉穴，待被刮者冷汗冒出或腹泻或呕吐即复安全。

9. 刮痧频次根据患者病情而定，保健刮可以每天进行，重刮痧退可以再刮；为巩固疗效，可以按疗程进行，10 次 1 个疗程，每周 1 次，双耳交替；病情较重及疑难病例可以延长单次刮痧时间。

10. 若刮耳时出现黑痧为病情改善明显。经常刮痧或阳脉通畅者更容易出黑痧。

表 3-4-1-1　耳穴刮痧评分标准

项目		要求	应得分	扣分	得分	说明
素质要求		仪表大方，举止端庄，态度和蔼	5	10		
		服装、鞋帽整洁	5			
操作前准备	护士	遵照医嘱要求，对患者评估正确，全面	5	25		
		洗手，戴口罩	2			
	物品	治疗盘，刮具，刮痧油	6			
	患者	核对姓名、诊断。介绍并解释，患者理解与配合	6			
		静心安神，调匀呼吸，全身放松	6			
	定位	再次核对；明确刮治部位（耳部）	5			
操作流程	手法	均匀涂抹介质，循环按摩，打开耳郭小周天、大周天，促进全身气血运行	10	35		
		刮治手法，运用正确 刮：手法徐而和，刮板角度与皮肤呈 30°~45°，方向自下而上。寸刮，频率每秒钟 3 次。配合点、按等手法，根据患者耐受程度选择力度	5			
		耳部全息基础刮痧：耳前耳后各个部位。根据辨证选择重点刮拭部位	5			
	观察	观察局部皮肤及病情变化，询问患者有无不适	5			
	刮毕	清洁局部皮肤，保暖	5			
操作后	整理	整理床单位，合理安排体位	3	15		
		清理用物，归还原处，洗手	5			
	评价	刮痧部位准确、操作熟练、动作轻柔、皮肤情况、患者感受、目标达到的程度	5			
	记录	按要求记录及签名	2			
技能熟练		操作正确、熟练，运用刮法正确，用力均匀	5	15		
理论提问		回答全面、正确	10			
合计			100			

核对医嘱 → 患者基本信息、诊断及穴位

主要症状、既往史、过敏史、是否妊娠、凝血功能、刮痧部位皮肤情况、对疼痛的耐受程度及合作程度等 ← 评估

告知 → 耳穴刮痧的作用、操作方法、时间及局部感受，取得患者配合，嘱患者排空二便

治疗盘、弯盘、75%乙醇、无菌棉签、刮痧板、刮痧介质，必要时可备耳穴模型 ← 物品准备

患者准备 → 协助患者取舒适体位，暴露耳部皮肤，全身放松

75%乙醇自上而下、由内向外、从前到后消毒耳部皮肤 ← 消毒皮肤

耳穴刮痧 → 涂介质循环按摩，打开耳郭小周天、大周天；耳部基础刮痧：耳前耳后各个部位，根据辨证选择重点刮拭部位

观察患者局部皮肤，询问患者有无不适 ← 观察及询问

告知 → 刮痧后6小时内不宜洗澡，避免吹风，交代注意事项

协助患者取舒适卧位，整理床单位。用物处理：弯盘、刮痧板用75%乙醇擦拭 ← 整理

记录 → 治疗时间、部位、皮肤情况、效果、签名

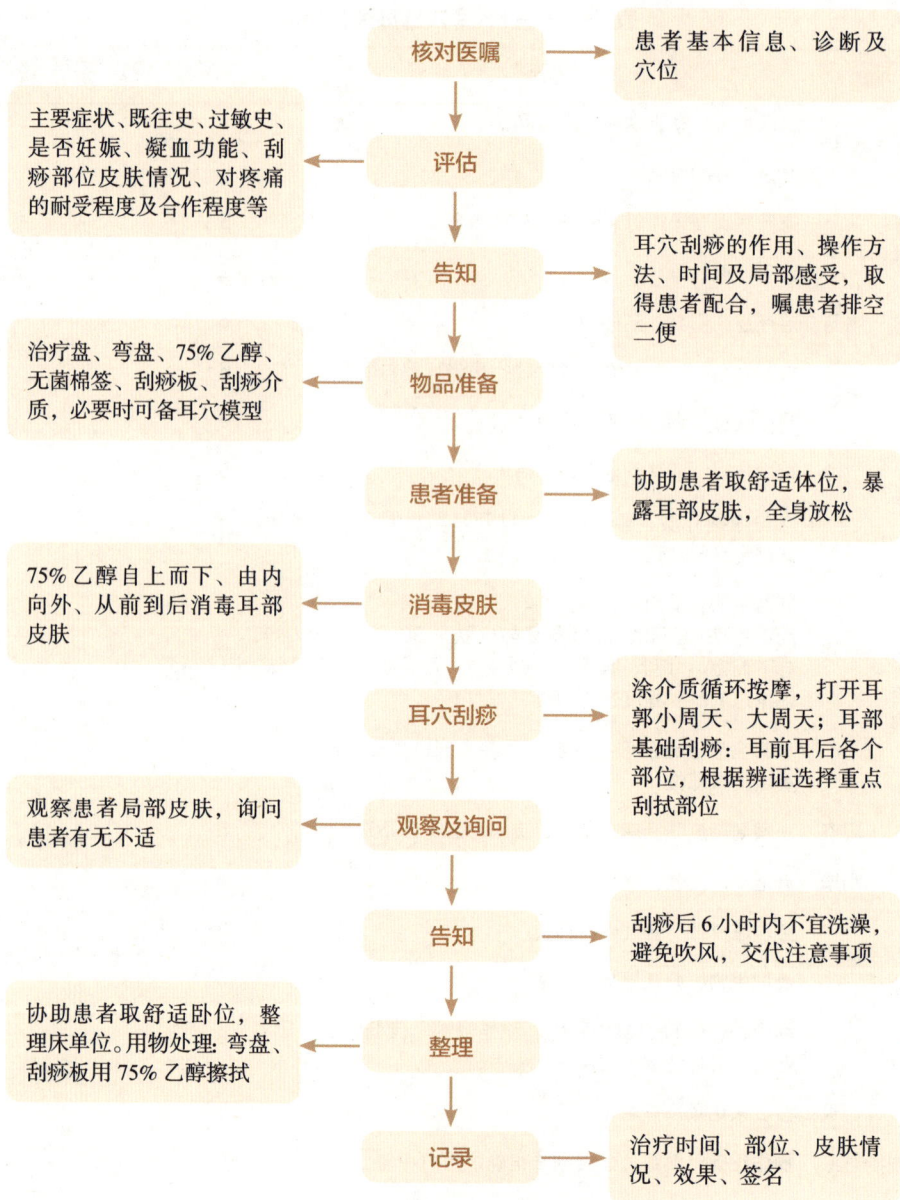

▲ 图 3-4-1-1　耳穴刮痧技术操作流程图

第五章 耳穴灸疗技术

耳穴灸疗技术是采用艾绒为主要成分制成的灸材，点燃后悬置或放置在耳郭穴位处，借灸火的热力和药物的作用，温灸整个耳郭，令其明显发红，并有灼热感，通过刺激耳穴激发经气、宣通耳窍来防治疾病的方法。

一、适用范围

适用于各种虚寒证、痹痛、痿证、小儿惊风、耳鸣耳聋、口眼歪斜，及其他头面部疾病等。

二、禁忌证

精神高度紧张、心脏病、孕妇慎用。

三、评估

1. 患者基本情况、诊断、证型、临床表现、既往史。
2. 对温度和灸疗气味的耐受程度。
3. 女性是否妊娠。
4. 耳部皮肤情况。

四、告知

1. 耳穴灸疗法的作用、简单的操作方法、局部感觉及操作用时。
2. 如对温度或灸疗气味感到不适及时通知护士。
3. 根据选用耳穴灸疗法的种类及病情告知灸疗频次。
4. 灸后及时补充水分及注意保暖。

五、物品准备

根据选用的灸法选择相应的用物。治疗盘、75% 乙醇、棉签、打火枪、弯盘、小口瓶、纱布、艾条、线香、灯心草、菜油、火柴、针灸针、苇管、艾炷等按需准备。

六、基本操作方法（表 3-5-1-1 和图 3-5-1-1）

1. 核对医嘱，评估患者，制定耳穴灸疗方案，嘱患者排空二便，并为其做好解释。

2. 备齐用物，携至床旁。

3. 根据选用的耳穴灸疗方式协助患者取合理、舒适体位。

4. 遵照医嘱，观察耳部皮肤情况。

5. 75% 乙醇自上而下、由内到外、从前到后消毒耳部皮肤。

6. 根据耳穴灸疗法的种类采取具体的操作方法。

（1）线香灸：用点燃的线香对准耳穴进行温灸，当患者感到温热而稍有灼痛即可，一般每天 2~3 次，每次灸治 2~3 分钟，隔日 1 次，双耳皆灸，10 次 1 个疗程。

（2）灯草灸：分为直接灸和间接灸两种。

①直接灸：将预先剪好 1cm 长的灯心草置于菜油中，治疗时用小镊子夹持油灯草，待稍干时，竖直于耳尖或其他穴位上，点燃，任其烧之，在即将燃尽之时，有时会发出一种很轻微的爆炸声，固有"爆炸法"之称。用于治疗小儿惊风、流行性腮腺炎及小儿腹泻、腹痛等病。

②间接灸：首先在所取耳穴上做一标记，然后选择 3cm 长的灯心草，将其一端（约 1/3）浸入油中，取出待油不滴时，点燃（火焰不要燃之过大），将燃火一端的灯心草慢慢移至穴位，并稍等片刻，等火焰稍变大时，立即垂直接触标志点（要做到似接触非接触的程度），此时从耳穴处会引起一种气流，使灯心草头部爆发出"啪啪"的爆炸声，火也随之熄灭。

以上两种方法第一次灸灼时如无爆炸声，可再重复一次，灸后皮肤轻微发黄，有时起小疱，这恰是灸灼剂量适中的标志。

（3）火灸法：即用打火机直接燃烧针柄 10 余秒，待针尖部有灼热感即可。

（4）吹灸：点燃艾条，在艾灸过程中，口吹艾火使其燃烧旺盛，使体内邪气随艾火而发散，具有泻的功能，多用于实证、热证。

（5）艾条灸：点燃艾条温灸整个耳郭，灸至皮肤明显发红，并有灼热感。用于痿证、腰背疼、风湿性关节炎等，急性病1天1次，慢性病2~3天1次。

（6）苇管灸：用苇管或竹管作为灸器向耳内施灸的一种方法。苇管器分两种，一节形苇管器管口直径0.4~0.6cm，长5~6cm，苇管一端做成鸭嘴形，另一端用胶布密闭，以备插入耳道内施灸；两节形苇管器，一节口径较粗，直径0.8~1cm，呈鸭嘴形，长约4cm，用于放置艾绒，另一节较细，直径0.3~0.6cm，长3cm，此节为插入耳道用，并与粗的一节相连。适用于治疗面瘫、耳鸣等症状。

7.观察患者耳郭局部皮肤，询问有无不适感。

8.操作完毕，协助患者取舒适体位，整理床单位。

七、注意事项

1.施灸时宜将头发包裹，以免燃烧。

2.灸灼计量以耳郭发红，稍有灼痛感，且不起疱为准。若起疱或皮肤呈灰黑色时，宜用烫伤膏涂抹，切勿挑破，以免感染，若仅有小水疱可任其自然吸收。

3.复灸时，宜更换耳郭或穴位。

4.灸后注意保暖，避免吹风受寒。

表 3-5-1-1　耳穴灸疗评分标准

项目		要求	应得分	扣分	得分	说明
素质要求		仪表大方，举止端庄、态度和蔼	5	5		
		服装、鞋帽整洁，符合要求				
操作前准备	护士	遵照医嘱要求核对医嘱、执行单	6	25		
	评估	核对：床号、姓名、诊断。介绍并解释；评估患者，观察患者耳部皮肤情况。取得理解与配合	10			
	物品	治疗盘、打火枪、弯盘、75% 乙醇、纱布、棉签。根据不同的灸法选择以下物品：①艾条、小口瓶；②线香；③灯心草、菜油；④针灸针；⑤苇管、艾炷	6			
	护士	洗手、戴口罩	3			
操作流程	施灸	消毒皮肤，根据不同的灸法使用相应的器具，协助患者取舒适体位	10	48		
		根据耳穴灸疗法的种类采取具体的操作方法	12			
		及时掸掉艾灰或更换艾炷	6			
		艾条灸至耳郭皮肤明显发红灼热，施灸时间（时间口述）合理	6			
	观察	观察局部皮肤及病情，询问患者有无不适	6			
	灸毕	灸后艾条彻底熄灭，放入小口瓶中，清洁局部皮肤，交代注意事项等	8			
操作后	整理	协助穿衣，合理安排体位、整理床单位	3	14		
		酌情开窗通风，清理用物	3			
	评价	询问患者的自我感觉、目标达到的程度	3			
	洗手记录	七步洗手法；按要求记录及签名	2			
终末评价		施灸部位准确，操作熟练、轻柔，运用灸法正确，皮肤情况良好	8	8		
合计			100			

核对医嘱 → 患者基本信息、诊断及穴位

主要症状、既往史、过敏史、是否妊娠、对温度及灸疗气味的耐受程度、灸疗部位皮肤情况等 ← 评估

告知 → 耳穴灸疗的作用、操作方法、时间及局部感受，取得患者配合，嘱患者排空二便

治疗盘、弯盘、75%乙醇、无菌棉签、打火器、纱布、艾条、小口瓶或据灸法选择其他物品 ← 物品准备

患者准备 → 协助患者取舒适体位，暴露耳部皮肤，全身放松

遵医嘱取穴，通过询问患者感受确定穴位的准确位置 ← 选取穴位

消毒皮肤 → 75%乙醇自上而下、由内向外、从前到后消毒耳部皮肤

根据病情和医嘱选择合适的灸疗方法，温灸至整个耳郭，灸至皮肤明显发红，并有灼热感，施灸时间合理 ← 耳穴灸疗

观察及询问 → 观察患者局部皮肤，询问患有无不适

告知 → 灸后及时补充水分及注意保暖，避免吹风

协助患者取舒适卧位，整理床单位 ← 整理

记录 → 治疗时间、部位、皮肤情况、效果、签名

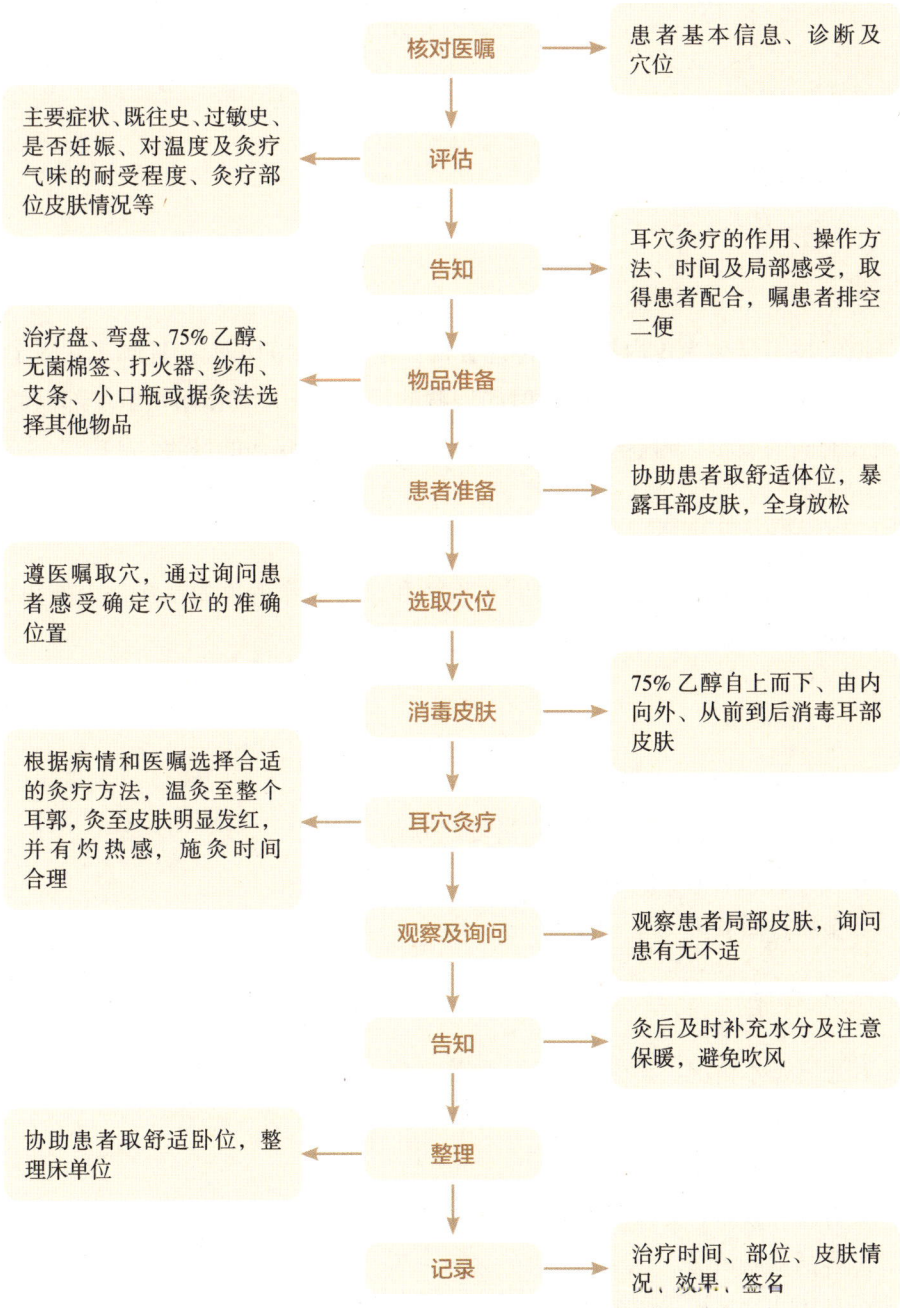

▲ 图 3-5-1-1　耳穴灸疗技术操作流程图

第六章 耳穴揿针技术

揿针技术又称为皮内针，又称埋针法，是以特制的小型针具刺入并固定于腧穴部位皮内或皮下，进行较长时间埋藏的一种方法，其作用是给皮部以微弱而较长时间的刺激，调整经络脏腑功能，以达到防治疾病的目的。

一、适用范围

适用于需久留针的慢性、顽固性疾病和经常发作的疼痛性疾病，如头痛、痛经、遗尿、失眠、高血压、哮喘等。

二、禁忌证

1. 有习惯性流产史的孕妇。
2. 年老体弱、凝血功能障碍、过度疲劳者。
3. 耳部皮肤破溃、感染者。
4. 金属过敏者。

三、评估

1. 患者基本情况、诊断、证型、临床表现、既往史、有无出血性疾病。
2. 女性是否妊娠。
3. 对疼痛的耐受程度。
4. 有无对胶布、针具及乙醇等过敏情况。
5. 耳部皮肤情况。
6. 环境清洁卫生，避免污染。
7. 针具揿针宜选择一次性针具。针身光滑无锈蚀，针尖锐利、无倒钩。

四、告知

1. 耳穴揿针技术的作用、简单的操作方法、局部感觉及操作用时。

2. 耳穴揿针的局部感受：热、麻、胀、痛，如有不适及时通知护士。

3. 每日自行按压 3~4 次，每次每穴 1 分钟，以患者耐受为度。揿针留针夏天 24 小时，其他季节 2~3 天。

4. 揿针脱落后，应通知护士。

五、物品准备

治疗盘、针具揿针、75% 乙醇、棉签、探棒、止血钳或镊子、弯盘、污物碗，必要时可备耳穴模型。

六、基本操作方法（表 3-6-1-1 和图 3-6-1-1）

1. 备齐用物，携至床旁。

2. 选择患者舒适、操作者便于操作的体位。

3. 遵照医嘱，探查耳穴敏感点，确定耳穴部位。

4. 75% 乙醇自上而下、由内到外、从前到后消毒耳部皮肤。

5. 操作者一手固定耳郭，另一手用镊子或止血钳夹住揿针针柄，刺入耳穴，根据病情嘱患者定时按压，使患者有热、麻、胀、痛感觉，即"得气"。宜留置 1~3 天。

6. 操作完毕，协助患者取舒适体位，整理床单位。

7. 起针时，一手固定埋针部位两侧皮肤，另一手揭开两侧胶布，然后捏住两侧胶布，垂直于皮肤将针取出。

8. 用棉签或棉球按压针孔，再消毒埋针部位。

9. 观察患者局部皮肤，询问有无不适感。

七、注意事项

1. 初次接受治疗的患者，应首先消除其紧张情绪。

2. 老人、儿童、体弱者宜选取卧位。

3. 埋针部位持续疼痛时，应调整针的深度、方向，调整后仍疼痛难忍应起针。

4.埋针期间局部发生感染应立即起针，并进行相应处理。

5.埋针期间每天按压 3~4 次，每次约 1 分钟，以患者耐受为度，两次间隔约 4 小时。

表 3-6-1-1　耳穴揿针技术操作评分标准

项目		要求	应得分	扣分	得分	说明
素质要求		仪表大方，举止端庄，态度和蔼	5	5		
		服装、鞋帽整齐，符合要求				
操作前准备	护士	遵照医嘱要求核对医嘱、执行单	6	25		
	评估	核对：床号、姓名、诊断。介绍并解释，评估患者，取得理解与配合（评估环境）	10			
	物品	治疗盘、合适型号揿针、75% 乙醇、棉签或棉球、探棒、止血钳或镊子、弯盘、污物碗，必要时可备耳穴模型	6			
	护士	洗手、戴口罩	3			
操作流程	核对体位	再次核对相关信息，体位舒适合理。暴露耳部皮肤	8	45		
	定位	术者一手持耳轮后上方	2			
		再次核对穴位，另一手持探棒由上而下在选区内找敏感点	8			
	皮肤消毒	用 75% 乙醇消毒，方法正确（其范围视耳郭大小而定）	5			
	进针	揿针手法正确（操作者一手固定耳郭，另一手用镊子或止血钳夹住揿针针柄，刺入耳穴）	15			
	观察	观察局部皮肤，询问患者有无不适	2			
	宣教	向患者交代有关注意事项	5			
操作后	整理	合理安排体位、整理床单位	4	17		
		清理用物	3			
	评价	询问患者的自我感觉、目标达到的程度	5			
	洗手记录	七步洗手法；按要求记录及签名	5			
终末评价		选穴准确；操作熟练、轻柔；局部消毒合理；体位舒适；患者感觉满意	8	8		
合计			100			

核对医嘱 → 患者基本信息、诊断及穴位

主要症状、既往史、过敏史、是否妊娠、凝血功能、放血部位皮肤情况、对疼痛的耐受程度及合作程度等 ← 评估

告知 → 耳穴揿针的作用、操作方法、时间及局部感受，取得患者配合

治疗盘、弯盘、揿针、无菌棉签、75%乙醇、探棒、止血钳或镊子、利器盒 ← 物品准备

患者准备 → 协助患者取舒适体位，暴露耳部皮肤

遵医嘱取穴，通过询问患者感受确定穴位的准确位置 ← 选取穴位

消毒皮肤 → 75%乙醇消毒耳郭及耳穴皮肤

选择型号合适的揿针，操作者一手固定耳郭，另一手用止血钳或镊子夹住揿针，刺入耳穴，留置数日 ← 进针

告知 → 交待注意事项

观察 → 观察患者有无剧烈疼痛等不适，安置舒适体位

整理用物，洗手 ← 整理

记录 → 放血部位、放血量

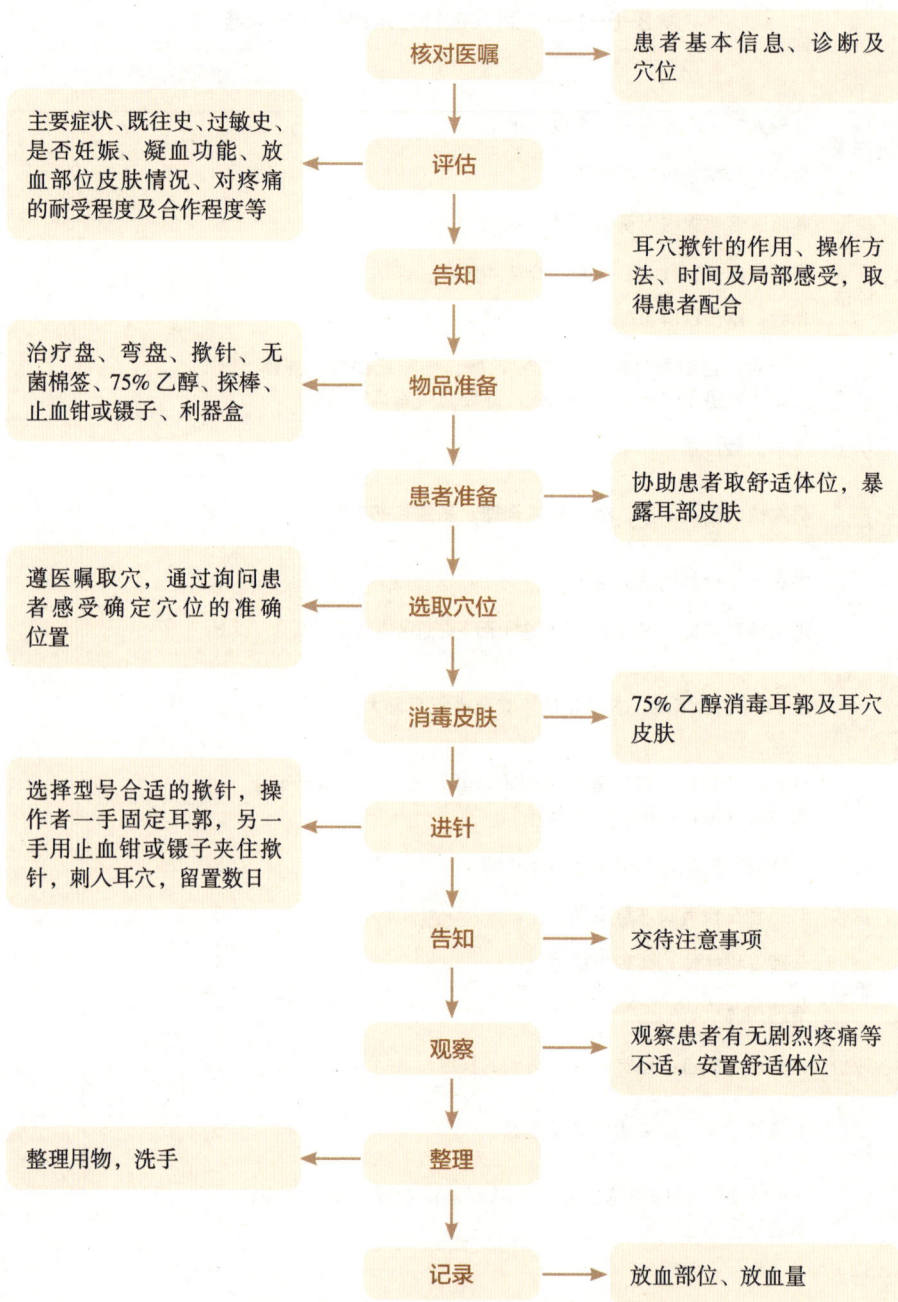

▲ 图 3-6-1-1　耳穴揿针技术操作流程图

第七章

耳穴注射技术

耳穴注射技术是将小剂量中、西药物注入耳穴内以治疗疾病的一种操作技术。本技术通过药物注入耳穴产生对穴位的刺激，利用药物与腧穴的双重作用来达到治疗疾病的目的。

一、适用范围

适用于各种原因引起的腰腿痛、肩背痛、关节疼痛以及软组织扭挫伤、高血压、胃病、胆绞痛、肝炎、支气管炎、支气管、面瘫、神经衰弱、头痛、支气管哮喘、肺结核、牙痛及十二指肠溃疡等。

二、禁忌证

1. 孕妇、婴幼儿及体弱多病者。
2. 穴位局部感染或有较严重皮肤病者、凝血功能障碍者。
3. 诊断尚不清的意识障碍患者。
4. 对某种药物过敏者，禁用该药。

三、评估

1. 患者基本情况、诊断、证型、临床表现、既往史、出血性疾病。
2. 女性是否妊娠。
3. 对疼痛的耐受程度。
4. 有无对药物及乙醇等过敏情况。
5. 耳部皮肤情况。

四、告知

1. 耳穴注射的作用、简单的操作方法、局部感觉及操作用时。

2.耳穴的局部感受：热、麻、胀、痛，如有不适及时通知护士。

3.隔日注射 1 次，反应强烈者亦可隔 3~4 日 1 次，穴位可左右交替使用。疗程根据病情确定，一般 7~10 次为 1 个疗程，疗程之间宜间隔 5~7 日。

3.耳穴注射后有任何不适，应通知护士。

五、物品准备

治疗盘、合适的注射器和针头、75% 乙醇、镊子、干棉球或棉签、探棒、弯盘、污物碗，必要时可备耳穴模型。

六、基本操作方法（表 3-7-1-1 和图 3-7-1-1）

1.核对医嘱，评估患者，嘱患者排空二便，并为其做好解释。

2.备齐用物，携至床旁。

3.协助患者取合理、舒适体位。

4.遵照医嘱，探查耳穴敏感点，确定注射部位。

5.选择穴位(2~4 个)，75% 乙醇自上而下、由内到外、从前到后消毒耳部皮肤。

6.持注射器，针头对准穴位快速刺入皮下，注射时左手固定耳郭并把注射局部皮肤绷紧，右手将注射器仔细地将针头刺入耳穴的皮肤内或皮下与软骨之间，针头斜面向下缓慢地推注射液，按组织松弛情况酌量注入每穴 0.1~0.3mL。局部呈丘疹或黄豆大隆起，耳郭可产生胀痛、红热等反应。

7.注射完毕后，针眼处可能有渗血或药液外溢，应以消毒干棉球轻轻压迫，不宜重压或按摩，使药液自然吸收。

8.观察患者局部皮肤，询问有无不适感。

9.操作完毕，协助患者取舒适体位，整理床单位。

七、注意事项

1.治疗前应对患者说明治疗特点和注射后的正常反应，取得患者配合。

2.注射前，了解所选药物药理作用及禁忌证，副作用刺激性较大的药物慎用。

3.注意严格无菌操作，防止感染。

4.凡易致过敏的药物，使用前须先做皮肤过敏试验，阴性者方可使用。

5.首次治疗或老年体弱者，注射部位不宜过多，药量应酌情减少。

6.每次注射应适当调整穴位。

表3-7-1-1　耳穴注射技术评分标准

项目		要求	应得分	扣分	得分	说明
素质要求		仪表大方，举止端庄，态度和蔼	5	5		
		服装、鞋帽整齐，符合要求				
操作前准备	护士	遵照医嘱要求核对医嘱、执行单	6	25		
	评估	核对：床号、姓名、诊断。介绍并解释，评估患者，取得理解与配合（评估环境）	10			
	物品	治疗盘、合适的注射器和针头、安尔碘、镊子、干棉球或棉签、探棒、弯盘、污物碗，必要时可备耳穴模型	6			
操作流程	护士	洗手、戴口罩	3	45		
	核对体位	再次核对相关信息，体位舒适合理。暴露耳部皮肤	8			
	定位	术者一手持耳轮后上方	2			
		再次核对穴位，另一手持探棒由上而下在选区内找敏感点	8			
	皮肤消毒	用安尔碘消毒，方法正确（其范围视耳郭大小而定）	5			
	注射	左手固定耳郭并把注射局部皮肤绷紧，右手将注射器仔细地将针头刺入耳穴的皮肤内或皮下与软骨之间。每穴0.1~0.3mL	15			
	观察	观察局部皮肤，询问患者有无不适	2			
	起针	消毒干棉球轻轻压迫，向患者交代有关注意事项	5			
操作后	整理	合理安排体位、整理床单位	4	17		
		清理用物	3			
	评价	询问患者的自我感觉、目标达到的程度	5			
	洗手记录	七步洗手法；按要求记录及签名	5			
终末评价		选穴准确；操作熟练、轻柔；局部消毒合理；体位舒适；患者感觉满意	8	8		
合计			100			

核对医嘱 → 患者基本信息、诊断及穴位

主要症状、既往史、过敏史、是否妊娠、凝血功能、放血部位皮肤情况、对疼痛的耐受程度及合作程度等 ← 评估

告知 → 耳穴注射的作用、操作方法、时间及局部感受，取得患者配合，嘱患者排空二便

治疗盘、弯盘、注射器、药物、无菌棉签、安尔碘、探棒、镊子、利器盒 ← 物品准备

患者准备 → 协助患者取舒适体位，暴露局部皮肤

遵医嘱取穴，询问患者感受确定穴位位置，抽吸药液 ← 选取穴位

消毒皮肤 → 安尔碘消毒耳部皮肤

一手固定耳郭并将注射部位皮肤绷紧，另一手将针头刺入耳穴的皮肤内或皮下与软骨之间，每穴0.1~0.3mL ← 注入药液

告知 → 交待注意事项

观察 → 观察患者有无剧烈疼痛等不适，安置舒适体位

整理用物，洗手 ← 整理

记录 → 放血部位、放血量

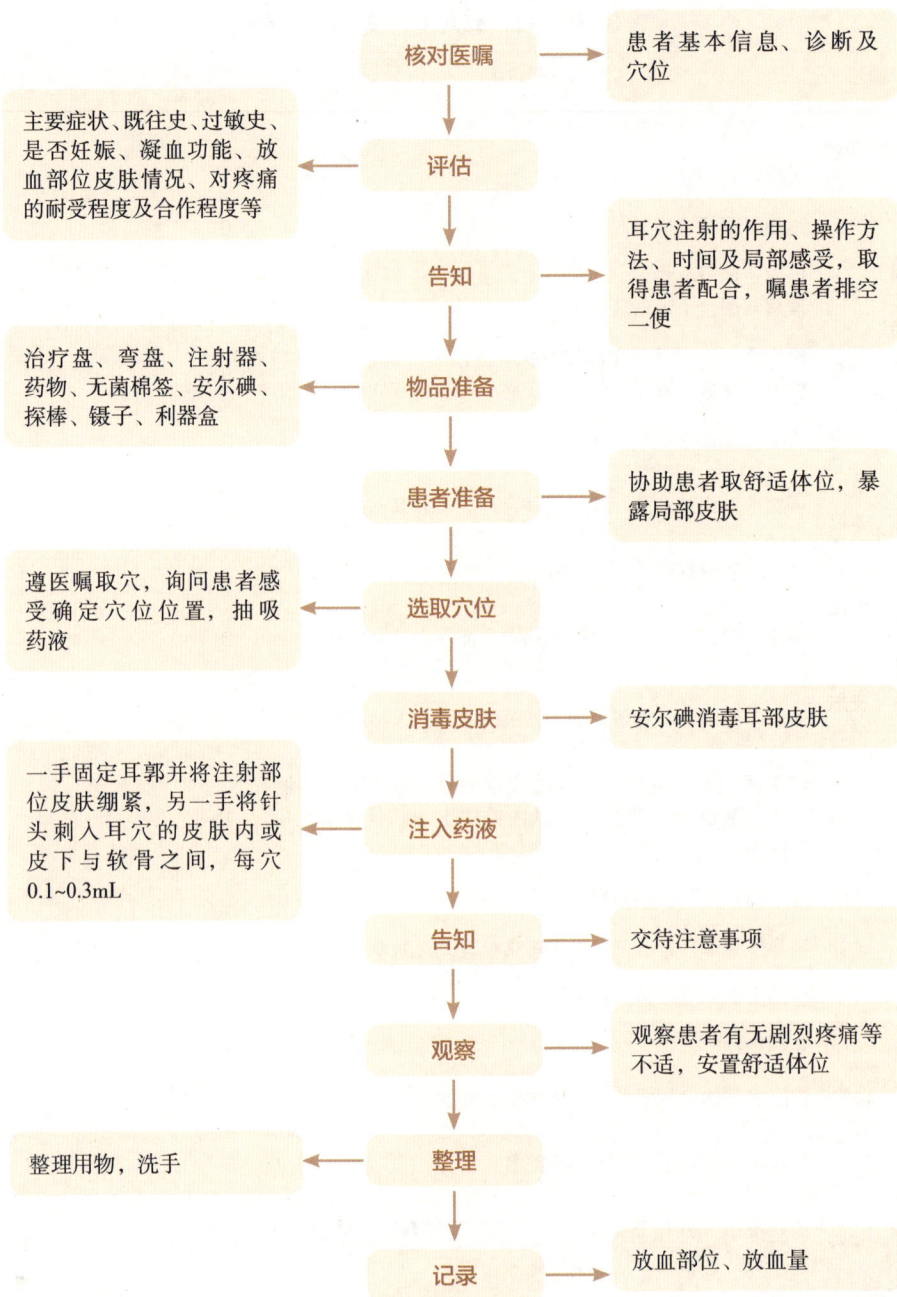

▲ 图 3-7-1-1 耳穴注射技术操作流程图

第八章

耳穴按摩技术

耳穴按摩是通过按、摩、揉、搓、捏、点、掐等手法，对全耳或局部穴位进行按摩，可激发精气，通经活络，以调和气血，调理脏腑的一种外治方法。

一、适用范围

适用范围广泛，对头痛头晕、健忘失眠、脘腹胀痛、大便燥结、耳聋耳鸣等临床常见症状有辅助治疗作用。

二、禁忌证

耳郭皮肤有破损、出血、湿疹、冻疮、溃疡者不宜按摩，孕妇慎用。

三、评估

1. 患者基本情况、诊断、证型、临床表现、既往史、过敏史。
2. 女性是否妊娠。
3. 对疼痛的耐受程度。
4. 耳部皮肤情况。

四、告知

1. 耳穴按摩的作用、简单的操作方法、局部感觉及操作用时。
2. 耳穴按摩时如有不适及时告知护士。
3. 按摩结束后局部应注意保暖，避免吹凉风。
4. 按摩频次根据患者病情而定，每天可按摩 2~3 次，以耳部发热发红为宜。保健按摩，可随时随地进行。

五、物品准备

治疗盘、按摩油、75%乙醇、棉签、纱布，必要时可备耳穴模型。

六、基本操作方法（表3-8-1-1和图3-8-1-1）

1.核对医嘱，评估患者全身情况，检查耳部皮肤，嘱患者排空二便，并为其做好解释。

2.备齐用物，携用物至床旁。

3.协助患者取合理、舒适体位，一般选用坐位或仰卧位。

4.遵照医嘱，进行望诊和触诊，确定耳部按摩方案，嘱患者静心安神，调匀呼吸，全身放松。

5.75%乙醇消毒耳部皮肤。

6.涂抹介质，根据耳穴按摩的种类采取具体的操作方法。

（1）耳郭按摩法

1）全耳腹背按摩法：双手掌心摩擦使劳宫穴发热，五指并拢，横放于两耳上，指尖向后，双手紧压两耳，向耳后推摩，至手掌离开耳轮。然后再向前拉摩，此时耳郭则被翻向前方，双手摩擦耳背，至手指离开耳轮。如此一推一拉，往返按摩耳前与耳背6~8次，以感到耳郭发红发热为宜。此法可治疗经络脏腑及运动系统疾病。

2）全耳前后按摩法：双手中指放在耳屏前，示指放在耳郭后做上下来回按摩，此法可疏通全耳前后经络，促进微循环，并刺激听神经、耳颞神经、迷走神经、舌咽神经。以达到助听止鸣、清脑明目、美容利五官的功效。治疗听力下降时，每天按摩3~5次，可提高听力。

3）循环按摩小周天及大周天法：①循环按摩小周天法按摩顺序从皮质下→脑垂体→脑干→甲状腺→对耳轮内侧缘颈→胸→肋缘下→腹→对耳轮下脚至交感→出走外交感→沿耳轮升部下降至外耳→耳屏前→目1→升压点。此为小周天经络循环系统。②循环按摩大周天法按摩顺序从颈项部开始，沿耳轮4→耳轮3→耳轮2→耳轮1→耳尖穴→上耳根至耳郭前、耳屏前缘→耳垂前缘→耳垂下缘向外上方与轮4汇合。

循环按摩小周天及大周天，可调畅全身气血。人体的十二经脉均在颈项部汇合入脑络、耳中。按摩此循环通路不只对运动系统疾病有调整改善功能，而且对脑神经亦有平衡作用。

4）手摩耳轮法：双手握空拳，以拇指、示指沿耳轮上下来回按摩，直至耳轮发热为度。此法有健脑、强肾、聪耳、明目之功，可防治阳痿、尿频、痔疮、腰腿痛、颈椎病、心慌、胸闷、头痛、头晕等病症。

5）提拉耳垂法：亦称双凤展翅法。拇指放在屏间切迹内分泌及对耳屏内侧，皮质下等穴。示指放在与拇指相对应的耳背部。然后拇指向下至屏间切迹下缘、屏间前穴区，示指触摸耳背肾区→至耳垂下缘外侧面颊区、内耳→额、颞、枕→脑干→至轮4向外上方，提拉全耳垂而松开手指，像双凤展翅。提拉手法由轻到重，力量以不感疼痛为限。此按摩法可反复3~5次，每早晚做1次。此法可治疗神经衰弱、头痛、头晕、耳鸣、并有调节内分泌、调整情绪、美容五官、预防感冒等作用。

6）通耳明目法：即鸣天鼓法。双手掌相对摩擦发热后，分别捂盖于双侧耳部，中指放在枕部，用示指压中指连续弹击，轻轻叩打枕部的风池、天柱、哑门诸穴，可听到"嘭、嘭、嘭"之声，曰"鸣天鼓"。此法可疏通气血、提神醒脑，有增强听力和防治耳聋耳鸣的功效。

7）提拉耳尖法：用双手拇、示指夹捏耳郭尖端，向上提、揪、揉、捏，摩擦，使局部发热发红。此法有镇静、止痛、清脑明目、退热、抗过敏、养肾等功效，可防治高血压、失眠、咽喉炎和皮肤病。

（2）局部耳穴按摩法

①点按法：采用压痛棒或弹簧压力棒，点按与疾病有关的相应穴位或用指尖对准穴点按，每次点压1~2分钟，压力由轻到重，以局部有胀热痛感为宜。此法用于治疗疼痛疾患，并有预防、保健、养生之效。

②掐按法：术者用右手拇指对准耳郭腹部穴位点，示指对准耳郭背部穴位点，进行掐按，由轻到重，用力均匀。每次掐按1~3个穴。此法适用于疼痛疾病，如牙痛、头痛、胃脘痛、肝区痛，并可治疗感冒、鼻塞流涕，也可用于急救。

③揉按法：在穴位区点处用压痛棒或示指尖对准穴位相应耳穴以顺时针方向揉按1~2分钟，压力由轻到重，以局部热胀舒适感为宜。此法适用于婴幼儿、体质敏感者，治疗疼痛性疾病、消化不良等。

（3）耳穴分区按摩法：耳郭弯曲不平，有解剖分区，每个解剖部位有相对应之脏腑、组织器官。常见分区按摩法如下。

①耳屏按摩法：用两手示指指腹在耳屏外侧面及内侧面，以上下顺序揉按各20次，此法可防止感冒、鼻炎、咽喉炎、咳喘、心慌、头痛、头晕等症状。

②对耳屏按摩法：用两手拇指、示指指腹提捏对耳屏，顺其行走方向由前下方向外上方来回按摩，拇指指腹从对耳屏前下方向外上方按摩，示指指腹从对耳屏内侧面，从外上方向前下方按摩，按摩10~20次，可调节大脑皮层兴奋和抑制、心血管收缩功能，以改善头痛、头晕、头胀、失眠、心慌、心绞痛等症状。

③三角窝按摩法：用两手示指指尖，在三角窝按揉数次，可防治妇科疾病、肾虚阳痿、前列腺炎等生殖系统疾病，并有降压、舒肝、镇静、止痛、利眠作用。

④耳甲艇按摩法：用两手示指尖或中指尖，在耳甲艇区从内向外，再由外向内按摩，此法可防治腹胀、便秘、腹泻、腹痛、脐周痛、肝胆区疼痛，并有利尿消肿、促进消化吸收的作用。

⑤耳甲腔按摩法：用两手示指指尖，在耳甲腔区点、按、揉，可防治胸痛、咳喘、心悸等。

7.操作过程中注意观察患者耳部皮肤情况，询问有无不适感。

8.操作完毕，协助患者取舒适体位，整理床单位。

七、注意事项

1.耳穴按摩前，注意手卫生，修剪指甲，以免损伤耳部皮肤。

2.当耳郭皮肤有破损、出血、湿疹、冻疮、溃疡者，不宜按摩。

3.耳穴按摩要用力均匀，轻重适度，以耳郭发热、发红、有舒适感为宜。

表 3-8-1-1　耳穴按摩技术评分标准

项目		要求	应得分	扣分	得分	说明
素质要求		仪表大方，举止端庄，态度和蔼	5	10		
		服装、鞋帽整洁	5			
操作前准备	护士	遵照医嘱要求，对患者评估正确，全面	5	25		
		洗手，戴口罩	2			
	物品	治疗盘、按摩油、75％乙醇、棉签、纱布	6			
	患者	核对姓名、诊断。介绍并解释，患者理解与配合	6			
		静心安神，调匀呼吸，全身放松	6			
操作流程	定位	再次核对；明确按摩的部位、手法	5	35		
	手法	正确运用按、摩、揉、搓、捏、点、掐等手法，对全耳或局部穴位进行按摩，手法不可过重，以免擦伤皮肤，根据患者耐受程度选择力度及时间，以耳部发热发红为宜	15			
		根据辨证选择重点部位按摩	5			
	观察	观察局部皮肤及病情变化，询问患者有无不适	5			
	按毕	清洁局部皮肤，保暖	5			
操作后	整理	整理床单位，合理安排体位	3	15		
		清理用物，归还原处，洗手	5			
	评价	按摩部位准确、动作轻柔、操作熟练、患者感受、皮肤情况、目标达到的程度	5			
	记录	按要求记录及签名	2			
技能熟练		操作正确、熟练，按摩手法运用正确，力度适宜	5	15		
理论提问		回答全面、正确	10			
合计			100			

核对医嘱 → 患者基本信息、诊断及穴位

主要症状、既往史、过敏史、是否妊娠、耳部皮肤情况、对疼痛的耐受程度及合作程度等 ← 评估

告知 → 耳穴按摩的作用、操作方法、时间及局部感受，取得患者配合，嘱患者排空二便

治疗盘、弯盘、75%乙醇、无菌棉签、润滑介质、纱布 ← 物品准备

患者准备 → 协助患者取舒适体位，暴露耳部皮肤，全身放松

75%乙醇消毒耳部皮肤 ← 消毒皮肤

耳穴按摩 → 涂抹介质，正确运用按摩手法，手法不可过重，根据患者耐受程度及时调整，以耳部发热发红为宜

观察患者耳部皮肤有无破损，询问患者有无不适 ← 观察及询问

告知 → 注意保暖，告知相关注意事项

协助患者取舒适卧位，整理床单位，处理用物 ← 整理

记录 → 按摩时间、部位、效果、签名

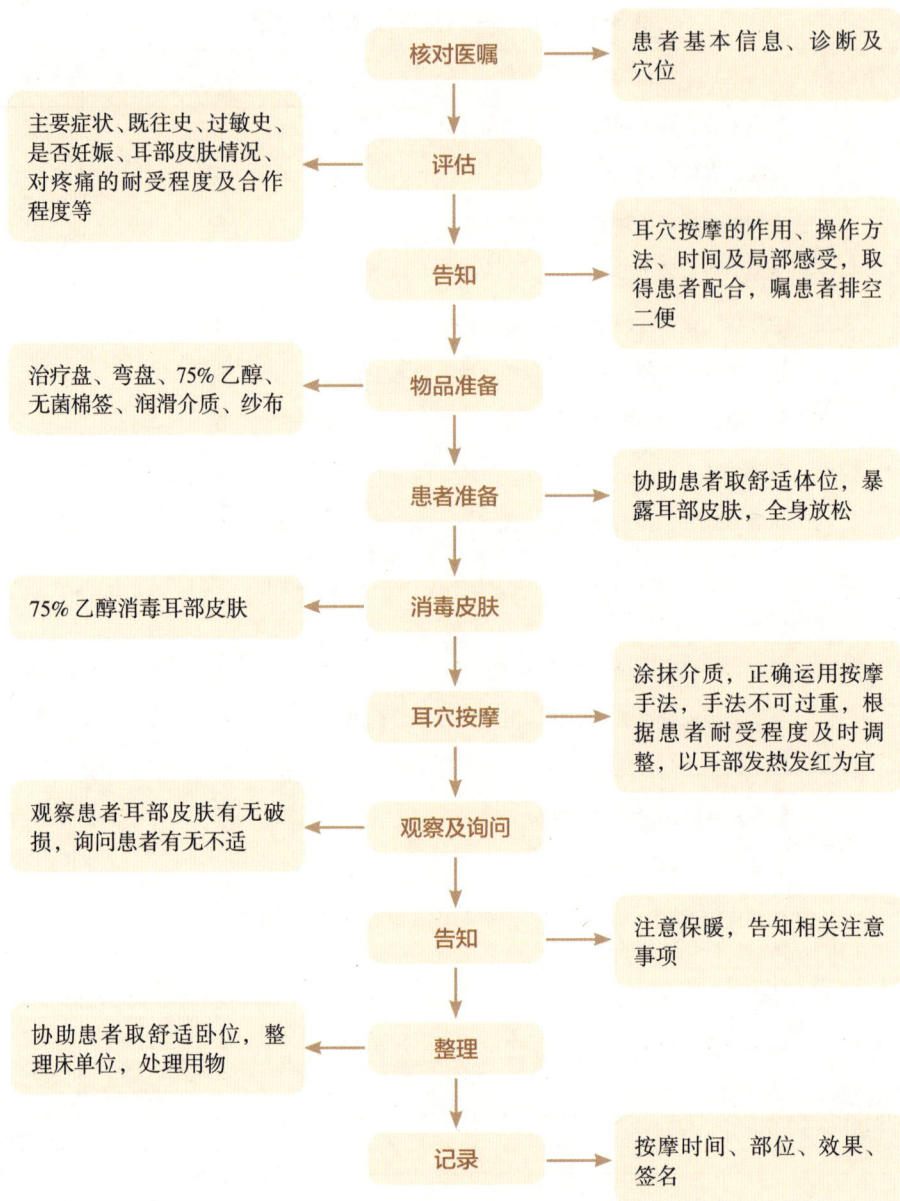

▲ 图 3-8-1-1 耳穴按摩技术操作流程图

第九章

耳穴治疗并发症的处理方法

一、皮肤破损

（一）原因

1. 耳穴贴压、刮痧、按摩后，用力过猛。
2. 操作时指甲划伤耳部皮肤。

（二）临床表现

1. 耳部皮肤破损，局部疼痛、肿胀或有许多小出血点和组织液渗出。
2. 耳部皮肤创面呈现苍白色或红色。

（三）预防处理

1. 操作前，应先修剪指甲并评估患者耳部皮肤的情况。
2. 操作时用力要均匀，轻重适宜，避免过度用力揉搓。按压、按摩时间适宜，以耳郭局部有热胀、舒适感为宜。
3. 若出现皮肤破损，可用碘伏常规消毒，应及时告知医生，遵医嘱处理，并保持创面清洁干燥，防止水浸湿伤口。

二、局部皮肤感染

（一）原因

1. 操作不当致耳郭皮肤消毒不严格。
2. 局部皮肤破损导致继发感染。
3. 耳郭血液循环较差。

（二）临床表现

1. 皮肤红肿，表面破损，周围皮肤充血伴有少量渗出液、局部皮肤疼痛等。

2. 耳郭感染易波及软骨，严重者可导致耳郭肿胀，软骨坏死、萎缩，使耳郭畸变。

（三）预防处理

1. 立即停止按摩、刮痧、贴压、针刺等治疗，密切观察感染情况并报告医师及时处理。

2. 平时注意针具和耳郭的清洁消毒。

3. 局部有红肿、疼痛和发炎趋势，局部涂擦 0.5% 碘伏，每日 3 次，必要时，遵医嘱给予抗生素治疗。

4. 可用紫外线、超短波或氦 – 氖激光照射，每日 3~5 分钟，激光有消炎止痛的作用，能增加吞噬细胞的功能，促使炎症吸收。采取上述措施后，1~3 天炎症即可控制。

5. 将点燃的艾条直接施灸病灶部位，使患者能耐受为宜，每次 15~20 分钟，每日 2~3 次，直至病灶液体吸收、炎症消退为止；如已化脓，则需伤口扩创，将脓液全部排出后，再进行灸治；如积液多者适当穿刺抽液。如经以上方法治疗不愈，可进行外科处理。

三、胶布过敏

（一）原因

1. 未询问患者过敏史。

2. 患者为过敏体质。

（二）临床表现

耳郭皮肤有红、肿、发痒等不适。

（三）预防处理

1. 正确评估患者是否对胶布过敏。

2. 防止胶布潮湿，皮肤出现红肿、痒感、破溃、组织液渗出等过敏现象时，可立即取下胶布和贴压物，用生理盐水清洁耳郭部位皮肤，亦可耳尖放血，以消炎抗过敏。过敏严重者，可服用抗过敏药物。

3. 对胶布过敏者，可用抗过敏胶布代之。

四、胶布或揿针脱落，落入耳道

（一）原因

1. 胶布潮湿。

2. 耳部清洁不彻底，胶布污染，黏性减弱。

（二）临床表现

粘贴数量减少及耳内不适。

（三）预防处理

1. 贴压胶布应注意防水，以免脱落，观察患者反应，确认胶布数量，发现粘贴数量减少要及时查找原因并给予处理。

2. 夏天人易出汗，贴压耳穴不宜过多，每侧耳郭贴压的穴位不超过 10 个，时间不宜过长，建议 3 天更换 1 次，以防胶布潮湿。

3. 贴压前彻底清洁耳部皮肤，待干后再粘贴胶布。

五、药物过敏

（一）原因

1. 未询问患者过敏史。

2. 患者为过敏体质。

（二）临床表现

1. 轻者局部发生红斑、水肿、痒痛感，严重者可有水疱、皮肤破损等现象。

2. 常见的反应症状包括：皮肤瘙痒、潮红，喉部组织出现血管性水肿，胸闷、气短、咳嗽、喘息等呼吸系统症状，以及腹痛、腹泻、肠鸣等胃肠道症状，严重者可出现过敏性休克等。

（三）预防处理

1. 治疗前正确评估患者是否为过敏体质，询问过敏史。

2. 避免接触过敏原及可能导致过敏反应的药物，需要做过敏试验的药物，须先做皮肤过敏试验，阴性者方可使用。

3. 注射前，要了解所选药物药理作用及禁忌证，副作用、刺激性较大的药物慎用。

4. 过敏严重者，可服用抗过敏药物。

六、出血及血肿

（一）原因

1. 未正确评估患者凝血功能。
2. 操作不当，注射后按压时间不足。

（二）临床表现

局部出血，或皮下有血肿样包块。

（三）预防处理

1. 针刺前，询问患者有无出血性疾病，如血友病、原发性血小板减少症、再生障碍性贫血、肝炎等，如有则不宜用此法。

2. 针刺前充分按摩耳郭，使毛细血管充盈扩张，易于放血。

3. 若需用三棱针放血时，针刺不宜太深，以免皮肤损伤，导致放血部位出现血肿。

4. 耳背静脉需多次放血者，应从远心端开始。勿在中央划割，放血完毕，需用无菌棉球按压，不可揉擦，避免皮下淤血。

七、烫伤

（一）原因

1. 热源与治疗部位距离太近。
2. 灸疗时间过长。

3.末梢循环不良者、老年人、感觉迟钝者等感知反应差。

（二）临床表现

局部皮肤发红，出现大小不等的红斑及水疱。

（三）预防及处理

1.治疗前向患者解释目的、作用和相关注意事项，调整合适的距离、灸疗的时间等。

2.在灸疗过程中加强巡视，严密观察皮肤及生命体征的变化，定时检查皮肤，如有异常，及时处理，避免烫伤。

3.加强宣教，避免患者自行调节与灸具的距离。

八、晕灸

（一）原因

1.初次施灸、精神紧张、恐惧或空腹、疲劳、体质虚弱、姿势不当、艾灸刺激过重。

2.室内空气混浊、气压低或天气闷热等。

（二）临床表现

1.突然头昏、眼花、恶心、面色苍白、手脚冰凉。

2.血压降低、心慌出汗甚至晕倒等情况。

（三）预防及处理

1.对初次施灸的患者，施灸前要做好充分的解释，消除顾虑，使其精神放松。对饥饿患者，施灸前应适当进食。对于过度疲劳者，应先休息，至体力基本恢复后，方可施灸。

2.轻度晕灸时，停止施灸，将患者扶至空气流通处，静卧片刻，也可给予温开水或热茶饮服，消除患者的紧张心理，一般可自行恢复。

3.重度晕灸时停止施灸，让患者平躺，解开其衣领、腰带，抬高双腿，头部放低（不用枕头），可用艾条在百会穴（头顶，两耳尖连线的中点）做雀啄式温灸，温灸时不宜离头皮太近，以免烫伤，直至患者知觉恢复，症状消退。必要时需立即送医诊治。

九、晕针

（一）原因

1. 精神紧张、惧痛、体质虚弱、过度疲劳、空腹、低血糖状态、针刺太深、刺激过强、过敏体质、取穴不当。

2. 环境嘈杂、气压低的闷热季节、空气浑浊。

3. 可发生在耳穴贴压法、耳穴放血法、耳穴撤针法、耳穴注射法等操作中。

（二）临床表现

1. 轻度：针刺时患者自述头晕、目眩、胸闷不适，但呼吸脉搏仍正常。

2. 中度：心慌难受、恶心欲吐、脸色苍白、汗出肢冷、脉搏变细。

3. 重度：全身厥冷、大汗淋漓、血压下降、脉搏不易测及。

（三）预防处理

1. 询问有无晕针史、晕针发生之诱因，有晕针史、体弱者可卧位针刺，针刺强度不宜过大，针刺穴位不宜过多，透穴不宜过深。

2. 轻度晕针者，不必起针，先让患者平卧休息，喝杯热茶或糖水，消除紧张心理，片刻即可恢复。

3. 中度以上者，先起针，头低脚高位，解开衣领裤带（冬季注意保暖），同时给予氧气吸入。

4. 心理预防：耐心给患者讲解针刺的具体方法，说明可能出现的感觉和疼痛程度，以取得患者的配合。对精神紧张者，消除其顾虑。

5. 生理预防：对于饥饿患者，针刺前应适当进食；对于过度疲劳者，应让其休息至体力恢复。

第四篇
临床常见病证耳穴治疗典型案例

第一章 内科案例

案例 1 耳穴刮痧联合放血疗法治疗发热的护理

[摘要]

发热的病机是外邪侵入，营卫失和，人体正气与之相搏，正邪交争于体内，则引起脏腑气机紊乱，阴阳失调，出现发热。西医学以退热、抗病毒和（或）抗生素药物治疗为主，退热效果明显，但同时也需接受其不良反应，以及反复发热时要重复用药的问题。本案例为 1 例冠心病患者在发热持续未缓解的情况下，护理团队采用了耳部刮痧和放血疗法，结合中医辨证施治原则，调整治疗方案。运用刮痧疗法调动全身的脏腑气血，激发体内的正气及卫气，激发及推动脏腑和经络的生理活动，捍卫外邪对体内的侵袭，提高机体的抗病能力。同时联合运用放血疗法，点刺耳郭上的穴位或反应点，将体内的邪气通过肌表排出体外。该疗法不仅操作简便、不良反应小，且患者及家属接受度较高，也方便居家使用。

[病例简介]

患者高某，女，64 岁，体重 62kg。

入院日期：2023 年 6 月 29 日。

发病节气：夏至。

主诉：患者住院期间反复发热伴咽痛 2 天。

现病史：阵发性胸闷气短，活动后加重，无胸痛，胆怯易惊，无头晕头痛，汗出正常，怕冷，双足凉，口干无口苦，体力一般，易急躁，纳一般，入睡困难，多梦，小便可，大便难。舌暗红、苔薄黄，脉沉细。患者于 2023 年 7 月 5

日中午洗澡 1 次，2023 年 7 月 5 日晚至 2023 年 7 月 6 日开始反复发热、咽痛，情绪焦虑。

生命体征：T：37.3℃，P：89 次 / 分，R：19 次 / 分，BP：133/79mmHg。

专科查体：Padua 评分：0 分。卒中风险评估：中危。胸廓正常，双肺呼吸音清晰，未闻及干、湿啰音，未闻及胸膜摩擦音。心界不大，心率 75 次 / 分，心律齐整，心音有力，各瓣膜听诊区未闻及杂音，未闻及心包摩擦音。脉搏规整，双下肢无水肿，舌暗红、苔薄黄，脉滑数。

实验室检查：血常规淋巴细胞绝对值为 0.61×10^9/L，中性粒细胞 0.813×10^9/L，超敏 C 反应蛋白为 28.1mg/L。

既往史：既往 2 型糖尿病病史 1 年余，未服药；高脂血症病史 3 月余，未服药；期前收缩病史 3 个月，曾服用胺碘酮，近来已停用；2013 年乳腺结节切除术后、否认重大外伤史。否认输血史。

个人史：否认烟酒嗜好。

社会心理状态：焦虑。

中医诊断：胸痹心痛（气虚血瘀证）。

西医诊断：不稳定型心绞痛。

[**护理评估**]

1. 中医护理评估　详见表 4-1-1-1~ 表 4-1-1-2。

表 4-1-1-1　四诊合参

望		闻		问		切	
神	神清，表情自然	声音	语气清呼吸正常	寒热	低热	脉	沉细
色	面色少华			汗	少汗		
舌	舌质暗红，薄黄	气味	未闻及特殊气味	二便	大便难，小便可		
形	形体适中			饮食	一般		
态	查体配合			睡眠	入睡困难		

表 4-1-1-2　八纲辨证

阴阳	阵发性胸闷气短，活动后加重，无胸痛，胆怯易惊，无头晕头痛，汗出正常，怕冷，双足凉，舌暗红、苔薄黄，脉滑数。证属气虚血瘀，故为阴证

表里	气虚血瘀，外感风邪，上袭头面，外发于肌肤，病位在心经，脏腑受损，功能失调，故为里证
寒热	易急躁，纳一般，入睡困难，多梦，小便可，大便难。舌暗红、苔薄黄，脉沉细。证属外感发热，故为热证
虚实	气虚血瘀，经络阻隔不通，为虚证

2. 专科护理评估 详见表 4-1-1-3。

表 4-1-1-3 专科评估表

项目	分数	等级
焦虑自评量表（SAS）	75 分	重度焦虑
匹兹堡睡眠质量指数评分表（PSQI）	18 分	质量很差

[护理问题]

1. 发热 与外感风邪有关。

2. 不寐 与发热有关。

3. 便秘 与发热有关。

4. 焦虑 与担心预后有关。

[辨证思路]

综合四诊，根据中医理论，发热是六邪侵袭到体表，患者年老体虚，不能抵御外邪而导致，通过刮痧可以调动身体的免疫机制。全息理论中，耳轮相当于我们的皮肤和肌窍，可以对耳轮进行重点刮拭，然后点刺放血逐邪外出。

辨证：外感发热。

治则：益气养阴祛热。

[取穴思路]

（1）选择耳穴"轮 4"对冠心病发热患者进行放血治疗，基于其与循环系统、心血管病症的对应关系及耳穴全息理论。该穴可调整心火、心阴，治疗心悸、胸闷，改善心绞痛、心功能不全等症状。同时，刺激"轮 4"能影响心经、心包经，调节心气、心血运行，缓解发热。

（2）耳尖放血则因其与人体上焦、头部关系密切，具有清热解毒、醒脑开窍的功效，适用于冠心病患者实热、瘀热或痰热壅盛时的发热治疗。实施时需控制出血量，确保治疗安全有效。

［临证护理及方法］

一、刮痧

（1）基础刮痧功效：调动全身的脏腑气血，激发体内的正气及卫气，激发及推动脏腑和经络的生理活动，捍卫外邪对体内的侵袭，提高机体的抗病能力。

（2）耳部重点区域

1）耳轮区：激发人体的卫气及元气，激发、推动脏腑和经络等各组织器官的生理活动。

2）耳垂区：通过对耳垂区的刮拭，缓解因发热引起的头痛、咽痛、咳嗽及眼部的不适症状。

二、耳部放血

（1）耳尖：《灵枢·口问》言：“耳者，宗脉之所聚也。”《杂病源流犀烛》亦云：“一身之气贯于耳。”人体的十二经脉络于耳，耳尖位于耳郭上方，当折耳向前，耳郭上方尖端处，属经外奇穴。耳尖放血疗法源远流长，是中医中常用的治疗手段，具有开窍泻热、镇静止痛、清热解毒、凉血散瘀等功效。

（2）轮1~轮4：六淫邪气，多经口鼻或肌表，或同时经由这两条途径侵袭人体而发病。此患者是风寒侵袭人体，邪气未祛，表证未解，病邪由表及里导致发热。同上，六淫所致邪气也要通过肌表排出体外。轮1~轮4即代表我们的肌表，因此由此放血可加快邪气的排出。

［治疗经过］

2023年7月5日（入院第七天），患者自行洗澡感受风邪后发热并咽痛，遵医嘱给予布洛芬胶囊和银柴感冒颗粒口服改善症状，效果不佳，仍反复发热。

2023年7月7日15：00，患者体温37.3℃，多次服用布洛芬，患者担心副作用太大，出现焦虑症状，影响睡眠。调整治疗方案，常规服用银柴感冒颗粒，进行耳部刮痧及放血疗法（见图4-1-1-1~图4-1-1-2）。

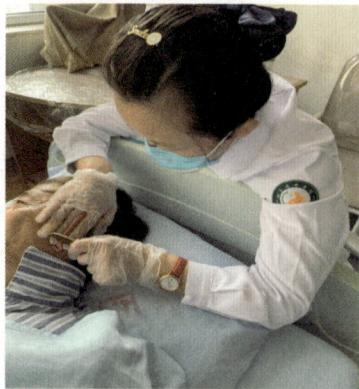

▲ 图 4-1-1-1　刮痧

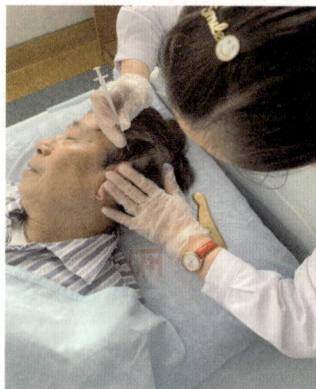

▲ 图 4-1-1-2　耳部放血

具体操作方法如下。

（1）七步洗手法洗手，患者取舒适仰卧位，头偏向一侧，给患者戴一次性手术帽，头下垫中单。

（2）向患者讲解操作目的及治疗方法，缓解患者紧张情绪。

（3）消毒双手，进行耳朵的初始按摩，调动气血。

（4）取耳部铜砭刮痧板按由下到上、由外向内、先耳前再耳后的原则的顺序进行耳部的全耳朵刮拭。顺序为：耳垂 - 耳轮 - 对耳轮 - 耳甲腔 - 耳甲艇 - 三角窝。

（5）重点刮拭耳轮区及耳垂区，以身体微微冒汗为度。

（6）刮痧完毕后，用乙醇消毒点刺放血区域，即耳尖、轮1、轮4（见图4-1-1-3~ 图4-1-1-5）。

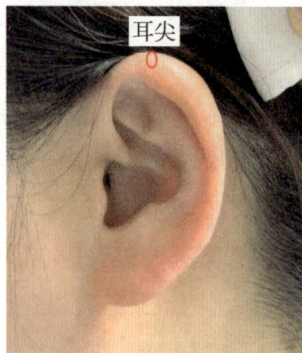

▲ 图 4-1-1-3　耳尖

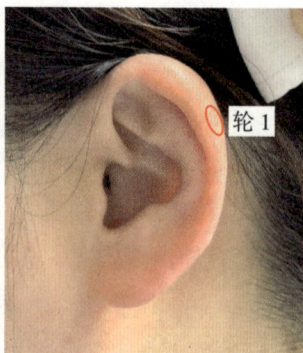

▲ 图 4-1-1-4　轮1

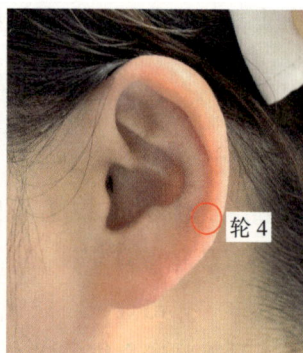

▲ 图 4-1-1-5　轮2

（7）用一次性针头或三棱针快速在以上区域点刺放血。

（8）用纱布包住出血点适量挤压放血并擦拭，尽量使血液自动流出，不要过度挤压，可以看到血液颜色会由深色变为浅色。

（9）放血结束后，观察针刺部位情况并进行相应处理。

（10）向患者讲解注意事项：①当天不可洗澡，注意保持耳部区域的清洁。②避免吹冷风，适量多饮温水。③刮痧后有任何不适及时告知医护人员。

2023 年 7 月 7 日 18：00，患者体温降至 36.3℃，患者咽痛也明显减轻，患者当天晚上体温未再升高。

2023 年 7 月 8 日 7：00，患者体温降至 36.9℃，患者咽痛明显减轻，患者焦虑症状明显改善，给予患者耳穴按摩健康指导。

2023 年 7 月 10 日 8：00，患者体温未再升高，焦虑症状大大改善，睡眠情况明显好转，给予患者疾病相关健康指导，患者出院。

2023 年 7 月 17 日 15：00，患者出院 1 周，对患者进行出院随访，患者偶尔出现睡眠不好的情况，对中医技术认可度很高，评价很好，患者的满意度大大提高。

［护理措施］

一、生活起居

（1）当天不可洗澡，注意保持耳部区域的清洁。

（2）避免吹冷风，注意头面部保暖，避风寒湿邪入侵。

（3）注意休息，避免劳累，保持良好的睡眠环境，戴耳塞、眼罩，避免不良刺激。

二、膳食调养

（1）适量多饮温水，食新鲜蔬菜水果，少食煎烤、油炸之品。

（2）忌鱼、虾、蟹、鸡肉、羊肉等发物，忌辛辣、刺激性食物，禁烟酒。

三、高热护理

（1）当体温超过 37.5℃时，医护人员每 4 小时测 1 次体温，并密切观察体温变化。若体温异常波动，立即测量并记录，并告知医师。护理人员会根据医嘱采取退热措施，如物理降温或药物治疗，并监测其效果与副作用。

（2）患者出汗后需保持皮肤清洁干燥，注意保暖，同时鼓励患者多喝水，保持水分平衡。

四、便秘的护理

在冠心病患者的治疗过程中，便秘是诱发冠心病并发症的重要因素，所以利用中医技术解决便秘问题至关重要。护理人员遵医嘱，选取皮质下、肺、神门、大肠、肾等耳穴贴压，调节胃肠蠕动。同时，指导患者正确操作，保持清洁干燥。次日评估效果。针对发热、咽痛，护理人员实施耳部刮痧，选耳尖、轮4穴，辅以放血疗法，清除热量、缓解咽痛、促进排毒。指导患者适量饮水，注意保暖，密切监测体温。

五、心理情绪护理

（1）护理人员可嘱咐患者在天气晴朗时可离开病房多走动，多晒太阳，多陪同患者说话，更有利于保持患者心情舒畅。

（2）在患者所处病房，适当放置部分患者喜欢的物品，包括鲜花、绿植等。

（3）根据患者具体的病情恢复情况适当允许亲属探视，让患者家属多陪伴，多倾听。

［护理评价］

患者仅经过一次治疗即改善反复发热的问题，患者紧张的情绪好转，护理人员开展中医技术的信心得到提高，见表4-1-1-4。

表4-1-1-4　护理评价

观察项目	治疗前	治疗后3天	治疗后7天
焦虑自评量表（SAS）评分	75分	65分	50分
匹兹堡睡眠质量指数评分表（PSQI）	18分	12分	6分

［案例讨论］

（1）耳与全身脏腑经络有密切的联系，是全身经络汇聚之处。《素问·血气形志》曰："凡治病者必先去其血，乃去其所苦……然后泻有余，补不足。"耳尖点刺放血可使邪热外泄，达到清热解毒、调和气血的目的。

（2）耳尖放血治疗外感发热，操作简便、无不良反应、临床疗效明显，患者易接受。

（3）耳部刮痧联合放血疗法是一种结合传统中医技术和西医学理念的治疗方法，其在冠心病患者发热状况的管理中显示出独特的护理效果。本研究针对冠心病患者住院期间的发热问题，提出并实施了一种融合常规护理与深度个性化策略的发热应对方案。护理团队紧密监测患者体温变化，详尽记录发热模式与演变过程，并进行全面症状与体征评估以探寻发热根源。在医生指导下，精准施用布洛芬片、银柴颗粒等退热药物，密切监控疗效与副作用。针对药物治疗效果不佳时，创新采用耳穴刮痧与放血疗法，依据中医辨证施治原则，动态调整治疗方案，以清除病邪、调理气血、恢复机体平衡。此综合护理方法显著改善了患者发热症状，体现了中西医结合在冠心病发热护理中的高效应用与优势。

（4）气血相互依存，通过放血以调气，从而达到疏通经络的目的，运用全息胚胎学说，耳轮代表我们的皮肤和肌窍，是外邪出入的通道，耳尖穴具有抗炎退热、抗过敏、明目止痛、降血压的功效，轮1~轮4主治上呼吸道感染，在耳尖及轮1和轮4的放血，疏通经络，使邪气随血排出。通过这次经典有效的案例，改变了患者以及医护人员对耳穴治疗技术的偏见，提高了患者的依从性，也提高了护理人员的积极性。

（5）单个的案例效果没有说服力，可以搜集更多的案例形成规范化及同质化，进而观察更多的数据以便确认疗效，提高说服力。

（6）发热可以是很多疾病治疗过程中的一个伴随症状，本案例的发热是冠心病患者在住院期间感受风邪所引发的伴随症状，此有效案例可以为发热在其他疾病的中医治疗中提供有效依据。

案例 2　耳穴综合疗法治疗便秘的护理

［摘要］

便秘指由于大肠传导功能失常，造成粪便在肠道内停滞过久，秘结不通，粪质干燥或坚硬，以致艰涩难下，常伴有腹痛、腹胀、纳呆等症状。常好发于老年人。流行病学调查显示，我国成人慢性便秘患病率为4%~6%，并随着年龄增长而升高，60岁以上人群患病率达22%，而久病卧床或行动不便的老人患病率高达80%。便秘可使患者腹部胀满，产生恶心、食欲不振等不适，部分患者还会引起心烦少眠，焦虑易怒、少气懒言等精神心理障碍，可影响工作、学习及日常生活。长期便秘还可能会增加急性心脑血管事件发生及患肠癌的风险。临床治疗中很多人会用番泻叶、开塞露等刺激性泻药自行治疗，这些药物可暂时缓解便秘症状，但长时间应用可出现依赖性，随着病程的进展，药物的剂量与效果成反比，最终会失去效果。目前国内大量研究表明，中医外治法可有效缓解便秘症状，本案例通过中医四诊合参、脏腑辨证分析，采用耳穴贴压联合耳穴按摩法，刺激相应的脏腑及经络，再配以中医综合护理措施，协助患者改善气阴两虚型便秘，治疗4个疗程共计10次后，取得良好效果，值得临床应用分享。

［病例简介］

患者王某某，男，71岁，体重65kg。

入院日期： 2023年8月26日。

发病节气： 立秋。

主诉： 反复咳嗽、喘憋20余年，排便不畅1年余，加重伴纳差10余天。

现病史： 患者20余年来反复出现咳嗽、咳痰、喘憋，大便困难1年余，5~6日1次，偶有腹痛腹胀，10天前无明显诱因上述症状再次加重，自行在家服用消炎、化痰药物，应用开塞露导泻，症状无明显好转，食欲减退，腹胀较前加重、身体寒热往来明显、出虚汗，为求进一步中西医结合治疗，以"便秘证"收入院。入院症见：患者胸闷喘憋，偶咳嗽，咳少量白稀痰，腹胀明显，无明显腹痛，偶有目眩、耳鸣，患者此次发病以来，精神状态一般。

生命体征： T：37.6℃，P：90次/分，R：22次/分，BP：159/90mmHg。

专科查体： 患者神志清，精神不振，喘憋貌，自主体位，形体消瘦，查体合作。面色萎黄，两颊红赤，神疲乏力，少气懒言，舌质红，舌中有裂纹，苔少，未闻及异常气味，大便困难，目前已5日未排便，腹胀纳差，头晕耳鸣，时有潮热盗汗，心烦少眠，小便量少、频，体力情况较差。桶状胸，胸骨无叩痛，下腹部膨隆，腹软，叩诊呈鼓音，脉细弱。

辅助检查： 全腹CT未见明显异常，大便常规无异常，大便潜血阳性。

既往史： 高血压病史20余年、肺胀病史10余年、大便困难1年余，否认药物、食物过敏。

个人史： 有吸烟史，约每日1包，已戒烟约20年，无饮酒史。

社会心理状态： 焦虑。

中医诊断： 便秘病（气阴两虚证）。

西医诊断： 便秘。

　　耳穴诊断：望耳诊，耳甲艇大肠穴区域高于平面。触耳诊，探棒触探耳穴，大肠、小肠、肺、皮质下、便秘点等穴位有明显压痛。

[护理评估]

1. 中医护理评估　详见表 4-1-2-1~ 表 4-1-2-2。

表 4-1-2-1　四诊合参

望		闻		问		切	
神	神志清，精神不振	声音	语声低微，喘息明显	寒热	低热	脉	细弱
色	面色萎黄，两颊红赤			汗	时有潮热盗汗		
舌	舌质红，舌中有裂纹，苔少	气味	未闻及异常气味	二便	小便量少、频，大便干结如羊屎		
形	形体消瘦			饮食	腹胀、纳呆		
态	动作迟缓			睡眠	寐差		

表 4-1-2-2　八纲辨证

阴阳	肺脾气虚，传送无力，大便秘结不通、形体消瘦，故为阴证
表里	虽有寒热来往，但无明显外感表现，且以腹部不通、胸部胀闷为主要表现，故为里证
寒热	大便秘结如羊屎，有低热，舌质红，苔有裂纹均表示为热证
虚实	乏力懒言，心烦少眠，排便无力，腹满胀痛，舌质红、苔少，脉细弱，故为虚证

2. 专科护理评估　详见表 4-1-2-3。

表 4-1-2-3　专科护理评估

项目	分数	等级
便秘严重程度评分量表（CSS）	16 分	重度便秘
粪便性状评分量表（Bristol）	1 分	大便干结如羊屎
焦虑自评量表（SAS）	61 分	中度焦虑
睡眠质量指数评分量表（PSQI）	16 分	睡眠质量很差

[护理问题]

1. 大便不畅　与肺脾气虚，导致大肠传导不利，阴津不足，肠失濡润有关。

2. 焦虑 与缺乏预防便秘的相关知识有关。

3. 寐差 与排便困难、腹胀、纳差、寐差、喘憋等有关。

[**辨证思路**]

本案例患者病初热结肠道，病程久延不愈，病情由实转虚，津液渐耗，损及肾阴，致阴津亏虚，肠失濡润，故见大便干结如羊屎，心烦少眠。久病之后脾胃虚弱，气血生化乏源，气虚则大肠传导乏力，阴血不足则津枯，肠道失润，致便下无力、少气懒言、腹胀纳差、舌脉俱为佐证。耳穴贴压相应脏腑敏感点，可改善相应脏腑功能，同时应用耳穴按摩法，可通调大肠之气机，有利于肠道的传导功能，改善便秘。

施护原则：气虚者补之使通，阴虚者滋之使通，补脾益肺，滋阴润肠。

[**取穴思路**]

综合四诊，患者肺脾气虚、传送无力致排便困难，乏力懒言，腹胀纳差为气虚秘；阴津不足、肠失濡润致大便干结如羊屎，目眩耳鸣，心烦少眠，舌质红、苔少，脉细弱为阴虚秘。因此本案例患者属气阴两虚证。给予采用耳穴贴压联合耳穴按摩法进行治疗，取穴思路如下，见图4-1-2-1~图4-1-2-2。

一、耳穴按摩

取穴耳甲艇区，耳甲艇是腹腔的信息区，有十二指肠、小肠、阑尾、大肠、肾等穴位分布，按摩此部位可通脏腑之气，调节消化系统功能。

二、耳穴贴压

1. 主穴 大肠、小肠、直肠、便秘点。

（1）大肠：中医认为便秘病位在大肠，该患者脾虚运化失常，则糟粕内停，肾阴不足，肠道失润致便秘形成，故主穴选用大肠。

（2）小肠：本穴以化滞调气为主，可疏通脏腑、促进肠蠕动。

（3）直肠：直肠为传导之官，穴位刺激可调整肠道传导信号及内分泌功能，以促进排便。

（4）便秘点：便秘点是耳穴中治疗便秘的常用穴，通过对迷走神经刺激，可直接起到改善便秘作用，临床疗效显著。

2. 配穴 肺、脾、肾、消化系统皮质下、神门、三焦。

（1）肺：患者肺胀病史多年，肺虚不能布津，大肠失润，此穴用于开提肺气。

（2）脾：脾主运化，脾气虚而食不运；肺气虚弱，培土生金法健脾以补肺。

（3）肾：肾主五液，津液盛，则大便调和。

（4）消化系统皮质下：调节胃肠消化、吸收及排泄功能。

（5）神门：患者心烦少眠，此穴可安神定志。

（6）三焦：三焦有"孤腑"之称，主下气消食、利水化浊、通便止痛等。可调节脏腑、消食通便。

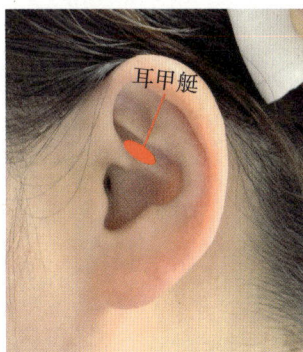

▲ 图 4-1-2-1　耳穴区域图示 1　　　　▲ 图 4-1-2-2　耳穴区域图示 2

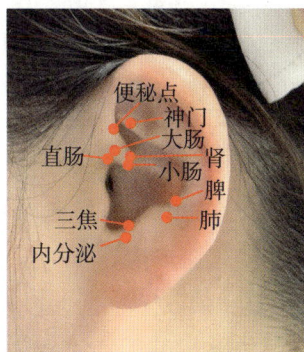

［临证护理及方法］

耳穴治疗分步骤进行序贯治疗：首先进行耳穴按摩法，然后给予耳穴贴压技术，见图 4-1-2-3~ 图 4-1-2-6。

一、耳穴按摩

第一步：首先用 75% 的乙醇消毒患者双侧耳部皮肤。

第二步：操作者修剪手指甲（手指甲过长不利于操作），避免刮伤患者。

第三步：用棉签蘸取少量精油均匀涂抹于耳甲艇区。

第四步：用探棒或者手指指腹沿着双耳耳甲艇区由后向前（延耳穴十二指肠、小肠、大肠穴位方向）进行按摩、推揉，最后推向直肠穴位点。

频次：每天按摩 2~3 次，每次持续 3~4 分钟，按摩的时候力道轻柔缓和，速度略慢，至患者感到耳部微微发热为宜。

耳穴按摩（探棒）

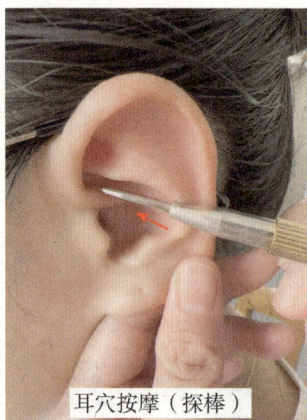

▲ 图 4-1-2-3 耳穴按摩图示 1

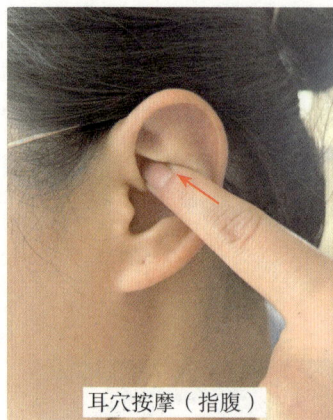

耳穴按摩（指腹）

▲ 图 4-1-2-4 耳穴按摩图示 2

二、耳穴贴压

第一步：75% 乙醇消毒患者一侧耳部皮肤、待干。

第二步：使用探棒探查耳甲艇区（多个点）、肺、脾、便秘点、消化系统皮质下、神门、三焦等穴位。

第三步：用镊子夹取王不留行籽耳穴贴，一手手指持托耳郭，另一手持镊子将耳贴精准贴于各穴位点，并用手或镊子将耳穴贴于皮肤粘贴牢固。

第四步：用指腹轻轻按压耳穴贴对穴位进行刺激，手法可使用直压法或对压法，力度以产生酸、麻、胀或轻微疼痛感为宜。每日按压 4~5 次，每穴按压 2 分钟左右。

频次：单耳取穴行耳穴贴压，双耳交替，2 日更换 1 次。配穴随证增减。

疗程：每周 1 个疗程，须连续治疗 4 个疗程。

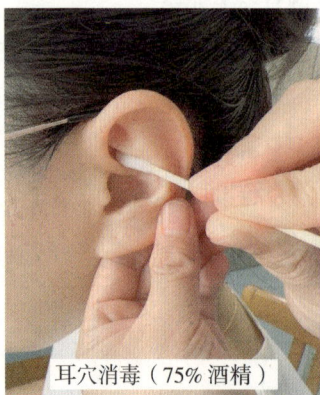

耳穴消毒（75% 酒精）

▲ 图 4-1-2-5 耳穴贴压图示 1

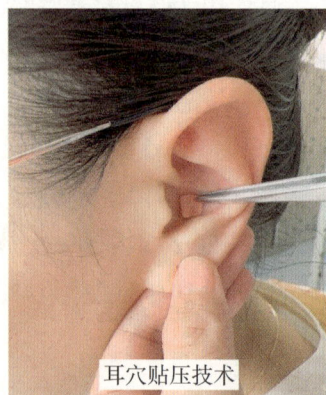

耳穴贴压技术

▲ 图 4-1-2-6 耳穴贴压图示 2

［治疗经过］

2023 年 8 月 26 日（入院第一天），便秘严重程度评分（CSS）16 分，Bristol 粪便性状评分为 1 分，焦虑评分（SAS）61 分，属中度焦虑。首次耳诊后，术者用手指指腹给予患者双耳耳甲艇区进行按摩、推揉，3~4 分钟，至患者耳部微微红热；再用探针进行耳穴探查，取敏感点进行耳穴贴压，用手指指腹轻轻按压耳穴贴。按压手法：以平补平泻的方法在耳郭相应的穴位点上一按一松，避免搓揉按压。

2023 年 8 月 28 日（入院第三天），患者腹胀有所减轻，食欲好转，自行排便 1 次，排便仍费力，大便性状干燥呈羊矢状。患者自述夜间多梦，常感烦躁不安，咳喘较前减轻，探查耳穴后加心、肝两穴位，余治疗同前。

2023 年 8 月 31 日（入院第六天），患者自行排便 1 次，相比以前较通畅，Bristol 粪便性状评分为 2 分，腹胀较前明显好转，食欲尚可。观患者情绪好转，患者述夜寐转好，依计划继续治疗。

2023 年 9 月 2 日（入院第八天），患者病情好转，评估：便秘严重程度 12 分，Bristol 粪便性状评分为 3 分，焦虑评分 52 分，为轻度焦虑，遵医嘱出院。对患者进行出院常规宣教，嘱患者每 2~3 日至肺病脾胃病科门诊复诊，门诊护士依计划继续为其治疗。

2023 年 9 月 5 日，患者至门诊继续治疗，患者精神好，情绪稳定，自述饮食较好，偶有腹胀，大便 2~3 日 1 次，便时通畅，排便费力感减轻。嘱患者每日顺时针按摩腹部，减轻腹胀，促进肠蠕动。

2023 年 9 月 21 日，患者四个疗程即将结束，自述近日饮食、睡眠大有改善，大便规律，1~2 日 1 次，质软，便时不费力。指导患者耳穴按摩治疗要点，嘱患者可每日自行操作，改善大便情况。

［护理措施］

一、生活起居

（1）养成每天定时排便的习惯，不要抑制便意：因在晨起和餐后肠道活动最活跃，建议在晨起或餐后 2 小时内尝试排便，建立良好的排便规律。

（2）排便时要集中精力，不要在临厕时读书、看报、看手机等。

二、合理膳食

（1）多吃五谷杂粮、水果、富含膳食纤维的食物（芹菜、竹笋等），少吃强刺激性、高脂肪、高蛋白食物。

（2）多饮水：每天清晨空腹喝 1~2 杯淡盐水或温开水，适当喝点蜂蜜、酸奶等，对缓解便秘也有一定作用，少饮浓茶、浓咖啡等。

三、运动调护

（1）顺时针按摩腹部，可顺气导滞，利于排便。

（2）适当锻炼，可散步、慢跑、太极拳、八段锦等，以调养生息。

四、调畅情志

七情内伤是便秘致病因素之一，鼓励患者多与他人沟通，调适情绪，保持心情舒畅。

[护理评价]

经过 28 天（4 个疗程）的耳穴综合治疗，患者便秘症状显著改善，并掌握预防便秘的相关知识及耳穴按摩法、腹部按摩法，对防治便秘有了信心，因便秘带来的焦虑、寐差问题也有效改善。详见表 4-1-2-4。

表 4-1-2-4 护理评价

观察项目	治疗前	治疗后 7 天	治疗后 14 天	治疗后 28 天
便秘严重程度评分量表（CSS）	16 分	12 分	10 分	5 分
粪便性状评分量表（Bristol）	1 分	2 分	3 分	4 分
焦虑自评量表（SAS）评分	61 分	52 分	50 分	48 分
匹兹堡睡眠质量指数评分表（PSQI）	16 分	15 分	11 分	6 分

[案例讨论]

《灵枢·口问》中记载："耳者，宗脉之所聚也"，人体的五脏六腑在耳朵上都有相应的映射区域。通过耳穴贴压联合耳穴按摩的中医技术治疗便秘，主要通过刺激相应的耳穴区域，调整身体的气血运行，通调大肠之气机，利于肠道传导功能，改善便秘；并根据患者便秘的不同证型进行脏腑辨证后取穴，为便秘患者提供了全面且个体化的治疗方案，临床效果显著。耳穴贴压、耳穴按摩两项治疗技术操作简便，安全性高，患者依从性良好，且治疗过程中，根据每次耳穴诊断，调整相应配穴，针对性强，效果明显。可有效改善便秘患者的预后，有助于提高患者的生活质量，改善患者的心理状况。

护理人员在治疗过程中，要重视一般健康宣教，对便秘患者进行相关的情志调理，饮食指导、运动指导，同时做好治疗的注意事项宣教，如：按压耳穴贴的手法以及耳穴按摩法的治疗要点。这对于提高治疗效果起到重要作用。希望在今后的临床工作中，收集更多不同证型的临床资料，取得更好的治疗效果和数据，为便秘患者提供有效的治疗方案。

案例 3　耳穴综合疗法治疗膈肌痉挛（顽固性呃逆）的护理

［摘要］

膈肌痉挛在中医学称"呃逆"，古称"哕"，又称"哕逆"，是指胃气上逆动膈，气逆上冲，喉间呃呃有声，声短而频，不能自止为主要表现的病症，可因饮食不节，情绪抑郁，病后体虚所致。与膈肌结构和功能的异常改变密切相关，是膈肌间歇性不自主痉挛收缩，空气随之迅速进入呼吸道，声门短暂关闭，声带振动而发出短促响亮声音的一种疾病。呃逆持续时间超过 48 小时则称为顽固性呃逆。呃逆一般无严重不适，且可自愈，但顽固性呃逆则可致患者饮食困难、精神萎靡，加重原发疾病或导致其他疾病，引起睡眠障碍。本案例通过中医四诊合参、辨证分析，采用耳穴按摩、耳部铜砭刮痧、耳穴贴压的方法，刺激相应的脏腑及经络，再配以中医综合护理措施，有效减少呃逆发作时间和频率，为治疗外周性顽固性呃逆提供参考方案。

［病例简介］

患者李某，男，74 岁。

入院日期：2023 年 1 月 10 日。

发病节气：小寒。

主诉：持续呃逆 2 月，影响正常生活。

现病史：2022 年 5 月 5 日晨起无明显诱因突然出现呃逆，难以控制，当地医院检查无明显器质性病变，对症治疗，呃逆症状减轻但未得到有效控制。

2022 年 6 月 23 日于当地中医院针灸治疗 7 天后，呃逆才止。2022 年 11 月 3 日无任何诱因，再次出现持续呃逆。

生命体征：T: 37.5℃，P: 90 次 / 分，R: 25 次 / 分，BP: 122/70mmHg。

专科查体：神志清，精神差，呼之可简单应答，纳差眠一般。入院始持续呃逆，呃声有力冲逆而出，不思饮食，体重下降（BMI: 17.8 偏低）。神疲乏力，四肢软弱无力，不耐久行，久站，气促。

辅助检查：核磁共振检查显示，双肺下叶炎性改变，有膈肌疝，余见表 4-1-3-1。

表 4-1-3-1　辅助检查结果

检验项目	2023 年 1 月 10 日	2023 年 1 月 13 日	2023 年 1 月 16 日	2023 年 1 月 18 日	正常值
白细胞	11.8×10^9/L	10.9×10^9/L	6.9×10^9/L	6.5×10^9/L	3.69×10^9~ 9.16×10^9/L
c 反应蛋白	12mg/L	11.8mg/L	9.0mg/L	3.7mg/L	0~4mg/L
中性粒细胞百分比	87%	76%	55%	60%	50%~70%

既往史：有心包炎，膈疝病史。

个人史：喜食肥甘厚味。

社会心理状态：焦虑。

中医诊断：1. 咳嗽病；2. 呃逆（胃火上逆）。

西医诊断：1. 膈肌痉挛顽固性呃逆；2. 肺炎。

[护理评估]

1. 中医护理评估　详见表 4-1-3-2~ 表 4-1-3-3。

表 4-1-3-2　四诊合参

望		闻		问		切	
神	神疲乏力，喜坐卧	声音	声音清晰，呃声洪亮，冲逆而出	寒热	低热	脉	滑数
				汗	无汗		
面容	面色萎黄，唇色红而干			渴	口臭烦渴，口干口苦		
				二便	小便短赤，大便秘结		
形	形体适中	气味	口臭	饮食	纳食少，喜冷饮		
				耳目	有耳鸣史		
舌	舌质暗红，苔黄			睡眠	寐差		
				因	饮食不规律，饮食不洁		

表 4-1-3-3　八纲辨证

阴阳	小便短赤，大便秘结，口干口苦，舌质暗红，苔黄故为阳证
表里	发热，喜冷饮。舌质暗红，苔黄，脉滑数，故为里证
寒热	发热，无汗，舌质暗红苔黄，故为热证
虚实	精神疲乏，神疲乏力，喜坐卧，小便短赤，大便秘结为虚实夹杂证

2. 专科护理评估　详见表 4-1-3-4。

表 4-1-3-4　专科护理评估

项目	分数	等级
呃逆次数和症状评分	9 分	重度
便秘 BSFS 分型	Ⅱ 型	便秘
PIPER 疲乏测评	3 分	轻度
日常生活能力 Barthel 评分	22 分	低危
Morse 跌倒风险评估评分	35 分	低风险
焦虑自评量表（SAS）评分	59 分	轻度焦虑
生存质量量表（SF-36）中一般健康状况	80 分	总分 100 分

[护理问题]

1. 呃逆　与脾胃虚弱，胃火上逆有关。

2. 便秘　与饮食不洁年老体弱有关。

[辨证思路]

本案例患者有心包炎，膈疝病史属于呃逆中的外周性呃逆，根据患者症状，如不思饮食，饮食不规律，饮食不洁消瘦、脾胃虚弱，大便秘结。舌质暗红，苔黄故为胃火上逆、虚实夹杂证。

施护原则：清热和胃健脾，疏肝理气，降逆止呃。

[取穴思路]

本案例患者属于胃火上逆、虚实夹杂证，主要病机为胃失和降，胃气上逆动膈，本病病位在膈，关键脏腑为胃，并与肺、肝、肾有关。采用耳穴综合治疗，首先依照耳穴取穴指导原则，相应部位取穴膈、胃、贲门，为止呃要穴。根据辨证取穴，选择肝穴，具有疏肝理气，降气止逆的作用。肺：清热，降气止逆。三焦：降气止逆，通达上下气机。耳迷根：疏利三焦气机，调达上下升降，治疗患者便秘。神门：镇静、止逆。交感：缓解平滑肌痉挛。消化系统皮质下：清除大脑皮质层大脑兴奋灶，调节胃肠功能。

为缓解患者焦虑情绪根据五音疗法，操作过程中可播放宫调音乐。《春江花月夜》《月光奏鸣曲》悠扬、沉静、庄重，如"土"般宽厚结实，入脾，改善消化系统症状。

[耳穴诊断]

耳郭视诊：阳性反应。

耳中穴：白色结节样突起点沟状凹陷，直肠区域发红。

耳穴压痛法：耳中穴、直肠、胃区有压痛点。

耳穴扪诊法：膈区有条索状隆起质硬。

问诊：三天未行大便。

[临证护理及方法]

耳穴治疗分步骤进行序贯治疗：首先给予耳穴按摩（运行全身气血，调理脏腑），然后给予耳穴基础刮痧加重点刮痧（刺激相应穴位，治疗疾病），再次重点穴位耳穴按摩，最后给予耳穴贴压（加强疗效持久刺激穴位，降逆止呃）。

一、耳穴按摩

第一步：双手合掌，互搓掌心（劳宫穴）直至发热，然后双手五指并拢，以掌心顺时针按摩耳郭正面 10~20 次。

第二步：双手示指置耳郭上部作固定，拇指指腹置耳背心的位置，然后以拇指指腹由后往前按摩耳背心 10~20 次。

第三步：以双手拇指或示指指腹，顺着耳后降压沟，由上往下按摩 10~20 次。

第四步：将双手拇指置于耳垂后面以做固定，然后以示指指腹顺时针均匀按摩整个耳垂 10~20 次。

第五步：四指并拢，用示指边缘搓、擦耳背降压沟，及耳背肾、耳背脾、耳背肝、耳背肺等五脏穴的位置 10~20 次。

第六步：用双手拇指、示指，夹捏耳朵尖端（耳尖穴）向外向上牵引提拉，手指一松一紧或一捏一放，以耳尖穴发热发红为准，一般提拉 10~20 次。

第七步：双手拇指固定在耳后，用示指由上往下依次按压耳轮、对耳轮、三角窝、耳甲艇、耳甲腔等位置 10~20 次。

第八步："鸣天鼓"，用整个手掌心按住耳朵 5~6s，然后快速放开，以产生轻度弹响，重复 3~5 次（患有急性中耳炎者此步禁做）。耳穴按摩操结束，以患者耳朵微微发红、发热，并感舒适为度。

二、耳穴基础刮痧加重点刮痧

单侧耳朵自下而上、由外向内包括耳前和耳后各个部位，最后刮耳后至胸锁乳突肌。该患者耳穴综合疗法每周 2 次治疗。患者轻度焦虑操作过程中全程播放宫调音乐《春江花月夜》《月光奏鸣曲》（同声相应，同气相求）。

（1）自下而上、由外向内（前面）：耳垂→耳轮→耳舟→对耳轮→耳甲腔→耳甲艇 ┄耳甲 ┄三角窝。

（2）由外向内（背面）：耳垂背面→耳轮尾背面→耳轮背面→对耳轮后沟→对耳屏后沟→耳甲腔后隆起→耳轮脚后沟→耳甲艇后隆起→对耳轮下脚后沟→三角窝后隆。

（3）基础刮拭时，患者耳中、贲门、胃、直肠有明显疼痛感，给予重点刮拭，加神门和枕穴镇静止呃。每个穴位根据患者耐受情况刮拭 1~2 分钟（基础刮拭和重点刮时间 20 分钟左右）。

手法：徐而和，配合点、按等手法，根据患者耐受度选择力度刮痧板与皮肤呈 30°~45°，寸刮频率每秒 3 次。刮痧后 4 小时内不宜洗澡，避免吹风。

三、重点穴位耳穴按摩（双耳按摩约 5 分钟）

重点按摩：耳中、贲门、胃、神门、枕、耳迷根、下耳根，其中耳中和下耳根可采用耳穴指压法重点按摩，依据：耳中解除膈肌痉挛。下耳根疏利三焦气机，调达上下升降。

四、耳穴贴压（单侧耳）

每天择时按压 5~6 次，每次每穴 20 下左右，手法轻柔，耳部有胀痛热度为主，隔 2 天换贴对耳。

[治疗经过]

2023 年 1 月 10 日（入院当天），患者呃逆次数和症状评分 9 分（重度），便秘 BSFS 分型：无便，大便次数 0 次。遵医嘱给予昂旦司琼液体静滴，甲氧氯普胺 10mg 足三里穴位注射（双侧足三里交替，每日 1 次），夜间睡前给予奥氮平 10mg 口服。60 分钟后呃逆症状缓解，呃逆次数和症状评分 6 分（中度），患者焦虑自评量表（SAS）评分 80 分（重度焦虑）。

2023 年 1 月 11 日（入院 1 天），患者晨起呃逆次数频繁，9：00 给予患者耳穴综合疗法治疗，第 20 分钟患者呃逆症状已完全停止，继续进行耳穴贴压治疗。告知患者耳穴贴压后的按压方法。16：00 患者排便 1 次，22：00 患者再次发生呃逆，呃逆次数和症状评分 6 分（中度），便秘 BSFS 分型：Ⅱ型，大便次数 1 次，无法入睡，奥氮平效果不明显，给予耳部按摩 20 分钟后安静入睡。调整治疗方案，睡前 20：00 给予重点耳穴按摩和耳穴贴压，遵医嘱停昂旦司琼和奥氮平。

2023 年 1 月 13 日（入院 3 天），患者呃逆次数和症状评分 3 分（中度），便秘 BSFS 分型：Ⅲ型，大便次数：当天排便 1 次。患者焦虑自评量表（SAS）评分 20 分（正常），给予耳穴综合疗法，治疗方案同前。

2023 年 1 月 17 日（入院 7 天），患者呃逆次数和症状评分 0 分（正常），便秘 BSFS 分型：Ⅳ型，大便次数：每 2 天排便 1 次。给予耳穴综合疗法，治疗方案同前。

[护理措施]

一、生活起居

（1）注意保暖，避风寒湿邪入侵。

（2）注意休息，避免劳累，保持良好的睡眠环境，戴耳塞、眼罩，避免不良刺激。

（3）多饮水，遵医嘱耳穴贴压。

二、膳食调养

（1）嘱患者清淡饮食，食新鲜蔬菜水果，少食煎烤、油炸之品。忌鱼、虾、蟹、鸡肉、羊肉等，忌辛辣、刺激性食物，禁烟酒。

（2）辨证施膳：该患者为胃火上逆证，遵医嘱用旋覆代赭汤加减。药用旋覆花、代赭石、人参、炙甘草、制半夏、生姜、大枣。

三、用药护理

遵医嘱用药及对症治疗。

四、运动调护

指导患者练习八段锦、太极拳等。

五、情志调护，心理护理，播放宫调音乐

《春江花月夜》《月光奏鸣曲》悠扬、沉静、庄重，如"土"般宽厚结实，入脾，可改善消化系统症状。护理上选用移情疗法。让患者保持内心宁静，神志安宁，心情舒畅，避免焦虑情绪。

[护理评价]

经过7天的耳穴综合治疗，取得了显著的治疗效果，舌质暗红、苔黄变为舌淡红、苔薄白。患者睡眠质量逐渐改善，焦虑心情逐渐消除，对治疗效果非常满意。患者治疗12天后好转出院，出院后第7天回访，患者自诉没有出现打嗝现象，大便1天1次，精神好，胃口好。患者出院第8天来院门诊进行耳穴贴压1次。见表4-1-3-5。

表4-1-3-5　护理评价

观察项目	治疗前	治疗后3天	治疗后7天
呃逆次数和症状评分	9分	3分	0分

观察项目	治疗前	治疗后 3 天	治疗后 7 天
便秘 BSFS 分型	无便	Ⅲ型	Ⅳ型
焦虑自评量表（SAS）评分	59 分	20 分	10 分

[案例讨论]

（1）采用耳穴综合疗法对外周性、顽固性呃逆能起到良好效果，避免了药物的不良反应，操作简单方便。

（2）耳部刮痧加耳穴贴压刺激轻柔作用持久，可有效抑制呃逆复发。

（3）操作过程中的经验：操作者和患者要做到同声相应、同气相求。注重基础铜砭刮痧，很多阳性点会在基础刮痧中表现出来。比如：患者胃区、耳中区，肺区出痧明显，酸麻热痛明显。重点刮痧时可配合点、按手法，重点刮痧。

（4）治疗顽固性呃逆其他建议：耳部毫针法，留针 5~10 分钟，取穴同上。耳穴透穴法：由耳中穴刺到胃穴，针刺斜透，行泻法，待患者有剧烈疼痛热胀感后，留针 1~2 小时。

案例 4　耳穴综合疗法缓解偏头痛的护理

[摘要]

高血压是以体循环动脉压升高为主要临床表现的疾病，定义为未使用降压药物的情况下诊室收缩压 ≥ 140mmHg 和（或）舒张压 ≥ 90mmHg。根据血压升高水平，进一步将高血压分为 1~3 级。高血压可分为原发性高血压和继发性高血压，动脉压的持续升高与中风、冠心病事件，及心血管病死亡风险之间存在密切的联系。据第 6 次全国高血压抽样调查显示，2012—2015 年我国成年人高血压患病粗率为 27.9%（标化率 23.2%），总体呈上升趋势。高血压的患病率随年龄增加而显著提高，且有男性高于女性、北方高于南方、城市高于农村的现象。高血压病的防治仍是我国公共健康的重要挑战。中医学中并无高血压病的明确概念，根据其临床症状当属"头痛""眩晕"等范畴。头痛是指因外感六淫或内伤杂病，致使脉络绌急或失养，清窍不利所引起的以患者自觉头部疼痛为主要临床表现的病症。西医学中的偏头痛、高血压、动脉硬化等，以头痛为主要临床表现者，皆可属本病证。本案例通过中医四诊合参、辨证分析，采用耳穴放血、耳穴贴压的方法，刺激相应的脏腑及经络，再配以中医综合护理措施，能有效缓解头痛，降低血压，为减少心血管疾病的发生提供参考方案。

［病例简介］

患者周某，女，59 岁，体重 78kg。

入院日期：2023 年 8 月 24 日。

发病节气：处暑。

主诉：头痛 7 天，侧头为主，呈胀痛。

现病史：患者述发病前有大怒，一周前患者自觉头部额颞疼痛，以胀痛为主，时痛时止，遇劳加重。

生命体征：T：36.6℃，P：77 次 / 分，R：18 次 / 分，BP：186/99mmHg。

专科查体：头部额颞疼痛，以胀痛为主，时痛时止，遇劳加重。精神差，眠欠佳，晨起口苦口干，小便调，大便干，2~3 日 1 次，舌质红，苔黄，脉弦滑。

辅助检查：特殊序列成像（DWI）示脑内少许缺血灶；颅脑 MRA 示动脉硬化改变。心脏彩超示室间隔增厚；下肢大血管彩超示双侧股浅动脉、腘动脉细小斑块形成；颈部大血管彩超：①甲状腺左侧叶多发结节，TI-RADS-3；②双侧颈部动脉中内膜增厚并左侧颈动脉斑块形成。

既往史：患者既往慢性萎缩性胃炎、脂肪肝、胆囊结石病史，无家族史，无食物及药物过敏史。

个人史：否认烟酒嗜好。

社会心理状态：焦虑。

中医诊断：头痛（肝阳上亢证）。

西医诊断：高血压（3 级，高危）。

[护理评估]

1. 中医护理评估　详见表 4-1-4-1~ 表 4-1-4-2。

表 4-1-4-1　四诊合参

望		闻		问		切	
神	神清，痛苦面容	声音	言语清晰 声音低微	寒热	怕热		
色	面色红润			汗	无汗出		
舌	舌质红，苔黄			二便	大便干，小便调	脉	弦滑
形	形体适中	气味	未闻及特殊 气味	饮食	纳可		
态	查体配合			睡眠	眠差，多梦		

表 4-1-4-2　八纲辨证

阴阳	头目胀痛，面红目赤，烦躁易怒，属阳证
表里	病在脏腑，病位深，病程长，属里证
寒热	面色红，怕热，大便干，舌暗红，苔黄，脉弦滑，属热证
虚实	病程久，痛势悠悠，遇劳加重，时作时止，属虚证

2. 专科护理评估　详见表 4-1-4-3。

表 4-1-4-3　专科护理评估

项目	分数	等级
数字评分法（NRS）	5 分	中度疼痛
中医病证诊断疗效标准	2 分	中度

[护理问题]

1. 疼痛　与外邪侵扰，阻闭脉络，不能上荣脑髓有关。

2. 眩晕　与阳亢化风有关。

3. 焦虑　与疼痛、担心预后有关。

[辨证思路]

本病患者长期精神紧张忧郁，肝气郁结，肝失疏泄，络脉失于条达拘急；

平素恼怒太过，气郁化火，日久肝阴被耗，肝阳失敛而上亢，阳亢于上，阴亏于下，清阳受扰而致头目胀痛、面红目赤，舌脉均为佐证，证属肝阳上亢。通过耳尖放血祛风清热，镇肝潜阳，清脑明目。耳穴压豆通过刺激耳郭上的穴位或反应点，调节脏腑功能和内分泌系统，疏经通络，镇静安神止痛。

施护原则：平肝潜阳，镇静止痛。

[取穴思路]

本案例患者采用耳穴综合治疗方法。患者属肝阳上亢证。首先依照耳穴取穴指导原则，取穴：心、肝、胆、降压点、神门、颞、枕、结节、交感、神经系统皮质下，双耳交替，1周2次。每日按压3~5次。脏腑辨证选穴：心主血脉，取心穴具有疏通经脉、活血止痛之功，调节心脏泵血功能；肝藏血、养筋，取肝穴能舒筋止痛，活血益气，调节血量，血管平滑肌功能；胆经与肝经相表里，胆经循经抵耳上角，从耳后入耳中，出走耳前，用于治疗偏头痛。经验（特定功能）选穴：降压点是诊断和治疗高血压的特定点，具有直接降压作用；神门穴有镇痛、镇静、消炎的功效；交感穴是五大活血要穴之一，具有调节自主神经、镇痛、舒张血管的功效；皮质下具有调节大脑皮层兴奋和抑制的功能。相应部位选穴：取颞、枕穴，以镇静止痛，降压安神。神经选穴：结节穴皮下分布有枕小神经、耳大神经等，取之能通过神经传导，调节心血管中枢，起到直接降压止痛作用。

[临证护理及方法]

耳穴治疗分步骤进行：首先给予耳穴按摩，然后给予耳穴放血，最后给予耳穴压豆。

一、耳部按摩（图 4-1-4-1~图 4-1-4-4）

第一步：上下按摩耳轮，并向外拉。以双手拇指、示指沿耳轮上下来回按压、捏揉耳轮，使之发热，然后向外拉耳朵15~20次。

第二步：下拉耳垂。先将耳垂揉捏、搓热，然后下拉耳垂15~20次。

第三步：按压耳窝。按压摩擦耳甲腔处15~20次，然后按压摩擦耳甲艇15~20次。

第四步：提拉耳尖。用双手拇指、示指捏揉耳上部，然后往上提揪15~20次，至该处充血发热。

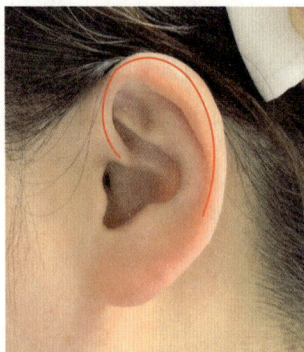

▲ 图 4-1-4-1　耳部按摩 1

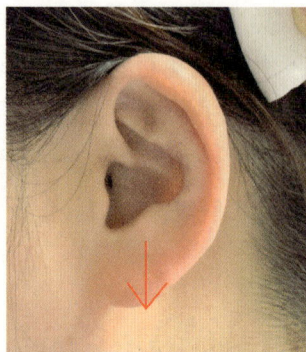

▲ 图 4-1-4-2　耳部按摩 2

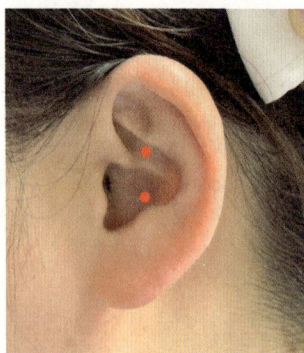

▲ 图 4-1-4-3　耳部按摩 3

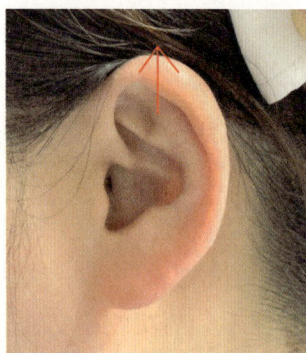

▲ 图 4-1-4-4　耳部按摩 4

二、耳尖放血（图 4-1-4-5）

耳尖穴其下分布有耳颞神经及耳后动脉。操作手法：患者正坐或侧伏，折耳向前，于耳郭尖端上方取穴。操作时使用 75% 乙醇棉球消毒穿刺部位，待干，护士戴手套，左手按揉，使局部充血，右手手持采血针或者一次性注射器针头，迅速直刺穴位 1~2mm 深，用乙醇棉球擦其针孔，使其自然出血。操作时注意挤压方法，不能在局部挤压，以防血肿产生。频次：双耳尖交替放血，每日 1 次，连续 10 天。

三、耳穴贴压（图 4-1-4-6）

1. 主穴

（1）根据相应部位取穴：颞、枕。

（2）经验选穴：降压点、神门、交感、神经系统皮质下。

（3）根据辨证取穴：心、肝、胆。

（4）根据神经选穴：结节。

2. 配穴　伴失眠多梦可加神经衰弱区、垂前、多梦区、失眠点；伴高血脂可加胰胆、小肠、大肠；伴恶心呕吐可取口、胃、耳中；肥胖、痰湿重者可取脾、三焦、内分泌。

3. 频次　双耳交替，1周2次，每日按压3~5次。采用点压法，每次间隔0.5秒。每次每穴按压30~60下，或3~5分钟。

4. 操作方法　用探棒寻找压痛敏感点，自上而下，由内向外。嘱患者感到受压处明显疼痛时及时告知，或根据患者皱眉反应作出判断。核对穴位后，选用75%乙醇棉球消毒全耳，操作者左手固定耳郭，右手取王不留行籽胶布贴，用镊子夹住，贴敷在已选的耳穴上，贴紧后稍加按压。以患者局部有酸麻胀痛或发热感为度。

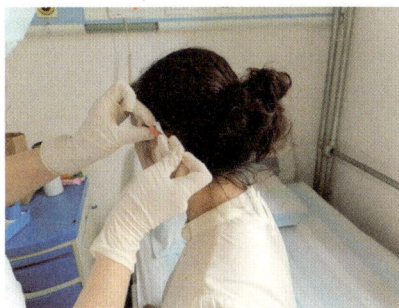

▲ 图4-1-4-5　耳尖放血

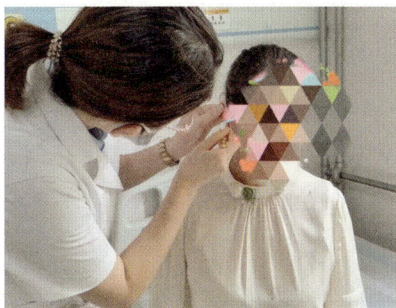

▲ 图4-1-4-6　耳穴贴压

[治疗经过]

2023年8月24日，患者入院，入院时疼痛评分5分，血压186/99mmHg，耳诊后给予双耳三角窝1、3、4区、对耳屏2、3、4区按摩5分钟，给予左耳耳尖放血，右耳贴压心、肝、胆、降压点、结节、神门、颞、枕、交感、皮质下。

2023年8月25日，患者血压180/95mmHg，继续右耳耳尖放血。

2023年8月26日，患者血压172/90mmHg，患者自述疼痛减轻，疼痛评分降至4分，大便干，继续左耳耳尖放血，加大肠、直肠、小肠、肺。

2023年8月27日，患者血压166/95mmHg，右耳耳尖放血。

2023年8月28日，患者血压163/90mmHg，左耳耳尖放血。

2023年8月29日，患者血压159/86mmHg，患者自述疼痛减轻，降至2分，口干口苦,烦躁易怒,继续右耳耳尖放血,加口、脾、胃、内分泌贴压。

2023年8月30日,患者血压159/85mmHg,左耳耳尖放血。

2023年8月31日,患者血压156/84mmHg,右耳耳尖放血。

2023年9月1日,患者血压154/84mmHg,左耳耳尖放血,患者自述疼痛消失,其余症状好转,继续加多梦区、失眠点、垂前贴压,改善睡眠。

2023年9月2日,患者血压155/82mmHg,右耳耳尖放血,患者出院,嘱坚持服药,每日自行按摩贴压部位,可门诊继续治疗。

[护理措施]

一、生活起居

(1)病室保持安静、舒适、空气新鲜,光线不宜过强。

(2)头痛急性发作时,应卧床休息,闭目养神,减少头部晃动,切勿摇动床架,症状缓解后方可下床活动,动作宜缓慢,防止跌倒。

(3)指导患者自我监测血压,如实做好记录,以供临床治疗参考。

(4)指导患者戒烟限酒。

二、膳食调养

(1)饮食以清淡、易消化为原则,注意补充营养,忌辛辣刺激、肥甘厚腻之品,避免高脂食物、浓茶、红酒等。

(2)辨证施食:该患者为肝阳上亢,应平肝潜阳,以低脂、低胆固醇清淡饮食为宜,如海带、紫菜、淡菜、蚌肉、天麻鱼头汤、芹菜粥、菊花粥、夏枯草粥等,亦可用菊花、决明子泡水代茶。

三、用药护理

(1)遵医嘱用药,嘱患者服药后注意休息,观察疗效及反应,做好记录。

(2)治疗肝阳头痛的中药汤剂宜文火久煎,温服。

四、运动调护

指导患者进行降压操、八段锦锻炼。

五、情志护理

(1)内伤头痛因病程长,患者往往思想负担较重,内心苦闷,尤其是肝阳头痛患者,更容易急躁郁怒。护理人员要耐心倾听患者的心声并多与患者沟通,了解其心理状态,进行针对性指导。

(2)头痛较重,心烦焦虑者,减少探视人群,给患者提供安静的休养空间,鼓励患者听舒缓音乐，如《江河水》《汉宫秋月》等，减轻焦虑感。

[护理评价]

经过 10 天的耳穴综合治疗，取得了显著的治疗效果。患者头痛消失，收缩压下降 31mmHg，舒张压下降 17mmHg，夜间睡眠质量逐渐改善，焦虑心情逐渐消除，对治疗效果非常满意。(见表 4-1-4-4)

表 4-1-4-4　护理评价表

观察项目	治疗前	治疗后 3 天	治疗后 9 天
数字评分法（NRS）	5 分	4 分	0 分
中医病证诊断疗效标准	2 分	2 分	0 分

[案例讨论]

（1）耳穴贴压时注意教会患者每日自行按压，按压时稍微用力，注意刺激强度与耐受性，尤其是心区的按压可在按压神门后，并注意耳穴的方向，以使耳郭有发热、胀痛感为度。

（2）从西医学的观点来说，耳尖所在的位置，相当于自主神经的高级中枢，对调节人体内脏功能和情绪有重要的作用。按照生物全息律的原理，耳尖穴对应人体的头面部区域，故它对头面部的热证有较好的治疗作用。因此给予耳尖放血治疗可以有效清头目之热。

（3）偏头痛多与情绪波动有关，肝主疏泄，七情久蓄可伤及五脏，导致脏腑气机紊乱。故给予耳穴治疗时应联合情志护理，指导患者保持乐观豁达，同时给予患者正向积极的暗示，合理引导患者情绪，保持情志舒畅。

案例 5　耳穴综合疗法治疗心脾两虚型失眠的护理

[摘要]

失眠现今被定义为尽管有合适的睡眠机会和睡眠环境，患者却依然对睡眠时间和（或）质量感到不满足，并且影响日间社会功能的一种主观体验。其主要症状表现为入睡困难（入睡潜伏期超过 30 分钟）、睡眠维持障碍（整夜觉醒次数 ≥ 2 次）、早醒、睡眠质量下降和总睡眠时间减少（通常少于 6 小时），同时还伴有各种日间功能障碍。失眠可引起的日间功能障碍主要包括情绪低落、体力下降，甚或导致激惹、身体外部不适、记忆力减退与认知障碍等。据调查，在世界范围内，30% 以上的成年群体中都存在睡眠问题，而在我国调查中，则有高达 45.4% 的受访者均表示在调查时间过去的 1 个月中曾经历过不同程度的失眠。长期失眠导致的乏力、困倦等症状不但对患者的日常生活造成诸多不利影响，而且也严重损伤其心理状态。本案例通过中医四诊合参、辨证分析，采用耳部按摩、耳穴刮痧、耳穴贴压的方法，选取主穴神门、枕、心、皮质下、垂前，配穴脾、胃，调节人体经络，从而平衡阴阳，调和脾胃，促进气血运行，以健脾益气，养心安神，有效缓解失眠，为防止失眠并发症的发生提供参考方案。

[病例简介]

患者李某，女，60 岁，体重 65kg。

入院日期：2023 年 7 月 6 日。

发病节气：小暑。

主诉：入睡困难、梦多易醒 1 年余，加重 1 周。

现病史：患者 1 年前开始失眠，每夜入睡困难，多梦易醒，醒后难以再次入睡。伴乏力神疲，饮食无味，面色无华。无咳嗽咳痰、腹胀腹痛、发热畏寒。

生命体征：T：36.4℃，P：80 次 / 分，R：20 次 / 分，BP：145/90mmHg。

专科查体：入睡困难、梦多易醒，夜间睡眠时长为 4~5 小时，须服用药物（阿普唑仑 0.4mg，口服，每晚 1 次）辅助入眠。平素心情低落，郁郁寡欢，很少主动与人交流。匹兹堡睡眠质量指数量表（PSQI）评分 18 分，抑郁自评量表（SDS）评分 58 分。小便黄，大便时溏，舌质淡，苔薄白，舌体淡胖，舌下络脉青紫、迂曲。

既往史：高血压病史 20 余年，脑梗死病史 2 年，未遗留后遗症，否认药物、食物过敏史。

个人史：否认烟酒嗜好。

社会心理状态：焦虑。

中医诊断：不寐（心脾两虚证）。

西医诊断：失眠。

［护理评估］

1. 中医护理评估　详见表 4-1-5-1～ 表 4-1-5-2。

表 4-1-5-1　四诊合参

望		闻		问		切	
神	神清，精神欠佳	声音	声音正常	寒热	无	脉	细弱
				汗	少汗		
面容	面色少华、暗淡不荣			头身	无头晕、身痛		
				二便	大便时溏，小便黄		
形	形体适中，肌肉松软	气味	未闻及特殊气味	饮食	纳食无味		
				耳目	听力、视力正常		
舌	舌质淡，苔薄白，舌体淡胖，舌下络脉青紫、迂曲			睡眠	入睡困难、梦多易醒		
				既往	高血压病史 20 余年，脑梗死病史 2 年		

表 4-1-5-2　八纲辨证

阴阳	脾主运化，脾虚，气血生化乏源，心神失养，致心脾两虚。患者病位在心脾，属心脾两虚证，故为阴证
表里	无头身疼痛、恶寒发热，因脾气亏虚，心血不足而表现为失眠多梦、肢倦神疲、纳食无味，属里证
寒热	无明显寒证、热证表现
虚实	面色少华、暗淡不荣，舌质淡，苔薄白，舌体淡胖，舌下络脉青紫、迂曲，为心脾气血不足，属虚证

2. 专科护理评估　详见表 4-1-5-3。

表 4-1-5-3　专科护理评估

项目	分数	等级
抑郁自评量表（SDS）	58	轻度焦虑
匹兹堡睡眠质量指数评分表（PSQI）	18	质量很差

[护理问题]

1. **入睡困难** 与焦虑劳神过度，耗伤心血，心神失养有关。
2. **多梦易醒** 脾虚，气血生化无源，心血不足，心神失养，神不守舍。
3. **焦虑** 思虑劳倦太过，伤及心脾，心伤则心血暗耗，心阴亏虚。

[辨证思路]

心主神志，主血液运行，脾主生血，为气血生化之源。本病患者平素思虑劳神过度，耗伤心血，损伤脾气，气血生化不足，导致心失所养、神不守舍，故多梦易醒；血虚不荣，故面色少华；脾气不足，运化失健，故食欲不振，腹胀便溏；脾失健运，则饮食无味；血少气虚，故肢倦神疲，脉虚弱。

治则：益气健脾，养血安神。

[取穴思路]

综合四诊，脾为气血生化之源，心主血藏神，患者平素思虑劳神过度，耗伤心血，损伤脾气，故出现心神失养所致的入睡困难、多梦、易醒，选取神门、心、皮质下、枕以益心安神、健脾助眠，选取利眠两要穴——催眠点、身心穴（垂前）以缓解入睡困难，选择耳背肝区（失眠点）以镇静、安神、利眠。肾主骨生髓，脑为髓之海，髓海空虚则梦多易醒，加耳背多梦区及肾穴，可益肾生髓，减少患者多梦易醒的症状；脾为后天之本，气血生化之源，脾虚失健，气血生化不足，不能荣养五脏，患者则出现面色少华、神倦乏力，选取脾、胃、肝、心穴等以健脾益气助正、除烦解郁、养肝益血。

[临证护理及方法]

耳穴治疗分步骤进行：首先给予耳部按摩，然后给予耳部刮痧，最后给予耳穴贴压。

一、耳穴按摩

《杂病源流犀烛·耳病源流》引《养性书》："以手摩耳轮不拘遍数，此所谓修其城廓，补其肾气，以防聋聩，亦治不睡也。"本案例通过耳部按摩使经络穴位处充血，改善局部微循环，达到气行血生。心主血，脾为气血生化之源，脾气健旺，化源充足，气充血盈，充养心神，则心有所主。小周天是体内真气围绕任督二脉，周流循环，任督二脉形成环流。真气汇向十二正经、奇经八脉，真气在全身运行，就是一个完整的全循环，称为大周天。耳部按摩分为大小周天循环按摩、耳背按摩法、全耳前后按摩法。（见图4-1-5-1~图4-1-5-2）

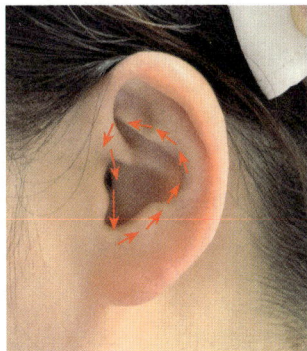

▲ 图 4-1-5-1　小周天按摩　　▲ 图 4-1-5-2　大周天按摩

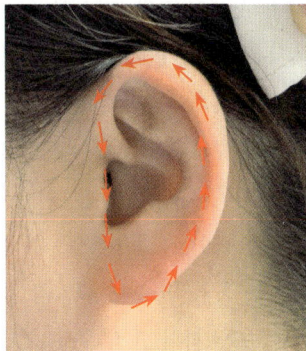

第一步：循环按摩小周天法，打通任督二脉。按摩顺序：从内分泌开始，经卵巢，对耳屏耳甲缘，经过肾上腺，最后回到内分泌，为小周天经络循环系统，按摩频率为100~120次/分，按摩时间为1~2分钟。

第二步：循环按摩大周天法，打开大周天，即十二经脉法。按摩顺序：从耳轮4→耳轮3、耳轮2、耳轮1→耳尖穴→上耳根至耳郭前、耳屏前缘→耳垂前缘→耳垂下缘向外上方与轮4汇合，按摩频率为100~120次/分，按摩时间为1~2分钟。

第三步：全耳前后按摩法。双手示指放在耳屏前，中指放在耳郭后做上下来回按摩，按摩15~20次。

第四步：耳背按摩法。将发热的双手掌紧贴于耳背面，做上下来回搓摩，至耳背发红并发热为度，按摩15~20次。

二、耳部刮痧

在耳部刮痧的过程中，砭石和耳郭皮肤摩擦发热，发挥活血化瘀、散结消肿的作用。砭石有安神、调理气血、疏通经络的作用，可进一步扩张耳郭血管，促使耳郭组织高度充血，改善耳郭经络、血液及淋巴循环，达到行气活血、通经活络的目的。耳部刮痧首先进行耳部的基础刮痧，再根据患者心脾两虚证型，给予重点穴位刮拭。选取患者的神经衰弱区、神经衰弱点，此为两个利眠要穴；催眠点、失眠点、多梦区有镇静、安神、利眠的作用；皮质下、神门、枕等利于调节大脑皮层的兴奋与抑制；再以心、肝、脾为配穴以补益心脾、养心安神。

第一步：耳正面。自下而上、由外向内：耳郭→耳舟→耳甲腔→耳甲艇→三角窝，重点刮拭催眠点、失眠点、多梦区及耳部的消化相关部位（肝、脾、胃）。

第二步：耳前。自上而下：耳门、听宫、听会。

第三步：耳背。自下而上、由外向内：耳垂背→耳轮背→耳轮、对耳轮后沟→对耳屏后沟→耳轮脚后沟。

三、耳穴贴压

（1）相应部位：取神门、心、皮质下、枕、垂前穴。

（2）根据辨证取穴：脾、胃、肝、三焦、身心穴、快活点。

（3）频次：每天按压3~5遍。

（4）手法：以平补平泻的方法在耳郭上施以一按一松的柔和渗透力度，避免过度搓揉按压。

［治疗经过］

2023年7月6日，根据患者自述情况，护理门诊给予首次耳穴综合治疗：耳部按摩促进全身气血运行并重点刮拭特定区域神经衰弱区（枕区）、耳部消化相关部位（肝、脾、胃）；贴压时使用耳穴探测仪探查神门、心、皮质下、枕敏感反应点；配以脾、肝、身心穴对贴。患者操作前：舌体淡胖，边缘稍有齿痕，舌下络脉青紫、迂曲。操作后：舌体明显变薄，齿痕消失；舌下络脉颜色变浅、变细，见图4-1-5-3~图4-1-5-4。

2023年7月9日，患者反馈睡眠时间较前延长，夜间睡眠时间为5~6小时，日间精神状态较前好转，仍感心情烦躁，辨证取穴时着重给予耳部肝、脾等穴位，及耳背肝区、耳背肾区、耳背神经沟到风池区域刮拭，耳穴贴压加强身心穴和快活点的对贴。

2023年7月14日，患者述睡眠明显改善，夜间睡眠时间为7小时左右，阿普唑仑口服量减为0.2mg（口服，每晚1次），日间精神状态饱满，继续给予耳部综合治疗。因天气炎热耳穴压豆容易脱落及移位，给予患者3~4粒耳穴压豆贴压，避免脱落移位而影响治疗效果。

2023年7月17日，患者自述睡眠质量较前明显改善，能够连续睡眠7小时，情绪抑郁状态较前明显改善，能主动与医务人员沟通交流。辨证取穴选取：重点在肝、神经衰弱区（枕区）给予刮拭，耳穴贴压时增加肾、内分泌、交感继续巩固治疗。

2023 年 7 月 20 日，患者自述对目前睡眠质量满意，能够连续睡眠 7 小时以上，夜间梦多易醒情况未再出现，遵医嘱停用阿普唑仑口服，继续给予耳部综合治疗巩固疗效。

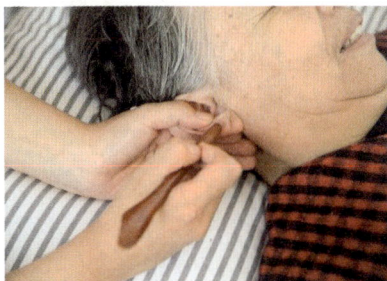

▲ 图 4-1-5-3　耳部刮痧

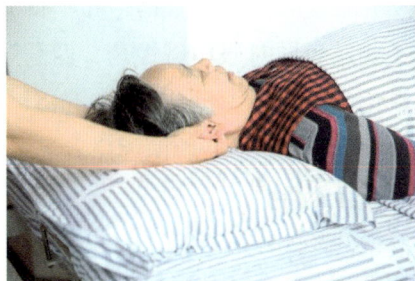

▲ 图 4-1-5-4　耳部按摩

2023 年 8 月 10 日，电话回访，患者对治疗效果满意，目前睡眠质量良好，未再服用药物辅助入睡，匹兹堡睡眠质量指数量表（PSQI）评分 10 分，抑郁自评量表（SDS）为 35 分。嘱患者持续、规律适量地有氧运动，如：八段锦、太极拳、快走等。饮食清淡易消化，忌食肥甘厚味及辛辣刺激食物，宜食富含维生素及纤维素的瓜果蔬菜。

[护理措施]

一、生活起居

（1）病室环境宜保持空气清新、安静，光线应柔和稍暗，被褥松软适宜，避免噪声。

（2）避免思虑过度，多与患者交谈，及时解除其心理焦虑。

（3）劳逸适度，适当地进行体育锻炼，如太极拳、八段锦、散步等，睡前不宜多看书，多思考。

（4）睡前按摩涌泉穴、足三里穴各 50~100 下。

二、膳食调养

（1）饮食宜清淡、易消化，多食调和阴阳气血之品，如百合、莲子、银耳、酸枣仁等，忌烟酒、辛辣和肥甘厚味之品。

（2）晚餐不宜过饥或过饱，睡前忌饮浓茶、咖啡等兴奋性的饮料。

（3）辨证施膳：该患者为心脾两虚证，可多食莲子、山药、龙眼肉、黄芪粥、党参粥、酸枣泡水饮等，以健脾养心、益气生血。

三、用药护理

（1）安神汤药宜睡前半小时服用以利于睡眠。如因其他并发病而用麻黄、附子和肉桂等助阳温热药时，则应在上午服用，以免因阳亢而影响睡眠。

（2）注意药物的配伍禁忌和不良反应。安神药中有酸枣仁、五味子等酸味药时，要避免同时服用碱性药；西药中苯巴比妥、巴比妥等尽可能不要连续服用，以免成瘾。

（3）辨证施药：心脾两虚患者汤药宜空腹温服，睡前服。

四、运动调护

指导患者练习八段锦、太极拳等。

五、情志调护

心脾两虚不寐患者可选择《春江花月夜》《秋湖月夜》《紫竹调》《花好月圆》《喜相逢》等乐曲以通调血脉，振奋精神，促进睡眠。

[**护理评价**]

经过 7 天的耳部综合治疗，患者睡眠质量明显提升，夜间梦多易醒情况未再出现，日间精神状态饱满，可以主动与医务人员沟通交流病情。根据患者病情辨证取穴治疗后，焦虑抑郁状态也得到明显改善，能够积极面对生活。（见表4-1-5-4）

表 4-1-5-4　护理评价表

观察项目	治疗前	治疗后 3 天	治疗后 7 天
焦虑自评量表（SDS）	58 分	47 分	39 分
匹兹堡睡眠质量指数评分表（PSQI）	18 分	12 分	6 分

[**案例讨论**]

（1）中医认为，失眠患者多是由于脏腑功能紊乱或者精气神功能失调导致"阳不入阴"或者"阴不敛阳"。虽与五脏六腑相关，因"心藏神"，"肾藏精"，"心肾相交则阴阳既济"，"脾胃位于中，是人体气机升降枢纽"，因此失眠与心、脾、肾三脏关系最密切。所以在耳穴治疗过程中要注意辨证取穴。例如：多梦，加耳背多梦区；早醒加睡眠深沉点；肝郁化火加肝、胆，以疏肝利胆；胃气失和加脾、胃，健脾和胃；心肾不交加心、肾，养心安神，水火相济；心脾两虚加心、肝、脾，补益心脾。

（2）心藏神，在志为喜；脾藏意，在志为思。五脏藏神，心为主导。人身以气血为本，精神为用。血气者，身之神。失眠患者常伴有焦虑抑郁状态，严重影响患者的生活质量，在给予耳部综合疗法的同时可以配合五行音乐治疗。中医五行音乐疗法是依据五音对应五脏的理念，调理脏腑阴阳，调节气血运行，起到阴平阳秘作用，二者配合，能更好地发挥耳穴综合疗法的作用，改善失眠和焦虑抑郁的症状。

（3）耳与脏腑经络有着密切的关系，各脏腑组织在耳郭均有相应的反应区（耳穴）。但是传统的耳穴贴压板为一粒王不留行籽，刺激的区域局限；在贴敷过程中因为出汗等原因，耳穴贴压容易移位，根据患者耳穴贴压部位选取2~4粒王不留行籽贴压，能更好起到刺激穴位的功效，取得满意的治疗效果。

（4）借助科技优势，助力耳穴技术的发展，采取耳穴探测仪测定皮肤电阻的"良导点"，测定耳穴皮肤电阻变化时可发出持续的蜂鸣声，可作为选取穴位的依据。儿科及脑病科患者对于护士探穴的反馈表述不清楚感受时，使用耳穴探测仪有利于提高临床护士耳部取穴的正确率。

案例6　耳穴综合疗法干预高血压颈源性眩晕的护理

[摘要]

高血压属中医"眩晕""头痛"范畴。主要因风阳上扰、痰瘀内阻，使脑窍失养，脑髓不充所致。以头晕目眩、视物旋转为主要临床表现。

颈源性眩晕以颈椎的眩晕和不平衡为特点，与颈部活动有关，又称"椎动脉压迫综合征""椎动脉缺血综合征""颈后交感神经综合征"。颈源性眩晕是中老年群体就诊的首要原因，患者的主诉以眩晕的交感神经症状为主，并且常伴头痛、注意力不集中、呕吐等症状，可因颈部肌肉放松或颈间关系改善而缓解。随着社会生活、工作方式的改变和生活节奏的加快，颈源性眩晕的发病率已趋向年轻化，其发病率高，复发率亦高，严重困扰着患者的生活和工作。本案例通过中医四诊合参、辨证分析，采用耳穴综合疗法，再配以中医综合护理措施，有效缓解高血压颈源性眩晕，为治疗高血压颈源性眩晕提供参考方案。

[病例简介]

患者于某，女，58 岁，体重 77kg。

入院日期：2023 年 9 月 30 日。

发病节气：秋分。

主诉：头晕、头胀痛反复发作 2 年余，加重 1 周。

现病史：晕呈昏沉感，头晕发作时可伴恶心呕吐，颈痛，呈酸痛感，口干口苦口臭，纳可，眠差、小便调，大便色黄质稀烂。

生命体征：T：36.4℃，P：80 次 / 分，R：20 次 / 分，BP：167/106mmh。

专科查体：颈椎生理曲度变直，颈部肌肉紧张，后枕部、C3~C7 棘突及椎旁压痛（+），转颈试验（+）；颈椎活动：活动受限，屈曲 45°、后伸 20°、左侧弯 15°、右侧弯 15°，左旋转 20°、右旋转 20°。

既往史：颈椎病、慢性胃炎、高血压、冠心病等病史。

个人史：否认食物药物过敏史；否认吸烟饮酒史。

社会心理状态：焦虑。

中医诊断：眩晕病（痰瘀互结证）。

西医诊断：1. 高血压 3 级，极高危；2. 颈椎病，颈椎间盘突出；3. 慢性胃炎。

[护理评估]

1. 一般护理评估 （表 4-1-6-1）

表 4-1-6-1 一般护理评估

生命体征	T：36.4℃，P：80 次 / 分，R：20 次 / 分，BP：167/106mmHg
神经系统	神清，精神疲倦，头晕，呈昏沉感，转颈及低头时明显，伴颈痛且颈部活动受限，四肢肌力肌张力正常
呼吸系统	胸廓对称无畸形，双肺呼吸音清，未闻及干湿啰音，无咳嗽咯痰等不适
循环系统	ECG 正常，律齐，各瓣膜听诊区未闻及病理性杂音
消化系统	肠鸣音正常
泌尿系统	小便调
内分泌系统	甲状腺无肿大，无妇科相关疾病

2. 风险评估 肌力分级：四肢肌力肌张力正常；Morse 跌倒风险评分：35 分（高风险情况：眩晕）；基本生活自理评分：95 分（轻度依赖）；VTE 血栓风险评分：1 分（低风险）。

3. 中医护理评估 四诊合参内容见表 4-1-6-2，八纲辨证内容见表 4-1-6-3。

表 4-1-6-2　四诊合参

望		闻		问		切	
神	神清、精神尚可	声音	语言流利呼吸正常	寒热	喜冷饮，无恶寒发热	脉	弦、滑
				汗	后背及胸腹易出汗		
色	未见黄染、潮红等			头身	头晕，颈痛，腰痛，左手小指麻木感		
				二便	小便调，大便色黄质稀烂		
形	营养良好，形体适中			饮食	纳一般		
				胸腹	偶有胸闷活动后明显		
态	坐而仰首，站立不稳	气味	口臭	耳	听力正常		
				渴	口干口苦		
舌	舌质红、苔薄黄，舌下脉络迂曲			睡眠	睡眠差		
				妇科	已绝经，无异常，育有一子		

表 4-1-6-3　八纲辨证

阴阳	病位在头、颈、腰、经络，故属阳证
表里	慢性胃炎，病程时间长，至脾胃亏虚，四肢肌肉无以濡养，痿软不用，故属里证
寒热	喜冷饮，周身困重，大便色黄质稀烂，故属热证
虚实	舌红，口燥咽干，病位主要在颈、腰、肢体、经络，故属实证

4. 专科护理评估 专科护理评估见表 4-1-6-4。

表 4-1-6-4　专科护理评估

项目	分数	等级
数字评分法（NRS）	5 分	中度疼痛
洼田饮水试验	/	Ⅱ级
焦虑自评量表（SAS）	69 分	中度焦虑

项目	分数	等级
阿森斯失眠量表评分（AIS）	4 分	轻度失眠
颈源性眩晕症状与功能评估量表	10 分	重度眩晕

[护理问题]

1. 舒适的改变　与颈痛、眩晕有关。

2. 疼痛　与经脉受阻，脉络不通有关。

3. 焦虑　与眩晕、担心预后有关。

[辨证思路]

本病患者头晕目眩，头重如裹，舌暗红，舌底脉络迂曲，脉弦，为瘀血内阻之象；颈痛、腰痛为痰瘀痹阻脉络、不通则痛，病位主要在颈、腰、肢体、经络，病性属实，病机为痰瘀阻络。痰瘀内阻，使脑窍失养，经络受阻，不通则痛。

辨证：痰瘀互结。

施护原则：实则泻之，舒筋活络，化痰利湿。

[取穴思路]

本案例患者采用针对性、个体化的耳穴综合治疗方法，耳穴治疗分步骤进行，关注操作前中后三个阶段的综合干预。操作前：耳穴按摩；操作中：耳尖放血、耳穴贴压、耳穴贴膏；操作后："择其时"耳穴按压。首先依照耳穴取穴指导原则，相应部位取穴。颈源性眩晕取颈椎穴有疏通经脉，活血通络的作用；取神门穴有治疗眩晕、多梦、失眠的效果；取肝、肾穴具有补益肝肾，舒筋壮骨的功效，可以扩张局部血管，增加血流量，改善椎—基底动脉供血不足，消除颈神经炎性反应。取降压沟和角窝上降血压，取神门穴、皮质下穴有宁心安神的作用。

[临证护理及方法]

耳穴治疗分步骤进行序贯治疗：首先给予耳穴按摩，然后给予耳尖放血，接着耳穴贴膏结合耳穴贴压技术，并"择时"耳穴按压，最后使用耳穴保健操进行延续护理。

一、耳穴按摩

（1）取穴依据：可以扩张局部血管，增加血流量，加快血流速度，从而达到疏通经络、补益精血、行气活血以及镇静安神的目的；为耳尖放血做好充分准备。（见图 4-1-6-1~ 图 4-1-6-2）

（2）具体步骤

1）全耳轮按摩法 3 分钟。左手搓右耳，右手搓左耳。频率 120 圈 / 分。

2）颈椎按摩定点爆破法 1 分钟。拇指向上缓慢推颈椎穴。

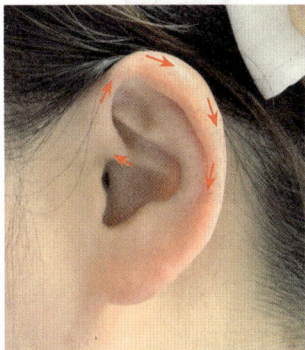

▲ 图 4-1-6-1　第一步　　▲ 图 4-1-6-2　第二步

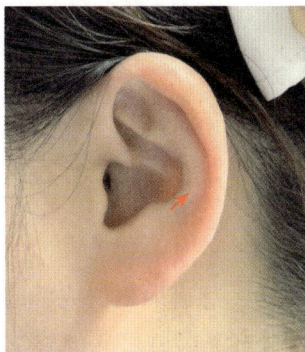

二、耳尖放血

（1）取穴依据：实则泻之，通过泻血起到祛瘀泻热的作用，从而达到即时降压的目的。耳尖穴是临床常用于放血的穴位。耳尖在耳部位置最高，且由于"火性炎上"，火热之邪在耳尖处，行清泻手法最为得当。"气有余便是火"，"血能载气"，通过放血治疗可以使气随血泻，火随血泻，故耳尖放血对发热、高血压等因"热""风"之类的病因而致病的疾病具有良好治疗作用。

（2）具体操作：充分沟通，揉捏耳郭致其红润充盈。定穴位、消毒：定位耳尖穴，固定耳郭 75% 乙醇消毒待干。针刺放血：针刺耳尖穴 1~2mm，吸取 10~15 滴血，双耳轮换，每日 1 次。

三、耳穴贴膏结合耳穴贴压技术

（1）依据：在耳穴贴膏、按压等刺激会产生经络放射感应，通过循经感传或隐性感传，导致全身或相应部位产生不同反应，从而达到行血祛瘀、舒筋通脉的目的。

（2）操作过程

1）耳穴贴膏：选颈、颈椎区，对贴。选用刺激性大、较黏的活血止痛贴膏。首先清洁耳郭，贴膏部位用肥皂或乙醇洗干净，以便于药物更好地透入皮下。将止痛膏剪成大小适合的耳贴贴于耳穴，每天按压3次，每次3~5分钟，待双耳充血发红、发胀即可，部分患者即刻有经络放射反应，颈部出现温热或轻松感。每周贴3次，2周为1个疗程。（见图4-1-6-3）

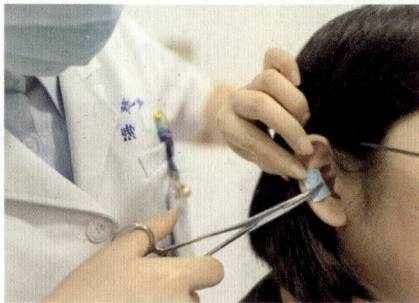

▲ 图4-1-6-3　耳穴贴膏

2）耳穴贴压：患者取坐位或卧位，用75%乙醇消毒耳郭，用探针进行耳穴探查，询问患者有无酸麻胀痛的感觉，从而确定阳性反应点。左手手指托持耳郭，右手用镊子夹取中心粘有王不留行的方块胶布，对准穴位紧贴压其上，并由轻至重按压（注意按压力度、按压时间、按压方向）。取穴：心、肝、肾、神门、角窝上、脾、内分泌、皮质下、交感、耳背降压沟。每个穴位20~30秒；每日按压3~5次；按揉手法：对压法、直压法、点压法；频次：隔日更换另一只耳朵，连续14天。

四、"择时"耳穴按压

（1）依据：子午流注学说认为穴位的开合以及气血的循行都遵循一定的节律，因时施治，会起到调和气血、纠正阴阳盛衰、使之平衡的作用。

（2）具体操作：按压时间为卯时、辰时、巳时、酉时。卯时大肠经最旺，大肠经上接手太阴肺经，下接足阳明胃经。此时进行按压，不仅有利于调和机体阴阳，还可在高血压晨峰出现前发挥降压作用。辰时足阳明胃经最旺，且与高血压晨峰相对应，进一步降低晨峰时血压水平，取得更稳定的降压效果。巳时脾经当令，酉时足少阴肾经最旺，此时进行耳穴压豆能够增强健脾化痰效果，且酉时与第二个血压高峰相对应，增强血压控制效果。

五、延续护理

根据古法耳穴按摩法，结合患者情况设计出针对患者症状的"止晕祛眩 5 步耳穴保健操"，见图 4-1-6-4~ 图 4-1-6-8。

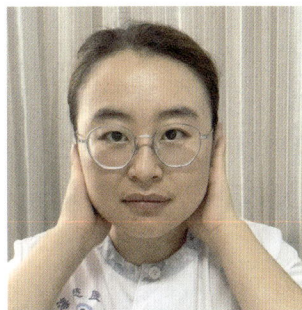

▲ 图 4-1-6-4　耳穴保健操组图 1

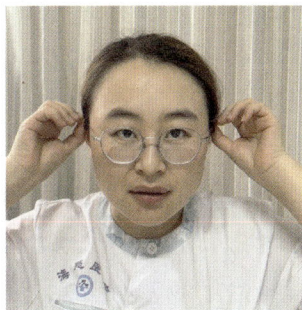

▲ 图 4-1-6-5　耳穴保健操组图 2

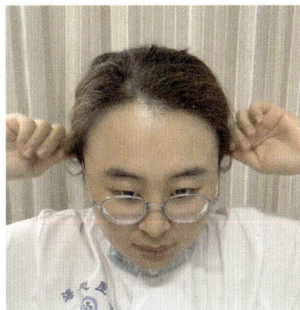

▲ 图 4-1-6-6　耳穴保健操组图 3

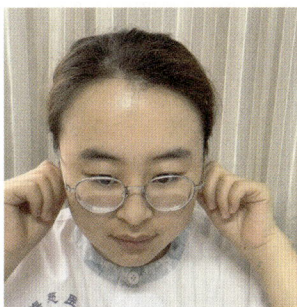

▲ 图 4-1-6-7　耳穴保健操组图 4

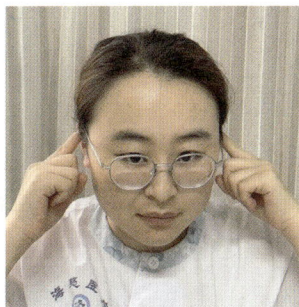

▲ 图 4-1-6-8　耳穴保健操组图 5

［治疗经过］

2023 年 9 月 30 日，患者入院测血压 167/106mmHg，NRS 评分为 5 分，颈痛，头痛，右旋约 20° 转头痛眩晕。给予耳尖充分按摩后予双耳尖放血，后给予耳穴贴膏治疗，选用刺激性大、较黏的活血止痛贴膏。选穴：颈、颈椎区，对贴。依据：相应部位取穴。再给予耳穴贴压配以手法按压，取穴：心、肝、肾、神门、角窝上、脾、内分泌、皮质下、交感、耳背降压沟。每个穴位20~30 秒；每日按压 3~5 次，根据子午流注学说按压时间选择：卯时、辰时、巳时、酉时。同时遵医嘱给予硝苯地平缓释片 10mg 口服，1 小时后复测血压值为151/94mmHg，患者自诉双耳发胀，有经络放射反应，颈部出现温热或轻松感，头晕头痛较前稍有缓解，向右转头仍困难。

2023 年 10 月 1 日，晨起 8：00 血压 159/94mmHg，继续予以患者耳尖放血，后给予耳穴贴压配以手法"择时"按压，方法同前。同时配合遵医嘱给予硝苯地平缓释片 10mg，每日 1 次口服，14：00 测得血压 140/91mmHg，患者自述头痛、颈痛、转头较前好转，颈部右旋转约 30°。

2023 年 10 月 3 日，予以患者充分耳穴按摩，左手搓右耳，右手搓左耳。频率为 120 圈 / 分，后用拇指重点向上缓慢推颈椎穴；后给予患者更换耳穴贴膏及耳穴贴压于对侧耳朵，方法同前。下午询问患者头痛、颈痛、转头较前明显好转，右旋转约 50°，患者心情愉悦，对治疗充分认可。

2023 年 10 月 6 日，患者经治疗第 7 天，今日晨起血 141/86mmHg，NRS 评分 0 分，SAS 评分 40 分，AIS 评分 0 分，颈源性眩晕症状与功能评估量表 26 分，患者自诉夜间睡眠可，头晕头痛症状缓解，颈部右旋转约 80°，患者好转出院。

［护理措施］

一、生活起居

（1）眩晕发作时应卧床，改变体位时应动作缓慢，防止跌倒，避免深低头、旋转等动作。环境宜清静，避免声光刺激。观察眩晕发作的次数、持续时间、伴随症状及血压等变化。进行血压监测并做好记录。

（2）注意休息，避免劳累，保持良好的睡眠环境，戴耳塞、眼罩，避免不良刺激，提升睡眠质量。

二、膳食调养

（1）嘱患者清淡饮食，食新鲜蔬菜水果，少食煎烤、油炸之品。忌鱼、虾、蟹、鸡肉、羊肉等，忌辛辣、刺激性食物，禁烟酒。

（2）辨证施膳：该患者为痰瘀互结证，嘱患者可多食海带、冬瓜等。推荐药膳瓜蒌半夏蒸乳鸽、茯苓粥。

三、用药护理

（1）嘱患者按时按量服药，血压得到控制后，继续服用维持量。降压不宜过快、过低，要求白昼、夜间平稳降压。患者不可根据自觉症状自行增减或突然撤换药物。

（2）中药汤剂宜温服，观察药后效果及反应。中药与西药的服药时间应间隔 1~2 小时，肾气亏虚证中药宜温服，肝阳上亢证宜凉服。

（3）眩晕伴有呕吐者宜姜汁滴舌后服，并采用少量频服。

（4）服用降压药物，密切观察患者血压变化，观察药物的疗效及副作用。

四、运动调护

指导患者练习八段锦、太极拳等运动、舒心降压操等。

五、情志调护

选取五行音乐疗法商调式音乐，有良好制约愤怒和稳定血压作用；对眩晕较重，易心烦、焦虑者，减少探视人群，介绍有关疾病知识和治疗成功的经验，以增强其信心。

［护理评价］

经过 7 天的耳穴综合治疗，患者取得了显著的治疗效果，患者自诉夜间睡眠可，头晕头痛、颈痛症状缓解，颈部右旋转约 80°，后遵医嘱继续门诊治疗一周后，血压维持在 140/85mmHg，心情舒畅，头晕、颈痛基本消失、转头活动自如，对治疗满意。见表 4-1-6-5。

表 4-1-6-5　护理评价

观察项目	治疗前	治疗后 3 天	治疗后 7 天
数字评分法（NRS）	5 分	2 分	0 分
焦虑自评量表（SAS）评分	69 分	60 分	40 分
颈性眩晕症状与功能评估量表	10 分	16 分	26 分

［案例总结］

本案例针对改善出现颈椎不适的高血压颈源性眩晕患者进行中医辨证论治后，耳穴治疗分步骤进行，关注操作前、中、后三个阶段的综合干预。引入针对性的耳穴按摩、放血、耳穴贴膏、指导"择其时"的按压方法，并结合古法耳穴按摩操为患者制定针对症状的"五步"耳穴按摩操。

耳郭上的每个穴位都与人体内部的脏腑、经络有着密切的联系。通过在特定的穴位上进行按摩、按压、揉捏、放血等技术手法，可以刺激相应的脏腑及经络，调节气血运行，促进临床症状的缓解。耳综治疗后，改善临床眩晕患者的颈部不适，凸显出耳穴在治疗此方面的优势，值得推广。

案例7 耳穴四步疗法干预肝阳上亢型眩晕的护理

[摘要]

眩晕是一种临床十分常见的疾病，指以眩晕为主要症状的一系列表现，包括眩晕、头目胀痛、面红目赤、头重足轻等，多见于头痛、眩晕、中风、耳鸣耳聋，西医的高血压、脑梗死形成等疾病。近年来，眩晕发病率逐年上升。患者除眩晕、头痛外，多伴有急躁易怒、面红、目赤、口干等，以肝阳上亢型眩晕较为多见。本病具有反复发作性，不但会妨碍正常工作及生活，而且严重者可发展为中风、厥证或脱证，从而危及生命。本案例中通过中西医评估、八纲辨证，制定正确的施护原则，综合耳穴按摩、耳尖放血、耳部刮痧、耳穴贴压四种刺激方法进行治疗，极大缓解了患者眩晕等不适症状，为利用中医外治手法改善肝阳上亢型眩晕提供一定的参考。

[病例简介]

患者于某，男，60岁。

入院日期：2023年9月4日。

发病节气：处暑。

主诉：头晕、眼胀1天。

现病史：患者自觉头晕、眼胀、耳鸣、听力下降，呈非旋转性，恶心无呕吐，腰膝酸软无力，无言语不清，纳眠可，二便调。

生命体征：T：36.5℃，P：85次/分，R：18次/分，BP：129/85mmHg。

专科查体：神清，瞳孔等大等圆，直径3mm，对光反射灵敏。颈部无抵抗，克氏征阴性、布氏征阴性。四肢肌力肌张力正常。双侧霍夫曼征阴性，巴氏征阴性，查多克征阴性，戈登征阴性，奥本海姆征阴性。指鼻试验及跟膝胫试验可。小便可，夜尿1次/晚，大便1次/日。舌红苔黄，脉弦。

既往史：高血压病史20年余，双侧颈内动脉硬化并多发斑块形成，右侧颈内动脉硬化狭窄（75.5%），左侧颈内动脉硬化狭窄（64.5%），否认食物、药物过敏史。

个人史：否认烟酒嗜好。

社会心理状态：焦虑。

中医诊断：眩晕（肝阳上亢证）。

西医诊断：后循环缺血。

[护理评估]

1. 中医护理评估　详见表 4-1-7-1~ 表 4-1-7-2。

表 4-1-7-1　四诊合参

望		闻		问		切
神	神清，精神可	声音	声音洪亮	寒热	自觉头面部发热	脉　弦
				汗	无自汗、盗汗	
色	面色红			头身	目眩、眼胀	
				二便	小便可，夜尿 1 次，大便每天 1~2 次	
形	形体适中			饮食	胃纳可	
				胸腹	无胸闷胸痛	
态	正常	气味	未闻及特殊气味	耳	耳鸣、听力下降	
				渴	口渴	
舌	舌红苔黄			睡眠	睡眠尚可	
				妇科	无	

表 4-1-7-2　八纲辨证

阴阳	声音洪亮，口渴，脉弦，属阳证
表里	自觉头面部发热，舌红，苔黄，脉弦，属热证
寒热	苔黄，头晕恶心，脉沉，属里证
虚实	声音洪亮，头晕眼胀，腰膝酸软，属上实下虚、本虚标实证

2. 专科护理评估　详见表 4-1-7-3。

表 4-1-7-3　专科护理评估

项目	分数	等级
跌倒 / 坠床危险因素评估	45 分	高危
中医眩晕评分	16 分	重度

[护理问题]

1. 头晕　与肝火亢盛有关。

2. 耳鸣　与肾气亏虚有关。

3. 有跌倒的危险　与头晕、眼胀不适有关。

[辨证思路]

患者年老体衰，肝肾阴虚，阴虚而不能潜阳，肝阳上亢头部，血随上亢的肝气发生逆乱，引起头晕、眼胀、耳鸣，甚至面红、自觉面部发热；患者阳亢化热则伤阴，阴血常不足，故患者兼有口干；患者肝肾阴虚，无法滋养筋脉，以至于经脉失养，故出现腰膝酸软、听力下降。

施护原则：滋阴平肝潜阳。

[取穴思路]

本案例患者辨证属于肝阳上亢、本虚标实证，气郁化火，损伤肝肾之阴，加之年老体衰，水不涵木，致使肝木失荣。根据耳穴取穴的原则，首先按照疾病发病的相应部位取穴，选取枕、眼穴；根据脏腑辨证选穴，肝阳上亢型眩晕与患者肝、肾脏腑功能失调有关，故选取肝、肾穴；按照临床经验选穴，选取神门、晕区、外交感，这些穴位均为止晕要穴。另外三焦穴具有理气补肾之功效，心血管系统皮质下穴可以舒张血管、促进血液循环。耳尖穴为经外奇穴，不但可以抗感染，提高抵抗力，还具有清肝、醒脑、明目的作用。

[临证护理及方法]

耳穴四步疗法包括在耳郭上综合采用耳穴按摩、耳尖放血、耳部刮痧、耳穴贴压四种刺激方法进行治疗。

一、耳穴按摩

耳前穴位按摩：循环按摩小周天，从心血管皮质下→脑垂体→脑干、甲状腺→对耳轮内侧缘颈→胸→肋缘下→腹→对耳轮下脚至交感→出走外交感→沿耳轮升部下降至外耳→耳屏前→目 1 →升压点，打通任督二脉；循环按摩大周天，即整个外耳郭，从下到上，由耳大神经点（在与颈椎、锁骨形成的等边三角形的下方）开始按摩，沿着轮 4 →轮 3 →轮 2 →轮 1 →耳尖→上耳根→耳郭前→耳屏前缘→耳垂前缘→至耳垂下缘→向外上方与轮 4 汇合，疏通十二经脉；按摩频率约 90 圈 / 分，时间各 1 分钟，每日 1 次。

耳背穴位按摩：采用白虎下山的手法，以双手示指指腹，顺着耳后曲线，按摩耳后降压沟及五脏穴。时间约 3 分钟。

注：不可使用暴力揉搓，以患者耳郭红热为度。

二、耳部刮痧

选用铜砭刮痧板，运用"徐而和"的手法，按照自下向上、由外而内的顺序进行刮拭，包括耳前和耳后，调动人体气血，引邪出表，发挥舒筋通络、扶正祛邪，沟通阴阳等作用，双耳交替进行，隔日 1 次。

三、耳尖放血

首先运用摇、揉、推、拉、拽手法从远到近按摩放血部位，点刺放血后用棉球擦拭，放血量为 18~20 滴，第 1 天采用双侧耳尖放血。

四、耳穴贴压

相应部位取穴：枕、眼。

止晕要穴：神门、晕区、外交感。

脏腑辨证取穴：肝、肾、三焦。

频次：每天按压 3~5 次，每次 20~30 次。

手法：利用平补平泻手法刺激耳穴，力度适中，避免损伤皮肤。

[治疗经过]

2023 年 9 月 4 日，患者入院第 1 天，中医眩晕评分 16 分，程度等级Ⅳ级，重度，跌倒 / 坠床评分 45 分，属于高危。患者头晕目眩，恶心，影响进食，给予耳穴按摩后，进行耳部刮痧，重刮头部、上消化道区域（按照由口到贲门的方向），患者恶心等不适稍缓解，仍觉眼胀不适。又进行双侧耳尖放血，放血量为 18~20 滴。最后进行耳穴贴压，指导患者利用平补平泻手法刺激耳穴，力度适中，避免损伤皮肤，见图 4-1-7-1~ 图 4-1-7-4。

2023 年 9 月 5 日，患者中医眩晕评分从 16 分降至 12 分，眩晕程度从 Ⅳ 级重度降至 Ⅲ 级中度，头晕目眩、恶心明显好转，但耳鸣无明显好转。在进行耳穴按摩，调动气血、平衡阴阳后，耳部刮痧重刮内耳穴与肾穴，耳穴贴压增加内耳穴，指导患者进行按揉。

2023 年 9 月 6 日至 9 月 10 日期间，每日为患者进行耳穴按摩，耳部刮痧与耳穴贴压隔日进行 1 次，双耳交替进行，指导患者每天按压 3~5 次，每次 20~30 次。

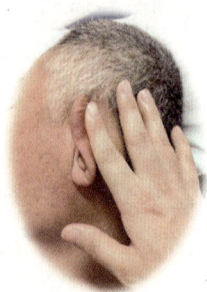

▲ 图 4-1-7-1 耳穴按摩　　▲ 图 4-1-7-2 耳尖放血　　▲ 图 4-1-7-3 耳部刮痧　　▲ 图 4-1-7-4 耳穴贴压

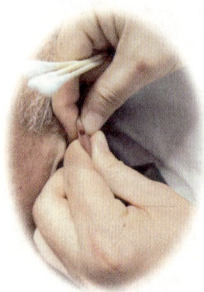

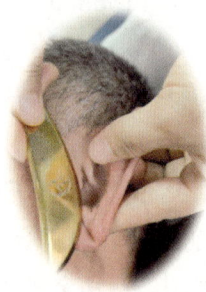

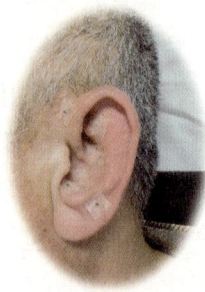

[护理措施]

一、生活起居

生活环境安静、舒适，空气新鲜，光线不宜过强；适当休息，不宜过度疲劳。顺应四时变化，因发病于处暑节气，嘱患者早卧早起，21：00~22：00 睡觉，5：00~6：00 起床，每晚睡前 1 小时热水泡脚至微汗。

二、饮食指导

饮食宜清淡，低盐、低脂、低胆固醇，指导患者进食清热泻火的食物，比如芹菜、韭菜、菠菜、萝卜等，肉类可以吃鸡肉、鱼肉，禁食肥甘厚腻之品。食疗方可以选用牡蛎鲫鱼汤、枸杞猪肝瘦肉汤。

三、运动指导

适当锻炼，增强体质，选择适当运动方法，可指导患者练习八段锦、经络拍打操等。

四、情志护理

劳逸结合，保持心情舒畅，切勿忧思恼怒，以免诱发或加重眩晕症状，甚至引发中风。指导患者多听一些角调式乐曲，如《江南丝竹乐》《江南好》《草木青青》《胡笳十八拍》等。

五、用药护理

（1）若眩晕伴呕吐者，中药宜冷服或姜汁滴舌后服用，采取少量频服；若无异常者，中药汤剂宜温服，用药后观察用药效果。

（2）指导患者遵医嘱用药，并告知注意事项，观察患者用药后反应，忌乱用药和突然停药。

［护理评价］

经过一系列的耳穴疗法，患者的中医眩晕评分从 16 分降至 6 分，眩晕程度从 IV 级重度降至 I 级轻度，治疗效果好转，跌倒/坠床危险因素评分由 45 分降为 35 分，从高危转为中危，患者眩晕、耳鸣改善，恶心消失，焦虑的情绪转为平和，取得了患者认可，见表 4-1-7-4。

表 4-1-7-4 护理评价

观察项目	治疗前	治疗后 3 天	治疗后 7 天
跌倒/坠床危险因素	45 分	45 分	35 分
中医眩晕程度评分	16 分	7 分	6 分

［案例讨论］

眩晕是心血管、脑血管科的常见病症之一，近年来其发病率逐年增加，无论是高血压、脑缺血发作，还是梅尼埃病、脑梗死后遗症、颈椎病等，往往以头晕为主要症状，且比较顽固，反复发作，不同程度影响着患者的健康与生活质量。肝阳上亢型是眩晕临床主要证型，具有"上盛下虚，阴亏阳亢"的特点，本案例患者为中老年男性，脏腑功能亏虚，肝肾不足，肝体阴而用阳，阴不敛阳，肝阳上亢，发为眩晕。

耳穴和人体经络、器官有关联，多种疾病的发生都可以从耳穴部位反映出来。针对性选择耳穴刺激，可以治疗多种疾病。耳穴疗法属于中医学中比较常用的一种治疗技术，对脏腑气血功能进行调节，有利于阴阳平衡，缓解眩晕症状。首先为患者进行耳穴按摩以打开任督二脉、调动气血；然后根据患者病因病机辨证取穴，通过耳部刮痧进行整体调理与重点刺激，以清热泻火、促邪外出；耳尖属于经外奇穴，耳尖放血则具有清脑明目、平肝潜阳之功效，缓解患者不适；辨证地进行耳穴贴压，既可补益肝肾，又可清热泻火，标本兼治，效果显著。

临床多应用单一耳穴贴压疗法进行治疗，临床疗效有限。多种耳穴疗法联合应用，取名"耳穴四步疗法"，打破了单独应用耳穴贴压疗法的局限性，提高了临床疗效。并且在传承的基础上，提升了护士的创新思维水平。

案例 8　耳穴综合疗法改善心悸失眠的护理

［摘要］

心悸是指气血阴阳亏虚或痰饮瘀血阻滞致心失所养，心脉不畅，心神不宁，引起心中急剧跳动，惊慌不安，不能自主为主要表现的一种病证，临床一般多呈发作性，每因情志波动或劳累过度而发作，且常伴胸闷、气短、失眠、健忘、眩晕、耳鸣、脉象迟或数，或节律不齐等症。西医学相当于各种原因引起的心律失常。随着社会的发展，心律失常的发病率正在逐年上升，患者也逐渐趋于年轻化。根据临床观察，许多心律失常患者存在失眠问题，长期失眠使得心律失常病情加重。

失眠，属中医"不寐"范畴，亦称失眠、不得眠、不得卧、目不瞑，指经常不易入寐，或寐而易醒，时寐时醒，或醒而不能再寐，甚至彻夜不寐，醒后常见神疲乏力、头晕头痛、心悸健忘、心神不宁、多梦等症。七情过极均可导致失眠，与心、肝、脾三脏关系最为密切。耳部按摩、耳部刮痧、耳穴贴压都是中医护理适宜技术，三者同属于耳穴疗法，是中医特色疗法之一。本案例通过中医四诊合参、辨证分析，采用耳部按摩、刮痧、穴位贴压相结合的序贯疗法对改善患者睡眠的效果更优，为今后心悸伴失眠患者的护理提供了一定的思路。

［病例简介］

患者李某，女，38 岁，职工。
入院日期：2023 年 6 月 28 日。

主诉： 心慌、胸闷 1 年，加重伴失眠 1 月。

现病史： 1 年前发现心悸，心电图示：窦性心律不齐。患者自诉近 1 个月活动及晚上症状尤甚，伴入睡困难，多梦，易醒，健忘，纳呆，小便正常，大便溏。

生命体征： T：36.3℃，P：92 次 / 分，R：17 次 / 分，BP：118/70mmHg。

辅助检查： 入院 24 小时动态心电图示，基本心律：窦性心律；平均心率：90 次 / 分；最快心率：129 次 / 分，发生在 2023 年 6 月 28 日 16：32：44；最慢心率：58 次 / 分，发生在 2023 年 6 月 29 日 3：18：40；房性早搏：129 次；单发：127 次，成对房早 1 次，室性早搏 630 次，单发 630 次。

既往史： 体健，否认药物、食物过敏史。

个人史： 否认烟酒嗜好。

中医诊断： 心悸（心脾两虚证）。

西医诊断： 心律失常。

[护理评估]

1. 中医护理评估　详见表 4-1-8-1。

表 4-1-8-1　四诊合参

望		闻		问		切	
神	神清，倦怠	声音	言语清晰，呼吸正常	寒热	正常	脉	细弱
				汗	正常		
面容	面色无华			头身	头晕乏力		
				便	小便正常，大便溏		
形体	均匀			饮食	纳呆		
				胸腹	心慌胸闷，活动后及晚上尤甚		
		气味	无异味	口渴	正常		
舌	舌质淡，苔薄白，边有齿痕			睡眠	夜寐不安		
				既往	体健		
				诱因	思虑过度后发病		

2. 专科护理评估　详见表 4-1-8-2。

表 4-1-8-2　AIS 评分

项目	分数	等级
阿森斯失眠量表（AIS）	11 分	失眠

[护理问题]

1. 心悸　与脾不生血，心血不足，心神失养有关。
2. 不寐　与思虑伤及心脾，气血阴阳失调有关。

[辨证思路]

中医学认为，心悸多由体质素虚、饮食劳倦、七情所伤、药食不当、感受外邪等引起。心悸的病位在心，与肝、脾、肾、肺四脏密切相关。心主血脉，心藏神，心血不足则多梦易醒；脾主运化，脾气亏虚则运化失司，气血生化无源，神失所养，故不寐。

施护原则：补益心脾，养血安神。

[取穴思路]

本案例患者采用耳穴综合疗法治疗，患者辨证为心脾两虚证。主穴选取神门、心血管系统皮质下、心、小肠及枕。神门、枕：是一组对穴，亦称姐妹穴，常一起用于加强镇静、安神的作用。心血管系统皮质下：可以调整心率和心律，以及心血管的舒缩功能，改善心肌缺血缺氧。小肠与心相表里，两穴同用有协同作用，是治疗心律不齐的重要穴位。

神经衰弱区、神经衰弱点为相应部位取穴，为两个利眠要穴；随症加脾，以补益心脾；加胸可开胸顺气，稳定心律。

[临证护理及方法]

耳穴综合疗法分步骤进行序贯治疗：首先给予耳部按摩，然后给予耳部铜砭刮痧，刮痧后再次给予耳部按摩，最后给予耳穴贴压。

一、耳部按摩

涂介质，循环按摩，打开耳郭小周天及大周天，促进全身气血运行，时间约为 1 分钟。具体如下。

第一步：开小周天。从内分泌开始，经卵巢，对耳屏、耳甲缘，经过肾上腺，最后回到内分泌，为小周天经络循环系统。

第二步：开大周天。从耳大神经点沿耳轮 4 →耳轮 3、耳轮 2、耳轮 1 →耳尖穴→上耳根至耳郭前、耳屏前缘→耳垂前缘→耳垂下缘向外上方与轮 4 汇合。

二、耳部铜砭刮痧

（1）基础刮痧

1）刮耳前（约 10 分钟）：耳垂→耳轮→耳舟→对耳轮→耳甲腔→耳甲艇→三角窝→耳前，见图 4-1-8-1~ 图 4-1-8-2。

2）刮耳后（约 10 分钟）：耳垂背面→耳轮尾背面→耳轮背面→对耳轮后沟→对耳屏后沟→耳甲腔后隆起→耳轮脚后沟→耳甲艇后隆起→对耳轮下脚后沟→三角窝后隆起→耳后至胸锁乳突肌。

3）刮痧顺序：自下而上，由外向内；刮痧手法：徐而和，寸刮；刮痧力度：患者能耐受为宜；刮痧角度：与皮肤呈 30°~45° 角；刮痧频率：每秒 3 次。

（2）重点刮拭部位（每穴约 3 秒）：神门、心血管系统皮质下、心、小肠、枕、神经衰弱区、神经衰弱点、脾、胸。

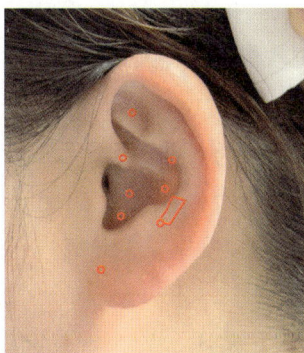

▲ 图 4-1-8-1　耳部铜砭刮痧 1　　▲ 图 4-1-8-2　耳部铜砭刮痧 2

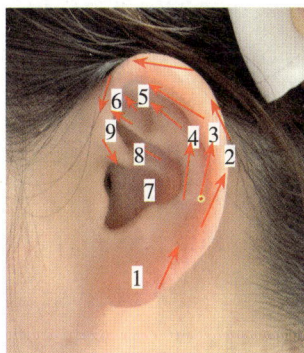

三、耳穴贴压

（1）主穴：神门、心血管系统皮质下、心、小肠及枕。

（2）相应部位：神经衰弱区、神经衰弱点

（3）根据辨证取穴：脾、胸。

频次：每日按压 3~5 次，每次每穴 0.5~2 分钟，每次选择一侧耳穴，夏季每

1~3 日更换 1 次，冬季每 3~7 日更换 1 次。

手法：示指和拇指垂直按压耳穴，力度适中，直至出现酸、麻、胀、痛等得气感为止。

[治疗经过]

2023 年 6 月 28 日（入院第 1 天），患者心悸、胸闷，活动及晚上症状尤甚，伴入睡困难（1 小时），夜间睡眠 4 小时左右，伴多梦、易醒、健忘、纳呆、乏力、小便正常、大便溏；心电监护示心率 80~120 次 / 分，频发室早；AIS 评分 11 分，遵医嘱予 0.9% 生理盐水 250mL+ 肌苷注射液 300mg 静脉滴注，每日 1 次，琥珀酸美托洛尔 47.5mg 口服，每日 1 次，右佐匹克隆片 3mg 口服，每晚 1 次。

2023 年 6 月 29 日至 6 月 30 日，治疗同前，患者仍感心悸胸闷活动及晚上症状尤甚，但入睡时间缩短（30 分钟），仍伴多梦，易醒，健忘，纳呆，小便正常，大便溏。心电监护示心率 75~110 次 / 分，频发室早。AIS 评分 10 分。遂结合患者中医辨证分型辅以中医适宜技术治疗。根据科内开展的项目结合患者病情最终选取耳穴综合疗法进行治疗。

2023 年 7 月 1 日，为患者进行耳穴综合疗法治疗，采取耳部按摩 - 耳部铜砭刮痧 - 耳穴压豆的序贯疗法以提高治疗效果。指导患者耳穴贴压按压手法：示指和拇指垂直按压耳穴，力度适中，直至出现酸、麻、胀、痛等得气感为止。每日按压 3~5 次，每次每穴 0.5~2 分钟。

2023 年 7 月 3 日，患者诉活动后心悸明显，无胸闷，夜间无不适，入睡时间缩短，夜间睡眠 7 小时左右，多梦，日间偶感乏力，纳可，二便正常。AIS 评分 8 分，心电监护示心率 70~100 次 / 分，活动后频发室早。调整右佐匹克隆片改为 1.5mg 口服，每晚 1 次，余治疗同前。

2023 年 7 月 4 日，选择另一侧耳朵进行耳穴贴压，因患者日间偶有乏力，穴位增加了口、鼻、内分泌，口穴为疲劳恢复点，内分泌穴可提高机体兴奋性。嘱患者继续按压耳穴。

2023 年 7 月 6 日，患者活动后症状明显减轻，夜间睡眠 7 小时左右，易醒，醒后可再次入睡，日间偶思睡、乏力减轻，纳可，二便正常。心电监护示心率 60~90 次 / 分，活动后室早数量减少。AIS 评分 5 分，调整琥珀酸美托洛尔片为 23.75mg 口服，每日 1 次，余治疗不变。

2023 年 7 月 8 日，患者活动后症状明显减轻，夜间睡眠 8 小时左右，易醒，醒后可再次入睡，AIS 评分 4 分，日间偶思睡，无乏力，纳可，二便正常。心率为 56~87 次 / 分，停用右佐匹克隆片。进行第二次耳部综合疗法治疗，方法同前。

2023 年 7 月 12 日（出院前），患者活动后无明显心悸，夜间睡眠 8 小时左右，易醒，醒后可再次入睡，AIS 评分 3 分，无乏力，纳可，二便正常。复查 24 小时动态心电图前后对比示：房性早搏由 129 次减至 40 次；室性早搏由 630 次减至 122 次。调整琥珀酸美托洛尔片为 11.875mg 口服，每日 1 次，选择对侧耳进行耳穴贴压，穴位同前。嘱患者出院后定时复诊，不适随诊。

[护理措施]

一、生活起居

（1）调整患者的生物钟，定时上床、起床，控制卧床时间。

（2）睡眠环境要清新安静，空气流通，卧具、卧位舒适，睡前不宜多思考。

（3）注意劳逸结合，多参加体育锻炼。

二、饮食护理

（1）晚餐不宜过饱，睡前少饮水，不喝浓茶和咖啡，睡前 2 小时不宜进食，尤其是刺激性强的食物，可饮温牛奶。

（2）辨证施膳：该患者为心脾两虚证，嘱患者进行健脾养心、益气生血之品，如莲子、山药、龙眼肉、百合等。食疗方：百合龙眼粥。

三、用药护理

遵医嘱给予营养心肌、抗心律失常等药物，并观察用药效果。

四、运动调护

指导患者练习定悸操。

五、情志调护

给予患者心理疏导，减轻患者紧张情绪。选取宫调音乐《二泉映月》以补脾益气，使其情绪安定内敛。

[护理评价]

经过 14 天的耳穴综合治疗，取得了显著的治疗效果，患者心悸症状减轻，夜间睡眠质量恢复正常，对治疗效果非常满意。详见表 4-1-8-3。

表 4-1-8-3　护理评价

时间 项目	入院时 6.28	第 1 个疗程 7.1	治疗中 7.3- 7.6	治疗后 7.7	第 2 个疗程 7.8	出院前 7.12
阿森斯失眠量表（AIS）	11 分	10 分	8 分	5 分	4 分	3 分
心电监测	心率 80~120 次/分，频发室早	心率 75~110 次/分，频发室早	心率 70~100 次/分，活动后频发室早	心率 60~90 次/分，活动后室早数量减少	心率 56~87 次/分，活动后室早数量减少	心率 52~85 次/分，偶发室早
动态心电图房性早搏	129 次	–	–	–	–	40 次
动态心电图室性早搏	630 次	–	–	–	–	122 次

[案例讨论]

《灵枢·口问》认为："耳者，宗脉之所聚也。"耳与脏腑经络密切相关。故刺激不同耳穴，通过其与五脏六腑、四肢百骸的密切关系，可以达到治疗相应部位疾病的目的。耳穴综合疗法就是在耳郭上综合按摩、刮痧、压豆等各种刺激方法进行的治疗，以达到疏通经络、调畅气血的目的。与单纯耳穴贴压相比较，耳部按摩 – 刮痧 – 穴位贴压序贯疗法可以改善心脾两虚型失眠患者的睡眠质量、缩短入睡时间、延长睡眠时长、提高睡眠效率、缓解睡眠障碍和改善日间功能障碍；同时，还能改善心脾两虚型失眠患者的临床症状。究其原因可能有以下 3 点：①在耳穴贴压前给予耳部按摩可以起到预热作用。耳部按摩通过手掌对耳部穴位、神经、血管的按摩，初步给予耳穴轻微刺激，以增加耳部血液循环，提高耳部神经的敏感性，同时也可让患者逐步进入治疗状态，并舒缓患者的紧张情绪，提高其对治疗的耐受性。②在耳穴贴压之前给予耳部铜砭刮痧可增加对耳部穴位刺激的强度，弥补耳穴贴压选穴的局限性。③在耳部按摩和耳部铜砭刮痧之后给予耳穴贴压可延长对耳部穴位的刺激时间。

耳穴综合疗法舒适度高、无痛苦，且无毒副作用，患者易于接受，值得临床推广或配合应用。但治疗中选穴要准，手法应适中，按压后使患者感到酸、麻、胀、热为宜，并嘱患者经常自我按摩耳郭及耳穴，以加强治疗作用。

案例 9　耳穴三联疗法在肾癌根治术后高血压患者中的护理

[摘要]

高血压病属中医"眩晕""头痛"等范畴，中医学认为，高血压发病主要是由于风、痰、虚、瘀等病邪引起风眩内动、痰瘀交阻、气血阻滞、清窍失养，导致人体气血阴阳失调，出现头痛、眩晕等症状。研究表明，肾癌根治术后，肾脏的调节功能受到不同程度的影响，由此引发高血压或原有高血压恶化的风险加大。肾癌根治术后高血压的管理常采用药物疗法和非药物疗法，目的是减少短期后遗症，目标血压取决于临床情况和术前基线血压。相较于药物疗法对肾小球滤过功能和肾脏代谢的影响，研究和探讨非药物疗法在肾癌根治术后高血压中的应用有着非常重要的临床意义。肾藏精，开窍于耳，本案例通过中医四诊合参、辨证分析，采用耳部铜砭刮痧、耳穴放血、耳穴贴压的方法，刺激相应的脏腑及经络，再配以中医综合护理措施，有效降低患者血压，为肾癌根治术后高血压的非药物疗法提供参考方案。

[病例简介]

患者刘某，男，78 岁，体重 71kg。

入科日期：2023 年 9 月 18 日。

发病节气：白露。

主诉：发现右肾占位性病变 1 周。

现病史：患者老年男性，因查体发现肾占位性病变 1 周入院，于泌尿外科行右肾切除术后转入 ICU。入室处于麻醉未醒状态，双侧瞳孔等大等圆，直径 3mm，对光反射迟钝，球结膜水肿，无自主呼吸，给予持续气管插管，接有创呼吸机辅助呼吸双水平气道正压通气模式，持续有创血压监测示：有创血压 216/106mmHg，术区敷料固定，留置腹腔引流管 1 根，尿管 1 根。

生命体征：T：36.5℃，P：58 次 / 分，R：16 次 / 分，BP：216/106mmHg。

专科查体：患者面色晦暗，双侧瞳孔等大等圆，直径 3mm，对光反射迟钝，球结膜水肿；双肺呼吸音清，未闻及干湿啰音；心律不齐，各听诊区未闻及病理性杂音；腹平软，肠鸣音存在；双下肢未见浮肿。尿管引流见小便色黄，未行大便，舌质瘀暗，舌苔黄腻，脉弦滑。

既往史：高血压病史 3 年，服用降压药，血压控制不佳；腔隙性脑梗死病史 2 年，冠状动脉粥样硬化性心脏病病史 2 年，无遗传病史，否认药物、食物过敏史。

个人史：否认烟酒嗜好。

社会心理状态：焦虑。

中医诊断：肾癌（肝肾阴虚证）。

西医诊断：肾占位性病变术后（右）、高血压病 3 级（极高危）、腔隙性脑梗死、冠状动脉粥样硬化性心脏病。

[护理评估]

1. 中医护理评估 四诊合参内容见表 4-1-9-1，八纲辨证内容见表 4-1-9-2。

表 4-1-9-1 四诊合参

望		闻		问		切	
神	麻醉未醒	声音	双肺呼吸音清	寒热	正常	脉	弦滑
色	面色晦暗，少华			汗	盗汗		
舌	舌质瘀暗，苔黄腻			二便	大便正常，小便色黄		
形态	形体适中	气味	未闻及特殊气味	饮食	纳可		
				睡眠	寐欠安		

表 4-1-9-2 八纲辨证

阴阳	面色晦暗、少华，微盗汗，脉弦，为阴证
表里	术后肾气亏损，气机瘀滞，功能失调，故为里证
寒热	盗汗，小便色黄，舌瘀暗，苔黄腻，脉弦滑，为里热证
虚实	年老体弱，大手术后肾气亏损，肝肾同源，面色晦暗、少华，盗汗，寐欠安，小便色黄，脉弦滑，苔黄腻，痰瘀互结为标，肝肾阴虚为本，为虚实夹杂证

2. 专科护理评估　专科护理评估内容见表4-1-9-3。

4-1-9-3　专科评估表

项目	分数	等级
重症监护患者疼痛评估（CPOT）	1分	轻度疼痛
重症监护意识模糊评估（CAM-ICU）	—	阴性
静脉血栓栓塞发生风险评估（Caprini）	7分	高危

[护理问题]

1. 血压过高　与既往高血压病史，术后肾气亏损、气机瘀滞、功能失调有关。

2. 疼痛　与手术创伤有关。

3. 潜在ICU综合征　与环境改变，无家属陪护，限制活动，使用镇静、镇痛药物有关。

[辨证思路]

本病患者年老体弱，久病失调，饮食不节，肾精亏虚，肝肾同源，髓海不足，久则肾阴虚，水不涵木，证属肝肾阴虚；肾癌根治术后正气亏损，脾失健运，痰浊内停，痰瘀交阻，舌苔黄腻，为肝肾阴虚兼痰瘀互结证。

施护原则：滋阴祛风，化痰通络。

[取穴思路]

本案例患者采用针对性、个体化的耳穴三联疗法，肾癌根治术后患者正气亏损，气机瘀滞，肝风内动导致血压升高。首先给予耳穴刮痧和耳穴放血，入科第3天出现谵妄状态，给予配合耳穴贴压治疗。依照耳穴取穴指导原则，相应部位取耳尖穴、肝阳穴、降压点穴（经验穴），是降压要穴；交感穴可以调节血管收缩功能，扩张血管；神门穴、皮质下穴具有镇静安神的作用；本案例病位在肝、肾、脾，根据辨证取穴肝穴、肾穴、脾穴，行气活血、滋肾平肝、调节肝、肾、脾的功能；内分泌穴具有补肾健脾、滋阴补阳、通经活络的作用。

[临证护理及方法]

一、耳穴刮痧

耳部全息铜砭刮痧是在耳部全息理论和铜砭刮痧的基础上，使用与人体达到很好共振频率的黄铜制作的刮痧板作用于耳部相应穴位。用"徐而和"的手法在耳部进行全息刮痧，通过调动人体的气血，引邪出表，发挥舒筋通络、活血化瘀、排除毒素的作用，见图4-1-9-1~图4-1-9-2。

（1）按摩耳郭：耳郭涂抹精油进行循环按摩，打开耳郭小周天及大周天，促进全身气血运行。

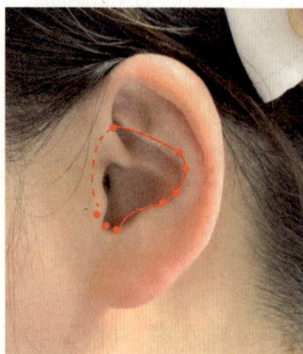

▲ 图4-1-9-1　循环按摩1　　　　▲ 图4-1-9-2　循环按摩2

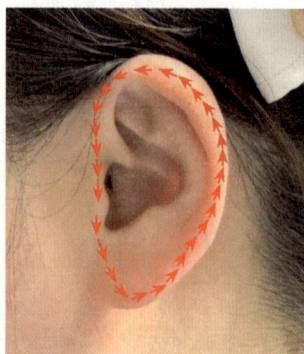

（2）正面刮痧顺序：耳垂→耳轮→耳舟→对耳轮→耳甲腔→耳甲艇→三角窝→耳前。

（3）背面刮痧顺序：耳垂背面→耳轮背面→对耳轮后沟→对耳屏后沟→耳甲腔后隆起→耳甲艇后隆起→三角窝后隆起→耳后至胸锁乳突肌。

（4）辨证选穴重点刮痧：耳尖穴、肝阳穴、降压点穴、神门穴、皮质下穴、肝穴、肾穴、脾穴、内分泌穴，采用刮痧板点按法，每穴点按10下。

（5）收尾按摩：双手心搓热，分别朝5个方向按揉耳郭各5遍，搓耳前耳后各30次，鸣天鼓5次。

（6）操作原则：根据患者耐受程度选择力度；刮痧板方向与皮肤呈30°~45°，自下而上；寸刮，频率为每秒3次；选择双耳刮痧，操作时长20分钟。

二、耳穴放血

（1）耳尖：主要作用祛风清热、平肝潜阳、镇静安神、醒脑明目。《素问·调经论》提到"血气不和，百病乃变化而生"，治病应去其血以通其经脉，方能调其虚实。研究证明，耳尖放血可以影响血中一氧化氮的浓度，抑制交感神经活动，降低血中儿茶酚胺的浓度，进而降低血压，达到治疗高血压的目的。同时，该疗法还能减轻高血压病对肾脏的损害。

（2）操作方法：耳尖穴放血，采用三指法放血（左手拇指、示指、右手示指），在耳尖穴前后迅速点刺3下。

（3）频次：第1天患者血压不稳定给予双耳尖放血，第2天患者血压稳定后改为左右耳尖交替放血。出血量视情况而定，一般10~15滴，也可以自然止血为止。

三、耳穴贴压

患者入科第3天出现谵妄状态，给予配合耳穴贴压治疗。

（1）相应降压穴位：耳尖穴、肝阳穴、降压点穴。

（2）常用镇静安神止痛穴位：神门、皮质下、交感。

（3）根据辨证取穴：肝穴、肾穴、脾穴、内分泌穴。

（4）频次：每穴每日按压3~5次，每次1~2分钟，隔日更换另一只耳朵。

（5）手法：以平补平泻的方法，在耳郭上施以一按一松的柔和渗透力度，避免搓揉按压。

［治疗经过］

2023年9月18日（入科第1天），14：30患者入科麻醉未醒，持续有创呼吸机辅助呼吸双水平气道正压通气模式，心电监护显示：心率64次/分，有创血压216/106mmHg，遵医嘱给予盐酸注射用乌拉地尔组液体静脉泵入；15：53有创动脉血压205/109mmHg，血压下降不明显，遵医嘱给予硝酸甘油组液体静脉泵入联合降压。16：30有创动脉血压198/103mmHg，降压效果不理想，遵医嘱给予双侧耳部刮痧、双侧耳穴放血治疗；17：16有创血压降至142/78mmHg，降压效果理想，停止降压药泵入。20：00患者神志转清，轻度躁动，CPOT评分4分，有创血压维持在150~166/70~80mmHg之间，给予适当镇静镇痛治疗，21：00 CPOT评分0分，夜间RASS评分-1~-2之间，见图4-1-9-3~图4-1-9-4。

2023年9月19日，患者神志清，9：00有创动脉血压170/68mmHg，继续给予耳部全息铜砭刮痧配合单侧耳穴放血治疗，日间血压控制142~154/62~70mmHg之间，降压效果满意。有创呼吸机辅助通气，自主呼吸试验通过，给予脱机拔管。

2023 年 9 月 20 日，1：30 患者出现睡眠障碍（精神持续亢奋、间断入睡）、意识障碍（注意力减退，定向障碍）、认知障碍（自说自话），CAM-ICU评估为阳性，血压出现波动，最高达 172/103mmHg，根据子午流注时间表，凌晨 1~3 点，肝经当令，肝肾亏虚，引起肝风内动，给予耳穴按摩配合耳穴贴压治疗以稳定血压、镇静镇痛、改善睡眠障碍。3：00 患者情绪稳定，有创血压 145/86mmHg，血压平稳，CAM-ICU 评估为阴性。白天耳穴治疗同时采用耳部刮痧加耳穴放血巩固疗效。

2023 年 9 月 21 日，治疗同前，采用耳穴三联疗法单侧耳部刮痧、耳尖放血加耳穴贴压治疗，根据患者血压波动规律（上午 9 点 ~11 点血压最高）及子午流注学说调整耳穴贴压按压时间，选择丑时（肝经）、辰时（胃经）、巳时（脾经）、酉时（肾经）进行按压，以平补平泻的方法在耳郭上施以一按一松的柔和渗透力度，连续上述治疗 2 天。

2023 年 9 月 23 日，患者病情稳定，纳可，寐安，未再发生谵妄状态，停用耳部刮痧和耳穴放血疗法，持续耳穴贴压治疗间断刺激相应穴位，血压稳定在正常范围，于上午 10：00 转回泌尿外科继续专科治疗。

2023 年 9 月 25 日，转科后回访，患者情绪稳定，精神好，纳可，寐安，血压稳定，指导患者定时监测血压和耳穴保健按摩的方法。

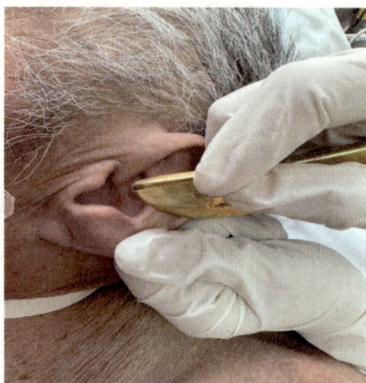

▲ 图 4-1-9-3　耳部刮痧　　　　▲ 图 4-1-9-4　耳尖放血

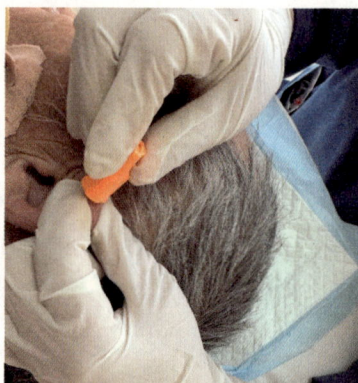

[护理措施]

一、生活起居

（1）病室保持安静、舒适，空气新鲜，光线不宜过强。

（2）卧床休息，保持良好的睡眠环境，避免噪声，血压稳定后可在床上适度活动，逐步过渡到下床活动，动作宜缓慢，防止跌倒。

（3）将夏枯草、菊花、草决明和蚕砂匀量装入布袋制成枕芯，枕于头部，通过药物的发散作用发挥清肝明目、息风化痰之功效。

二、膳食调养

（1）指导患者正确选择清淡、高维生素、高钙、低脂肪、低胆固醇、低盐饮食。

（2）辨证施膳：该患者为肝肾阴虚兼痰瘀互结证，饮食宜清淡和富于营养，少食肥甘厚腻、生冷荤腥。食疗方：荷叶粥。

三、用药护理

（1）密切观察患者病情变化，遵医嘱给予抗感染、补液、呼吸支持、营养支持、镇静镇痛的药物。

（2）监测血压变化，遵医嘱服用降压药，观察用药后的效果，并监测心电图、肝肾功能变化。

四、运动调护

指导患者练习坐卧式八段锦等。

五、情志调护

选取五行音乐疗法羽调音乐《二泉映月》，并在护理上选用移情疗法。

[护理评价]

（1）患者行肾癌根治术后转入 ICU 治疗，术前术中血压基本正常，入室后给予有创连续动脉血压监测显示：患者收缩压在 205~216mmHg 之间，舒张压在 106~109mmHg 之间，应用硝酸甘油配合乌拉地尔药物，降压效果不理想，2 小时后患者血压在 198/103mmHg 之间，给予耳穴三联疗法降压效果满意。

（2）经过 5 天的耳穴治疗，患者血压稳定在正常范围，未再发生谵妄等 ICU 综合征，治疗效果满意。

[案例讨论]

肾癌根治术后患者创伤大，正气亏损，气机瘀滞，肾脏的调节功能受损，高血压恶化风险大。通过文献检索及本案例发现，相较于药物疗法对肾小球滤过功能和肾脏代谢的影响，实施非药物疗法对患者血压进行干预，患者获益明显，实施耳穴三联疗法（耳穴铜砭刮痧、耳穴放血、耳穴贴压）还可不同程度缓解患者术后疼痛、谵妄的症状。

本案例根据患者血压波动规律配合子午流注时间表进行耳穴治疗方案的调整，更有针对性，患者血压控制稳定，疗效显著。

案例 10　阴阳交汇耳针疗法干预糖尿病视物模糊的护理

[摘要]

糖尿病视网膜病变是一种主要的致盲性眼病，然而糖尿病患者如果能及时发现并且获得规范的治疗，大多可避免失明。几乎所有的眼病都可能发生在糖尿病患者身上，如眼底血管瘤、眼底出血、泪囊炎、青光眼、白内障、视神经萎缩、黄斑变性、视网膜脱落。而且糖尿病患者发生这些眼病的概率明显高于非糖尿病人群。视网膜病变是最常见的严重糖尿病眼病，常造成视力减退或失明。据统计，糖尿病病程在 10 年左右者有 50% 可出现该病变，15 年以上者达80%。糖尿病病情越重，年龄越大，发病的概率越高。该病是由于糖尿病微血管病变，引起视网膜毛细血管壁损伤，加之血液呈高凝状态，易造成血栓和血瘀，甚至血管破裂。

早在 2000 多年前，中医学就已认识到耳与经络之间有着密切的联系，在《阴阳十一脉灸经》中就已记载"耳脉"一词。《内经》对耳与经脉、经别、经筋的关系做了详细阐述，六阳经均与耳有直接的联系。所以《灵枢·口问》中提到"耳者，宗脉之所聚也"。据《内经》《难经》记载，耳与五脏均有生理功能上的联系。《灵枢·脉度》中阐述"肾和则耳能闻五音矣"。这些理论基础，奠定了应用耳穴是能治病的。

耳穴贴压法是中医脏腑经络辨证理论体系运用的体现，用特定的压豆贴敷在耳部相应的穴位，并适时对其按压刺激，以治病、防病及保健的一种治疗方法。此法治疗视物模糊，标本兼治、全面调理，更因其操作简便、疗效显著、对患者生活、工作几乎无影响的优势，被患者普遍认同和接受。

本案例通过中医四诊合参、辨证分析，采用耳穴贴压的方法，刺激相应的脏腑及经络，再配以中医综合护理措施，有效缓解糖尿病所致的视物模糊，为降低视物模糊程度提供参考方案。

［病例简介］

患者刘某，男，58 岁，体重 66kg。

入院日期： 2023 年 1 月 5 日。

发病节气： 小寒。

主诉： 口渴多饮、视物模糊 3 天。

现病史： 近 3 天感口渴多饮症状加重，伴乏力、皮肤干燥，时有头晕耳鸣，腰膝酸软，视物模糊（自觉眼前有异物遮挡感）、不耐久视。

生命体征： T：36.2℃，P：76 次 / 分，R：19 次 / 分，BP：135/85mmHg。

专科查体： 患者纳多，眠一般，小便频，大便正常，体重较前消瘦。

既往史： 高血压病史 3 年，无家族史，否认药物、食物过敏史。

个人史： 吸烟 40 余年。

社会心理状态： 焦虑。

中医诊断： 消渴（肾阴亏虚证）。

西医诊断： 2 型糖尿病。

［护理评估］

1. 中医护理评估　详见表 4-1-10-1~ 表 4-1-10-2。

表 4-1-10-1　四诊合参

望		闻		问		切	
神	神清，目无精彩，视物模糊	声音	声音低微，呼吸正常	寒热	无恶寒发热	脉	细
				汗	偶有自汗		
色	面黑暗淡			疼痛	腰膝酸软		
				头身胸腹	偶有头晕		
形	形而消瘦			耳目	耳鸣		
		气味	未闻及特殊气味	睡眠	睡眠一般		
态	动静姿态			饮食口味	饭量增大、口渴口干		
舌	舌红，苔少而干			二便	小便频、大便正常		

表 4-1-10-2　八纲辨证

阴阳	病位在头、面、腰、经络，故属阳证
表里	消渴病（2 型糖尿病），病程时间长，至脾胃亏虚，四肢肌肉无以濡养，痿软不用，故属里证
寒热	问诊口渴，饭量增加，腰膝酸软，故属热证
虚实	舌红，口干故属实证，头晕耳鸣，腰膝酸软故属虚证，有虚有实故为虚实夹杂证

2. 专科护理评估　详见表 4-1-10-3。

表 4-1-10-3　专科护理评估

项目	分数	等级
焦虑自评量表（SAS）	69 分	中度焦虑
匹兹堡睡眠质量指数评分表（PSQI）	17 分	质量很差

3. 风险评估　肌力分级：四肢肌力肌张力正常；Morse 跌倒风险评分高风险 45 分；基本生活自理评分 95 分（轻度依赖）；VTE 血栓风险评分 1 分（低风险）；压力性损伤风险评估 23 分。

[护理问题]

1. 视物模糊、不耐久视　与肝肾亏虚、经络不通有关。

2. 不寐　与尿量增多有关。

3. 焦虑　与视物模糊、担心预后有关。

[辨证思路]

患者 10 年前出现口渴多饮，食量及饭量增加，本属胃热炽盛。胃热日久，导致津液及气血亏耗，久而久之肝肾亏虚，从而致乏力、腰膝酸软、头晕耳鸣、视物模糊。综上所述，本阶段病证为消渴病，肾阴亏虚证为主，仍胃火旺盛。然肝开窍于目，肝肾不足则视物不清。

施护原则：补其不足，泻其有余，恢复阴阳平衡。

[取穴思路]

本案例患者采用耳穴压豆治疗方法，患者属肝肾亏虚证，情志内伤，肝气郁结，久而化火；胃热炽盛，脾失健运，湿邪内生；气血凝滞，经络阻塞。《素问·阴阳应象大论》述："人右耳目不如左明也……"左耳明则为阳。利用本理，胃热炽盛之口渴、口干采取损其过剩之阳气，选左耳胃、大肠，采用泻法（重压揉 1 分钟，8 小时 1 次）以损其余。肾阴亏虚之视物模糊、头晕耳鸣，腰膝酸软应补其阴气。选右耳肝、肾、内分泌，采用补法（轻压揉 1 分钟，8 小时 1 次）以补不足。

［临证护理及方法］

一、实施前准备

（1）根据患者所表现的临床症状来进行辨证分型，分析出各阶段证型间的因果关系。

（2）根据所分析出来的证型，确定具体的治疗法则，确定左右耳的选穴。

（3）物品准备：速干手消毒剂、75% 乙醇、棉签、耳压探测笔、耳穴贴、镊子、贴压物（最常用的是王不留行籽，根据具体情况还可用其他植物种子，如莱菔子、决明子、白芥子、紫苏子、黄荆子等）。

二、操作方法

（1）按辨证分析选定要施术左右耳穴位。

（2）双耳耳郭常规消毒。

（3）左手托住耳郭，右手持镊子将耳穴贴于穴位上，贴压牢固，按耳穴走行方向给予一定压力。注意询问患者是否有酸、麻、胀、痛、热等得气后感觉，以确保取穴准确。右耳操作同左耳操作流程。

（4）耳穴贴压后，需每日按左右耳的阴阳辨证自行按压多次，症状重者可随时按压。

［治疗经过］

2023 年 1 月 5 日（入院第 1 天），患者口干多饮、视物模糊症状明显，入院给予低盐低脂糖尿病饮食，测 7：00 血糖，测血压每日 1 次，完善相关辅助检查。

2023 年 1 月 6 日，经过一日血糖监测，患者血糖控制不佳，给予甘精胰岛素注射液 0.1mL 睡前皮下注射，以降糖。根据治疗方案，采用阴阳交汇耳针疗法对患者辅助治疗。

2023 年 1 月 7 日，治疗同前一天。

2023年1月8日，遵医嘱予盐酸二甲双胍缓释片0.5mg口服每日3次、阿卡波糖片50mg口服每日3次，甘精胰岛素注射液由原来0.1mL睡前皮下注射更改剂量为0.12mL睡前皮下注射。继续给予耳穴贴压按压。

2023年1月9日，遵医嘱于三餐前给予门冬胰岛素注射液0.03mL皮下注射，氯化钠注射液3mL+注射用胰激肽原酶20IU肌内注射以治疗糖尿病并发血管病变。继续给予耳穴贴压按压，按耳穴走行方向给予一定压力。注意询问患者是否有酸、麻、胀、痛、热等得气后感觉。

2023年1月11日，治疗同前一天。

2023年1月12日，患者诉单次看报纸时间可延长至1小时。

2023年1月13日，继续给予耳穴贴压按压，按耳穴走行方向给予一定压力。注意询问患者是否有酸、麻、胀、痛、热等得气后感觉。

2023年1月15日，患者遵医嘱出院，给予相应糖尿病饮食及用药指导，指导患者居家按照手法继续按压耳穴贴压。嘱患者尽量每隔3日门诊复诊。

[**护理措施**]

一、生活起居

（1）保持环境温、湿度适宜，顺应四时及时增减衣物，避免细菌、病毒感染。

（2）起居有常，戒烟限酒，减轻对微血管的损害。

（3）保持眼部、口腔部、会阴部、皮肤等清洁卫生。

（4）建立较完善的糖尿病教育管理体系，通过糖尿病健康知识宣教或个体化的饮食和运动指导，为患者提供生活方式干预和药物治疗的个体化指导。

（5）当持续高血糖或开始使用降糖药或胰岛素时，即使视物感觉不出任何异样，眼睛也可能已经受损。所以除了需要定期检测血糖、控制好血糖之外，每年至少要做一次专业的眼科检查。

（6）减少使用手机的时间，以减少对眼部的刺激。

二、膳食调养

（1）告知合理膳食是指在平衡膳食基础上，以控制血糖为目标，调整优化食物种类和重量，满足自身健康需要。

（2）主食要定量，碳水化合物主要来源以全谷物、各种豆类、蔬菜等为好，水果要限量。

（3）每餐都应有蔬菜，每天应达 500g，其中深色蔬菜占一半以上。

（4）每天有奶类和大豆，常吃鱼、禽，适量蛋和畜肉，这些是蛋白质的良好来源。

（5）减少肥肉摄入，少吃烟熏、烘烤、腌制等加工肉类制品，控制盐、糖和油的使用量。

（6）辨证施膳：该患者为肝肾亏虚证，嘱患者进养阴健肾之品，如瘦肉、蛋类、鱼肉、山药等。食疗方：皮蛋瘦肉粥。

三、用药护理

（1）告知患者药物作用、剂量和禁忌，帮助患者合理用药，提升用药安全性，指导患者根据医嘱合理用药。

（2）告知患者了解用药不良反应。

（3）患者在住院阶段，护理人员需要密切关注患者血糖情况，一旦发生异常，需要及时上报医生。在护理过程中，护理人员按照标准步骤为患者注射胰岛素，合理掌握药物剂量。

四、运动疗法

（1）根据病情选择合适的有氧运动方式，如太极拳、气功、八段锦、五禽戏、散步、快走、慢跑、游泳等；运动项目的选择要与患者的年龄、病情、经济、文化背景及体质相适应。每周进行 2 次轻度或中度阻力性肌肉运动。

（2）运动选择在饭后 1 小时（第一口饭计时）左右，运动频率和时间为每周至少 150 分钟，如一周运动 5 天、每次 30 分钟，运动后脉搏宜控制在 170-年龄（次/分钟），以周身发热、微微出汗、精神愉悦为宜。

（3）血糖＞ 16.7mmol/L、合并糖尿病急性代谢并发症及各种心、肾等器官严重慢性并发症者暂不宜运动。

（4）血糖＜ 5.5mmol/L 运动前需适量补充含糖食物如饼干、面包等。

五、情志调护

（1）护士多与患者沟通，了解其心理状态，增强其与慢性疾病做斗争的信心，使其保持乐观心态。

（2）鼓励家属理解支持患者，避免不良情绪的影响。

（3）选取五行音乐疗法羽调音乐《梅花三弄》《流水》等。

[护理评价]

（1）总体疗效评价，经过系统护理，患者自觉视力模糊程度较前减轻，自述单次用眼时间较之前延长。

（2）给予规范治疗1个月后，患者血糖控制稳定，全身及眼部症状得以改善。夜间睡眠质量较前改善，焦虑心情逐渐消除，对治疗效果满意。

[案例讨论]

消渴病（2型糖尿病）是以血糖代谢障碍为特征的病症，运用阴阳交汇耳穴疗法治疗本病取得不错疗效。基于临床，从选穴特点及疗效评价两方面进行讨论分析。

一、选穴特点

通过阴阳交汇辨证法，穴位使用有神门、皮质下、心、肾、脾、肝、交感、胃、内分泌、胰胆、大肠、三焦等穴。选穴具有紧扣病机关键，调整脏腑阴阳的特点。本病以口干、口渴、形体渐渐消瘦、耳鸣、视物模糊为主症特点，调整脏腑阴阳是治疗的重要法则。消渴病的病变部位主要在肺、脾、胃、肾。初期发病病位在肺和脾胃，久而久之则肾精亏耗，继发视物模糊等症状。因此调神重在调脑神和调心神。左耳为阳，右耳为阴，阴升阳降，升清气、降浊气。取左侧耳穴肾、胰胆、糖尿病点（此穴是主穴，在压完其他穴位之后，可以重压一遍）肝、脾等穴位以滋补肝肾；取右侧耳穴：神门、内分泌、交感、皮质下为主穴，心、肝、肾、大肠、饥点为配穴以稳定患者内分泌系统，安神定志，调节脏腑功能；取枕、眼以改善眼部症状。

二、疗效评价

（1）总体疗效评价：经过临床患者应用的统计，总有效率为87.5%。

（2）具有近期疗效明显、远期疗效平稳，治疗安全可靠的特点。

（3）影响疗效因素：医者是否注重探穴、刺激方法的不同、疗程的长短、治疗方案的整合以及患者消渴病的程度、年龄与病程、心理因素及生活习惯等均影响治疗效果。

案例 11　全息三联序贯耳疗减轻感染后咳嗽的护理

［摘要］

感染后咳嗽又称为感冒后咳嗽，指罹患呼吸道疾病在急性期症状消失后，咳嗽迁延不愈，临床表现为刺激性干咳或咳少量白痰，持续时间 3~8 周，而白细胞等实验室指标和胸片等影像学指标无异常。据调查，11%~25% 感冒患者可发生感染后咳嗽，在感冒流行季节，感染后咳嗽发生率可上升至 25%~50%。咳嗽是一种保护性反射，有利于清除呼吸道异常分泌物，但是反复、长期、剧烈咳嗽可以影响学习、工作、生活和睡眠，降低生活质量。感染后咳嗽若不积极治疗，可进展为慢性支气管炎，加重病情和医疗负担。西医学采用镇咳药、抗生素等药物治疗咳嗽，疗效不理想，且存在副作用。

中医认为咳嗽的病因分为外感与内伤两类。《河间六书·咳嗽论》云："寒、湿、燥、暑、风、火六气，皆令人咳。"《素问·咳论》曰："五脏六腑皆令人咳，非独肺也……五脏之久咳，乃移于六腑……此皆聚于胃，关于肺。"可知咳嗽与五脏六腑相关，尤其与肺和胃的关系密切。人体之气，需由肾气摄纳，若肾气不足，失于摄纳，使气上逆而咳。以上皆说明六气致病和脏腑功能失调为咳嗽的主要原因，内伤咳嗽与肺、脾、胃、肾的关系尤为密切。本案例通过中医四诊合参、辨证分析，采用耳部全息铜砭刮痧、耳部放血、耳穴贴压的方法，刺激相应的脏腑及经络，再配以中医综合护理措施，有效缓解患者咳嗽，为患者感染后咳嗽的快速恢复提供参考方案。

［病例简介］

患者李某，男，66 岁，体重 63kg。

入院日期： 2024 年 3 月 8 日。

发病节气： 惊蛰。

主诉： 发热伴咳嗽、咳痰 5 天。

现病史： 患者述发病前受凉、乏力，发病 1 天发热，体温最高 38.6℃，咽喉疼痛。发病 2 天咳嗽咳痰，色黄质黏，难咯出。患者胸部略痛，全身乏力，双下肢活动不利。

生命体征： T：37.7℃，P：89 次 / 分，R：20 次 / 分，BP：126/77mmHg。

专科查体： 患者发热，体温 37.7℃，咳嗽、咳痰，色黄质黏，难咯出，伴咽喉疼痛、胸部略痛，全身乏力，双下肢活动不利，纳少，眠差，大便质干，日行 1 次，夜尿频多，偶有泡沫。舌红、苔黄腻，脉滑数。

辅助检查： 2024 年 3 月 8 日胸部 CT 示双肺炎症；双肺多发小结节灶及钙化灶；冠状动脉钙化及条状致密影。颅脑磁共振示脑内多发缺血变性、梗死灶；鼻窦炎。2024 年 3 月 9 日白细胞 22.8×10^9/L、白蛋白 26.1g/L。

既往史： 冠状动脉粥样硬化性心脏病 10 余年、类风湿关节炎 8 年余。无家族史，否认药物、食物过敏史。

个人史： 既往有烟酒嗜好，7 年前已戒。

社会心理状态： 焦虑。

中医诊断： 咳嗽（痰热壅肺证）。

西医诊断： 社区获得性肺炎，非重症。

[**护理评估**]

1. 中医护理评估　详见表 4-1-11-1~ 表 4-1-11-2。

表 4-1-11-1　四诊合参

望		闻		问		切	
神	神志清，精神欠佳	声音	声音低微呼吸正常	寒热	低热	脉	滑数
				汗	无汗		
				头身	全身乏力		
面容	面色少华			二便	大便质干，日行 1 次，夜尿频多，偶有泡沫		
				饮食	纳少		
形	形体消瘦			耳目	听力、视力下降		
		气味	未闻及特殊气味	睡眠	眠差		
舌	舌红、苔黄腻			既往	冠状动脉粥样硬化性心脏病 10 余年、类风湿关节炎 8 年		

表 4-1-11-2 八纲辨证

阴阳	舌质红，苔黄厚腻，脉滑数，属阴证
表里	本病病位在肺，随疾病发展可渐及脾脏，属里证
寒热	黄黏痰，舌红，大便秘结，故为热证
虚实	病性总属于虚，虚以气虚、阴虚为主

2. 专科护理评估 详见表 4-1-11-3。

表 4-1-11-3 专科评估

项目	分数	等级
咳嗽程度评分表（CET）	20 分	重度咳嗽
焦虑自评量表（SAS）	75 分	重度焦虑
匹兹堡睡眠质量指数评分表（PSQI）	17 分	质量很差

[护理问题]

1. 咳嗽 与感染有关。

2. 眠差 与咳嗽、尿频有关。

3. 焦虑 与身体不适、担心预后有关。

4. 活动无耐力 与身体虚弱有关。

[辨证思路]

本病患者病位在肺，脾失健运，水湿代谢失常，聚而为痰，痰阻气机，郁而化热，壅遏肺气，肺气失于宣肃，发为本病。舌红、苔黄腻，脉滑数，为痰热壅肺之象，证属痰热壅肺。

施护原则：补肺健脾、清热化痰。

[取穴思路]

本案例患者采用耳穴治疗方法，感染后咳嗽属于中医学"外感咳嗽"范畴，中医学认为风热或风寒等六淫侵袭人体，引起急性呼吸道感染，治疗不及时或人体正气亏虚，不能祛邪外出，邪气留恋，肺气不清，邪气壅堵肺络，肺失宣肃，肺气上逆，发为咳嗽、咯痰，故治疗上以理气宣肺为主。耳穴中肺可以运行气血，宣肺解表，利皮毛；肾可以益气补肺，纳气止咳；皮质下、肾上腺可以益气解表，下气止咳平喘；内鼻、外鼻可以宣肺解表，宣通鼻窍；脾穴具有理气健脾助运的作用；患者咽痛，加贴咽喉。

［临证护理及方法］

耳穴治疗：分步骤进行序贯治疗。首先给予耳穴全息铜砭刮痧，然后给予耳穴放血，最后给予耳穴贴压。

一、耳穴全息铜砭刮痧

（1）操作前评估患者全身情况，检查耳部皮肤，进行望诊和触诊，确定耳部全息铜砭刮痧方案；涂介质循环按摩约 1 分钟，打开耳郭小周天及大周天，促进全身气血运行。

（2）耳部全息铜砭基础刮痧：包括耳前和耳后各个部位，具体刮痧方向依次是耳垂→耳轮→耳舟→对耳轮→耳甲腔→耳甲艇→耳甲→三角窝→耳前；耳部背面具体刮痧方向依次是耳垂背面→耳轮尾背面→耳轮背面→对耳轮后沟→对耳屏后沟→耳甲腔后隆起→耳轮脚后沟→耳甲艇后隆起→对耳轮下脚后沟→三角窝后隆起→耳后至胸锁乳突肌。耳前铜砭基础刮痧约 10 分钟，耳后铜砭基础刮痧约 10 分钟。

（3）根据辨证，选择重点刮拭部位：肺、脾、肾、皮质下、肾上腺、咽喉等，每穴约 30 秒。

（4）耳部按摩约 5 分钟。频次：耳部全息铜砭刮痧每次 30 分钟，1 周 2 次。以患者耐受为度，不可使用暴力。

二、耳穴放血

1. 耳尖针刺放血疗法具体操作方法

（1）工具：针灸针、三棱针、一次性注射针头、刺血笔等。

（2）体位：端正坐位或者侧伏坐位，在耳郭的上方，当折耳向前，耳郭上方的尖端处，耳尖穴属经外奇穴。

（3）操作：局部采用 75% 乙醇棉球常规消毒，用三棱针或者注射针头对准耳尖穴，左手揉按，使局部充血，右手持针速刺，用乙醇棉球擦其针孔，左右反复挤压，如此多次，出血量 3~5 滴即可。

2. 耳垂放血疗法 针刺耳垂最下端，每侧 10 滴，每日 1 次（具体操作方法可参考耳尖放血疗法）。

三、耳穴贴压

（1）取穴：神门、肺、肾、皮质下、肾上腺、内鼻、外鼻、脾、咽喉，每天按压 2~3 次，每次 3~5 分钟。

（2）手法：以平补平泻的方法在耳郭上施以一按一松的柔和渗透力度，避免搓揉按压。

［治疗经过］

2024 年 3 月 8 日（入院第 1 天），患者白天 CET 评分为 20 分，咳嗽严重，影响日常生活，给予双耳尖放血，耳穴贴压肺、肾、皮质下、肾上腺、脾等穴位。遵医嘱给予氨酚双氢可待因镇咳，给予布地奈德、富露施雾化吸入止咳化痰平喘，30 分钟后咳嗽缓解，CET 评分降为 16 分，但仍频繁咳嗽，影响睡眠。

2024 年 3 月 9 日，治疗同前一天，CET 评分 15 分，睡眠较前改善。

2024 年 3 月 10 日，给予一侧耳穴全息铜砭刮痧，然后给予耳穴放血（双耳尖 + 双耳垂放血），最后给予耳穴贴压，增加穴位内鼻、外鼻、咽喉，按压手法：以平补平泻的方法在耳郭上施以一按一松的柔和深透力度，避免搓揉按压。

2024 年 3 月 11 日，给予对侧耳部全息铜砭刮痧，停用氨酚双氢可待因，其他治疗同前一天，CET 评分 13 分，剧烈咳嗽频次明显减少，咽痛减轻，睡眠好转。

2024 年 3 月 12 日，患者 CET 评分为 10 分，心情较前明显好转，活动耐力增加，咳嗽明显减轻，不影响正常生活。同时耳穴放血由每天双耳改为双耳交替进行。连续上述治疗 5 天，耳部全息铜砭刮痧 1 周 2 次。

［护理措施］

一、生活起居

（1）保持病室空气清新，定时开窗通风，保持温湿度适宜，注意保暖，预防感冒。

（2）随气温变化及时增减衣物，呼吸道疾病流行期间避免去人多的公共场所，预防病毒感染。

（3）保证充分的睡眠和休息，避免过劳。

二、膳食调养

（1）宜进食富含维生素 C 的新鲜蔬菜和水果，如大白菜、橘子、桃、梨等，对呼吸道上皮组织作用明显，对减轻咳嗽症状有一定的作用。

（2）限制盐的摄入，每日食盐量小于 6g，少吃咸鱼、咸菜等。

（3）忌食辛辣或刺激性食物，如葱、姜、胡椒、咖喱粉等。

（4）少吃甜食，不吸烟，不饮酒，不喝浓茶和咖啡。

（5）根据个人情况，每天至少要喝 8~10 杯水。此外，还可以喝果汁、茶、汤等其他液体，以补充身体所需的水分。

（6）辨证施膳：该患者为痰热壅肺证，脾失运健，嘱患者服用健脾补肺、清热化痰之品，如山药、百合、薏苡仁、核桃、胡萝卜、鸡肉、梨、橘等。

三、用药护理

（1）遵医嘱给予抗感染、止咳化痰等药物，告知用法和注意事项。

（2）遵医嘱给予患者雾化吸入，指导患者正确雾化吸入方法。雾化吸入后必须漱口数遍，漱液吐出，预防口腔溃疡的发生。

（3）该患者基础疾病较多，指导患者遵医嘱按时服用治疗类风湿关节炎、冠心病等的药物。

四、运动调护

指导患者适量活动，每日散步 20~30 分钟，练习全身呼吸操提高肺活量，练习八段锦、太极拳等助长肺气。

五、情志调护

（1）经常与患者沟通，了解其心理状况，及时给予心理疏导。

（2）采取说理开导、顺情解郁、移情易性等方法对患者进行情志护理。注意充分发挥患者社会支持系统的作用。

（3）商调式的音乐曲目包括《阳春白雪》《第三交响曲》《阳关三叠》《黄河大合唱》《嘎达梅林》等，具有金性的清肃、高亢、优美、悲切等特点，能够调节肺的宣发肃降功能，促进人体的气机内收。

[护理评价]

经过 10 天的耳穴综合治疗，患者取得了显著的治疗效果，患者咳嗽明显减轻，夜间睡眠质量逐渐改善，焦虑心情逐渐消除，对治疗效果非常满意。见表 4-1-11-4。

表 4-1-11-4

观察项目	治疗前	治疗后 3 天	治疗后 10 天
咳嗽程度评分表（CET）	20 分	13 分	7 分
焦虑自评量表（SAS）	75 分	60 分	45 分
匹兹堡睡眠质量指数评分表（PSQI）	17 分	11 分	5 分

[案例讨论]

耳穴治疗咳嗽的作用机制主要包括神经体液学说、生物全息律学说、免疫学说等。神经解剖学发现，耳部神经分布丰富：迷走神经、舌咽神经及面神经耳支分布于耳甲区，耳颞神经、耳大神经和枕小神经分布于耳垂、耳轮、耳舟及对耳轮区，几乎所有神经都有分支分布在三角窝内，刺激相应部位，激发神经－体液－免疫应答，从而治疗疾病。张颖清教授的《全息生物学》认为人体一个肢节的各个部位与全身各部位对应相关，一个肢节包含着全身各部位的生理病理信息。基于该理论，当人体某一组织器官发生病变时，在耳郭相应部位出现病理反应，如变色、变形、痛阈降低等，通过刺激耳部穴位可治疗相应疾病。此外，现代研究发现按压耳穴可调节分泌型免疫球蛋白 A、肿瘤坏死因子-α、白细胞介素-2、白细胞介素-6 等炎症因子的释放，提高细胞免疫功能，增强抗感染能力，发挥止咳功效。

咳嗽作为肺系疾病的常见症状，给患者带来了不同程度的困扰。现有临床研究显示，耳穴序贯治疗在改善咳嗽症状和提升生活质量方面的疗效值得肯定，耳穴序贯治疗在临床上应用较多，效果较好，值得开展进一步的研究。

案例 12　耳穴贴压治疗腹泻的护理

[摘要]

肠易激综合征（irritable bowel syndrome，IBS）是一种功能性胃肠病，主要表现为与排便相关的腹痛、腹部不适反复发作，伴随大便形状或排便习惯改变。部分患者同时伴有失眠、焦虑、抑郁等神经精神症状，可持续存在或间歇发作，但缺乏形态学和生化指标等异常的证据。按照罗马Ⅲ诊断标准，IBS 可分为腹泻型、便秘型、腹泻便秘交替型和未定型 4 型，其中以腹泻型 IBS 最为多见。在我国，普通人群 IBS 总体患病率为 1.4%~11.5%，女性略高于男性，中青年（18~59 岁）更为常见，老年人（≥ 60 岁）有所下降。

腹泻型 IBS 约占 IBS 的 65%。临床上，腹泻型 IBS 主要表现为腹痛、腹泻，多伴有不同程度的精神心理障碍，包括焦虑、紧张、抑郁。多归属中医学"腹痛""泄泻""郁证"等范畴，又与"痛泄"最为相似，因此中医认为腹泻型 IBS 的基本病机为肝失疏泄，横逆克土，忧思气结，脾失健运，清阳不升。腹泻型 IBS 严重影响患者的工作、学习、生活和心理健康，降低患者的生活质量。

本案例通过中医四诊合参、辨证分析，从"泄泻"角度切入，立足于调肝理脾，唯有肝调脾健、气机条达、疏泄有度，水谷精微归于正气而泄泻自止。采用耳穴贴压的方法，刺激相应的脏腑及经络，发挥理气消胀、内分泌调整、健脾助运、自主神经调整、镇静 / 兴奋、止痛解痉作用。有研究表明，耳穴贴压可显著改善腹泻型 IBS 的临床症状，同时抑制 5- 羟色胺的过度表达，再配以中医情志护理，有效缓解腹泻型 IBS 腹泻、腹痛、焦虑症状，提高患者的生活质量，为腹泻型 IBS 患者腹泻治疗提供参考方案。

[病例简介]

患者李某，女，39 岁，体重 50kg。

就诊日期： 2023 年 4 月 20 日。

发病节气： 谷雨。

主诉： 腹部疼痛，大便次数增多、不成形 2 年余，加重 2 周。

现病史： 患者 2 年前无明显诱因出现腹痛、腹泻不适，下腹部间断性隐痛，纳差，进食生冷食物、生气后症状加剧，解稀便 3~4 次 / 日，未见黏液脓血。排便后腹痛不适明显好转。2 周前自觉上述症状较前加重，自觉腹痛，疼痛 NRS 评分 4 分，解稀便 4~6 次 / 日。患者平素易忧思恼怒，医院焦虑抑郁量表 HADS-A 评分得分 12 分，HADS-D 评分 8 分。

生命体征： T：36.9℃，P：80 次 / 分，R：20 次 / 分，BP：132/76mmHg。

专科查体： 患者身倦乏力，面色发黄，纳呆，胸胁胀闷，腹部胀痛，肠鸣矢气，腹泻，腹痛即泄，泄后痛减。汗出较多，精神差，夜眠差，舌质淡红，苔白腻，舌体胖大，舌边有齿痕，脉弦细。

辅助检查： 大便常规、血常规无明显异常，胃肠镜检查未见明显异常。

既往史： 既往体健，无家族史，否认药物、食物过敏史。

个人史：否认烟酒嗜好。

社会心理状态：焦虑。

中医诊断：泄泻（肝郁脾虚证）。

西医诊断：腹泻型肠易激综合征。

［护理评估］

1. 中医护理评估　详见表4-1-12-1～表4-1-12-2。

表4-1-12-1　四诊合参

望		闻		问		切	
神	神清	声音	发声自然呼吸正常	寒热	正常	脉	弦细
色	面色发黄			汗	较多		
舌	舌质淡红，苔白腻			二便	大便4~6次/日，小便可		
形	形体消瘦	气味	未闻及特殊气味	饮食	纳呆		
态	行走自如			睡眠	寐差		

表4-1-12-2　八纲辨证

阴阳	身倦乏力，大便稀薄，舌淡红胖大，苔白腻，脉弦细，证属肝郁脾虚，故为阴证
表里	情志内伤，肝气不疏犯脾，则脾失健运，升降失司，清浊不分，乃发泄泻，故为里证
寒热	肠鸣矢气，食生冷食物加重腹泻，舌质淡红，苔白腻，证属肝郁脾虚，故为寒证
虚实	平素易忧思恼怒，胸胁胀闷，为实证表现，面色发黄，神倦乏力，汗出多，舌淡红，苔白腻，为虚证，辨为虚实夹杂证

2. 专科护理评估　详见表4-1-12-3。

表4-1-12-3

项目	分数	等级
数字评分法（NRS）	4分	中疼痛
医院焦虑抑郁量表（HADS-A）	12分	肯定存在焦虑
医院焦虑抑郁量表（HADS-D）	9分	可疑存在抑郁
肠易激严重程度量表（IBS-SSS）	300分	中度IBS
中医证候积分	18分	中度

项目	分数	等级
Bristol 粪便性状量表	3 分	糊状

[护理问题]

1.**泄泻** 与脾失运化、肝失疏泄，大肠传导失司有关。

2.**腹痛、腹胀** 与邪气交阻，气机失畅有关。

3.**活动无耐力** 与泄泻日久，伤津耗气，脾胃虚弱有关。

4.**焦虑** 与肝气郁结，肝失调达，担心预后有关。

[辨证思路]

本病患者平素易忧思恼怒，肝失疏泄，故见胸胁胀闷。肝气郁结，肝在五行中属木，主疏泄，肝郁则无法调畅气机，难以疏泄，肝郁困脾，导致脾胃功能失常；或忧思伤脾，不能正常运化水液，继而泄泻。患者生气恼怒时，症状加重，肝气乘脾，舌淡红，苔白腻，舌边齿痕，脉弦细为肝郁脾虚之象，证属肝郁脾虚。

施护原则：疏肝理气，健脾和胃。

[取穴思路]

本案例患者采用耳穴治疗方法，患者属肝郁脾虚证，抑郁恼怒，易致肝失调达，肝气郁结，木横乘土，横逆克脾；忧思气结，脾运受制，使脾失健运，清阳不升，完谷不化。腹泻型肠易激综合征以肝郁、脾虚、肝脾不和为主要病机，本案例病位在胃、大肠、小肠，首先依照耳穴取穴指导原则，相应部位取大肠穴、小肠穴、胃穴以和胃祛湿、理肠止泻；按照中医辨证取穴，取肝穴、脾穴，以柔肝理气，健脾止泻；按照西医理论取内分泌穴、皮质下穴以调整大脑皮质及自主神经功能，神门穴具有镇静、止痛的作用，增强固肠止泻的功效。诸穴配合标本兼治，调整经络脏腑，平衡阴阳，以达疏肝理气、健脾和胃之功效，使阴阳平复，疾病得愈。

[临证护理及方法]

一、耳穴贴压方法

（1）取穴：大肠穴、小肠穴、胃穴、肝穴、脾穴、内分泌穴、皮质下穴、神门穴。详见图 4-1-12-1。

（2）操作步骤：用 75% 乙醇消毒耳部，将耳穴贴在所取穴位上，每次贴一侧耳朵，每 3~4 日更换 1 次，两耳交替贴压。

（3）按压频次：每天按压 4 次（早、中、晚餐后及睡前），每次每穴 1~2 分钟。

（4）按压手法：以平补平泻的方法在耳郭上施以一按一松的柔和渗透力度，按压力度适中，不可用力过猛，按压以耳部有痛、热，而不按破皮肤为宜，避免搓揉按压。

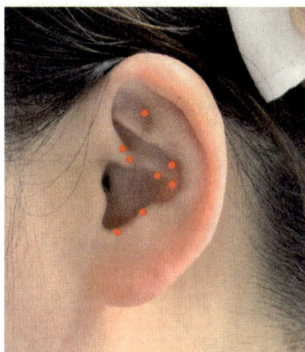

▲ 图 4-1-12-1　取穴穴位图

二、耳穴贴压注意事项

1. 护士需要注意的事项

（1）贴压耳穴应注意防水，以免脱落。

（2）耳郭皮肤有炎症或破损者不宜采用。

（3）对过度饥饿、疲劳、精神高度紧张、年老体弱、孕妇按压宜轻，急性疼痛者宜重手法强刺激，习惯性流产者慎用。

2. 患者需要注意的事项

（1）患者过于饥饿、疲劳、紧张时，不宜立即进行耳穴贴压治疗。

（2）患者应学会自我按压已贴的耳穴。

（3）自我按压已贴耳穴的有效表现为局部酸、麻、胀、痛、灼热感等。

（4）平时注意防水，不宜游泳，以免胶布脱落，治疗中断。

[治疗经过]

2023年4月20日（第一次我院就诊），患者自述腹痛，解稀便每日4~6次，NRS评分为4分，中度疼痛，胸胁胀闷，乏力，纳差，眠差，HADS-A评分12分，HADS-D评分9分，IBS-SSS量表评分300分，中医证候积分18分，Bristol粪便性状量表评分3分。给予培菲康、固肠止泄丸、疏肝解郁颗粒，痛泻要方中药汤剂口服，耳穴贴压治疗，见图4-1-12-2~图4-1-12-4。

2023年4月23日至2023年5月6日，每隔3日复诊，给予更换耳穴贴压，交代注意事项，2023年4月29日复诊时患者自述腹泻、腹痛症状较前减轻，情绪较前好转，但患者自觉中药难以下咽，遵医嘱停痛泻要方中药汤剂口服，其他治疗方案不变。

2023年5月6日，治疗14天两个疗程后患者复诊时自觉症状明显改善，NRS评分为2分，HADS-A评分6分，HADS-D评分3分，IBS-SSS量表评分160分，中医证候积分9分，Bristol粪便性状量表评分2分，大便次数2~3次/分。

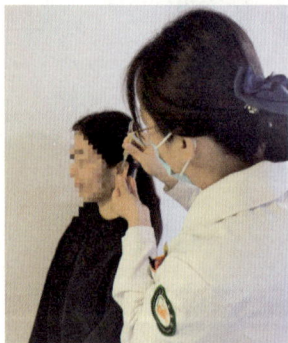

▲ 图4-1-12-2　取穴

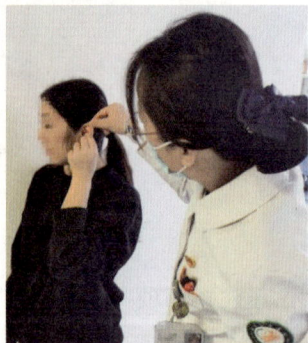

▲ 图4-1-12-3　指导按压

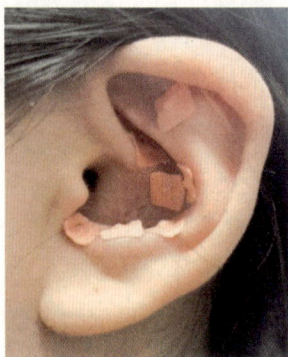

▲ 图4-1-12-4　按压完成

[护理措施]

一、病情观察

（1）指导患者观察排便的次数、性状、颜色、气味等。

（2）指导患者观察并记录腹痛的部位、性质、程度、规律、发作及持续时间。

（3）若患者出现暴泻或呼吸深长、暴躁不安、汗出肢冷，或其他不能耐受的不适及时就诊。

二、生活起居

（1）指导患者保持居住环境舒适安静，空气清新，可添置绿色植物使心情舒畅，便后及时清理并开窗通风。

（2）便后用软纸擦肛，并用温开水清洗肛周，注意休息，避免劳累。

（3）多进行室外活动，如散步、太极拳等，增强脾胃健运功能，动静结合，劳逸适度。

（4）讲究个人卫生，注意腹部保暖，避免腹部吹冷风。

三、饮食调护

（1）指导患者饮食以清淡，易消化、富有营养、少量多餐为原则。宜温热、细软、少油、少渣的流质半流质食物，如稀粥、藕粉、面条，忌生冷、辛辣、肥甘、甜腻之品。

（2）辨证施膳：该患者为肝郁脾虚证，嘱患者疏肝理气、健脾和胃之品，如金橘饼、陈皮、山药、红枣等。食疗方：佛手茯苓瘦肉煲。原料：佛手10g、茯苓25g、山药20g、陈皮5g、猪瘦肉200g、生姜10g、大枣10枚。

四、用药护理

（1）遵医嘱给予益生菌、固肠止泻的药物，指导患者按时用药，注意服药方法，中药汤剂宜温服，益生菌不宜用温热水送服。

（2）该患者腹泻每日4~6次，慎防津伤阴脱之变，必要时备口服补液盐。

（3）指导患者服药前后记录大便的量、色、质、气味的变化。

五、情志调护

（1）告知患者本症和情志的关系，多与患者交流，关心体贴患者，减轻其不安情绪，鼓励患者表达内心感受，针对性给予心理支持。

（2）指导患者掌握排解不良情绪的方法，如移情易性、音乐疗法等，避免生气、恼怒。

[护理评价]

经过两个疗程 14 天的耳穴贴压辅助治疗，患者取得了明显的治疗效果，患者下腹部疼痛、大便次数、性状明显减轻，夜间睡眠质量逐渐改善，焦虑心情逐渐减轻，对治疗效果非常满意。护理评价详见表 4-1-12-4。

表 4-1-12-4　护理评价

观察项目	治疗前	治疗后 7 天	治疗后 14 天
数字评分法（NRS）	5 分	2 分	0 分
HADS-A	12 分	9 分	6 分
HADS-D	9 分	6 分	3 分
中医证候积分	3 分	1 分	0 分
粪便性状评分量表（Bristol）	1 分	1 分	0 分
IBS-SSS	300 分	220 分	160 分

[案例讨论]

腹泻型 IBS 是一种脑－肠互动异常的功能性肠病，目前研究表明其发病与胃肠道动力异常、内脏敏感性增高、肠道炎症反应、肠道微生态紊乱、脑－肠轴调节异常等多种原因有关。西医学多采用解痉药、止泻药、益生菌制剂等治疗。而对合并明显焦虑或抑郁状态的患者，则加以选用抗焦虑、抑郁药物。中医认为情志问题是腹泻型 IBS 发生发展的重要驱动因素，该病与肝脾关系密切。患者情志失调则肝失疏泄，木不疏土则脾失健运进而形成水湿，阻滞气机，导致脾气不升，因而形成泄泻和肠功能紊乱，因此肝郁脾虚为本病重要病因病机。

《灵枢·口问》中记载："耳者，宗脉之所聚也。"认为耳与十二经脉相通。而腹泻型肠易激综合征以肝郁、脾虚、肝脾不和为主要病机，本病例患者在应用双歧三联活菌、固肠止泄丸、疏肝解郁颗粒等基础上联合耳穴压豆疗法进行治疗，选取患者肝、脾等耳穴，具有健脾、柔肝、止泻的作用，选取的皮下质、内分泌可对神经进行调节，选取的大肠、小肠、胃则具有祛湿、祛湿的作用，神门可以镇静止痛，通过对上述穴位的刺激，来对相关脏腑、十二经脉进行调控，最终起到疏肝理气、疏通经络、缓解腹痛、腹泻及胸胁胀闷的作用。

通过本病例，发现针对肝郁脾虚型泄泻的患者，可以肝脾同治，疏木培土法可以作为肝郁脾虚证型的腹泻型 IBS 患者的重要治法。疏木即疏泄肝胆，培土即滋养脾胃，两者互用，顾护中焦。

案例 13　耳穴刮痧联合耳穴贴压在肺癌术后胸闷患者中的护理

［摘要］

肺癌术后胸闷气短是常见的并发症，由于手术要切除部分肺组织，患者的肺功能下降，短时间难以恢复，会出现胸闷气短的症状。中医认为肺癌术后气血亏虚，表现为胸闷气短、乏力倦怠等，当以扶正固本为主，以祛邪抗癌为辅，辨证施治，全面调理，达到调整机体状态、预防复发和转移的目的。

本案例中运用耳穴刮痧疗法，通过良性刺激，充分发挥营卫之气的作用，使经络穴位处充血，改善局部微循环，起到祛除邪气，以增强机体自身潜在的抗病能力和免疫功能的作用。运用耳穴压豆疗法，刺激耳郭上的穴位或反应点，提升人体正气，改善脾胃功能，将水谷精气上输于肺，对肺脏起到滋养作用，"培土生金"，从而改善患者术后胸闷、四肢无力的症状，为肺癌术后胸闷的发生提供参考方案。

［病例简介］

患者臧某，女，57 岁，体重 65kg。

门诊就诊日期：2023 年 8 月 18 日。

发病节气：立秋。

主诉：肺癌术后半月，咳嗽胸闷 10 余天。

现病史：患者中年女性，2 年前患者查体发现右肺结节，无咳嗽咳痰，无胸闷喘憋，无恶心呕吐，无腹痛腹胀，患者未行处理，后复查 2023 年 8 月 1 日双源 CT 平扫（肺部），双肺上叶、右肺下叶见多发结节，其中最大者右肺下叶后基底段，Im（261~272）实性占比约为 49%，大小约为 8mm×6mm。患者入院后完善相关检查，于 2023 年 8 月 5 日在全麻下行胸腔镜下右肺下叶切除术，纵隔淋巴结清扫术，食管平滑肌瘤剥除术，术后予以患者抗感染、止咳化痰平喘等对症治疗，患者间断性咳嗽伴胸闷。术后第13天患者最突出的症状为咳嗽胸闷，动则胸闷加重，走三步歇二步，严重影响患者的生活质量。为求进一步治疗来全息门诊就诊。

生命体征：T：36.5℃，P：88次/分，R：20次/分，BP：138/85mmHg。

专科查体：患者右侧有胁肋部可见3个手术切口，大者大约3cm×4cm，胁肋部压痛，面色浮白，精神差，眠欠佳，大便腻，每日1次，小便调，舌质暗红，舌体胖大，苔薄白，脉弦涩。

过敏史：无。

个人史：无。

月经史：已绝经。

婚育史：适龄婚育，配偶及子女体健。

家族史：父母健在，兄弟姐妹体健。

既往史：既往体健。

社会心理状态：焦虑。

中医诊断：肺积（肺脾气虚夹瘀）。

西医诊断：肺癌术后。

[**护理评估**]

1. 中医护理评估　详见表4-1-13-1~ 表4-1-13-2。

表4-1-13-1　四诊合参

望		闻		问		切	
神	神志清，痛苦面容	声音	声音低微呼吸	寒热	无恶寒发热		
色	面色浮白			汗	动则汗出		
舌	舌质暗红，舌体胖大，苔薄白			二便	大便黏腻，小便调		
耳	右耳胸穴区有褐色色素沉着的特征。耳甲腔肺区有点状凸起，耳甲艇肝区鼓包。耳垂内耳点状凹陷，垂前线状凹陷。左耳耳鸣沟，对耳轮体宽厚，神经衰弱区凹陷，垂前穴线状凹陷。	气味	未闻及特殊气味	饮食	纳呆	脉	弦涩
形	形体适中						
态	体态正常			睡眠	寐差		

表 4-1-13-2　八纲辨证

阴阳	动则汗出较多，声低懒言，胸闷气短，证属肺脾气虚，属阴证。大便黏腻，舌质暗红，有瘀斑，舌体胖大，苔薄白，脉弦涩，证属气滞血瘀，属阴证
表里	肿瘤已除，然正气被伤，余毒未尽，术后伤正，脾气亏虚，脾脏这一气机枢纽无力运化，中医五行学说认为，脾属土、肺属金，土能生金，脾与肺为母子关系，故补脾能够益肺，曰"培土生金"，脾虚则肺无以充养，脾虚水液运行不畅则咳痰，肺气不足则咳嗽胸闷，故肺癌术后胸闷与肺脾两脏相关，病位在肺脾，脏腑受损，功能失调，故为里证
寒热	大便黏腻，舌质暗红，有瘀斑，舌体胖大，苔薄白，脉弦涩，证属气滞血瘀，故为寒证
虚实	肺脾气虚，经络阻隔不通，大便黏腻，舌质暗红，有瘀斑，舌体胖大，苔薄白，脉弦滑，为虚实夹杂证

2. 专科护理评估　详见表 4-1-13-3。

表 4-1-13-3　专科评估

项目	分数	等级
肿瘤患者的生活质量评分（QOL）	20 分	生活质量较差
焦虑自评量表（SAS）	76 分	重度焦虑
匹兹堡睡眠质量指数评分表（PSQI）	16 分	质量很差
癌症疲乏量表（CFS）	40 分	患者较为疲乏

［护理问题］

1. 疲乏　与肺癌术后气血亏虚有关。

2. 不寐　与咳嗽胸闷有关。

3. 焦虑　与担心预后有关。

［辨证思路］

患者肺癌术后，然正气被伤，余毒未尽，术后伤正，脾气亏虚，动则汗出较多，声低懒言，胸闷气短，大便黏腻，纳呆，证属肺脾气虚证。舌质暗红，有瘀斑，舌体胖大，苔薄白，脉弦涩，偶有胁肋部胀痛，耳穴肝区鼓包证属气滞血瘀。

辨证：肺脾气虚夹瘀。

治则：补脾益肺，活血化瘀。

221

[取穴思路]

本案例患者属肺脾气虚证夹瘀，通过耳部全息刮痧可调动全身气血，平衡阴阳，扶正祛邪，耳穴贴压根据辨证取穴可以精准治疗缓解患者咳嗽胸闷症状。交感、胸、心血管系统皮质下为胸三角，是治疗胸闷的要穴。相应部位选穴：肺、胸，调理肺的功能。脏腑选穴：肝、胆疏肝利胆。大肠与肺相表里，强化肺的宣发肃降功能。经络选穴：脾、胃健脾和胃为肺布散精微物质提供营养来源，肾纳气平喘。神经学说：交感，缓解平滑肌痉挛。经验用穴：心血管系统皮质下、神门可以镇静解痉，肝阳可以疏肝理气活血化瘀，角窝中可以定喘。耳穴耳甲腔区根据全息理论与人体肺部相对应。

[临证护理及方法]

耳穴治疗分步骤进行序贯治疗：首先给予耳穴铜砭刮痧，然后给予耳穴贴压。

一、耳穴全息铜砭刮痧

方案为基础刮痧＋重点刮拭部位。

（1）基础刮痧：耳部全息刮痧采用平补平泻法，以患者耐受为度，遵循从下往上，从外到内的顺序。包括耳前和耳后各个部位，具体刮痧方向依次是耳垂→耳轮→耳舟→对耳轮→耳甲腔→耳甲艇→耳甲→三角窝→耳前；耳部背面具体刮痧方向依次是：耳垂背面→耳轮尾背面→耳轮背面→对耳轮后沟→对耳屏后沟→耳甲腔后隆起→耳轮脚后沟→耳甲艇后隆起→对耳轮下脚后沟→三角窝后隆起→耳后至胸锁乳突肌。

（2）重点刮拭部位分为以下几类。辨证选穴：主穴为交感、胸、心血管系统皮质下、神门、角窝中、健侧肺、大肠；配穴为脾、胃、肾、肝、胆、肝阳。相应部位选穴：肺、胸，调理肺的功能。脏腑选穴：肝、胆疏肝利胆。大肠与肺相表里，强化肺的宣发肃降功能。经络选穴：脾、胃健脾和胃，为肺布散精微物质提供营养来源；肾纳气平喘。神经学说：交感，缓解平滑肌痉挛。经验用穴：心血管系统皮质下、神门可以镇静解痉，肝阳可以平肝潜阳，疏肝理气，活血化瘀，角窝中可以定喘。涂介质循环按摩耳郭小周天及大周天约1分钟，耳前铜砭基础刮痧约10分钟，耳后铜砭基础刮痧约10分钟，重点刮拭部位每穴约30秒，耳部按摩约5分钟，耳部全息铜砭刮痧每次30分钟，1周2次。

二、耳穴贴压

（1）取穴：使用探棒逐一探查耳甲腔区（多个点）内外敏感点，此方法为相应部位取穴。主穴为交感、胸、心血管系统皮质下、神门、角窝中、健侧肺、大肠，配穴为脾、胃、肾、肝、胆、肝阳。每天按压 2~3 次，每次 3~5 分钟。

（2）手法：以平补平泻的方法在耳郭上施以一按一松的柔和渗透力度，避免搓揉按压。

[治疗经过]

2023 年 8 月 17 日（门诊第 1 次治疗），患者肺癌术后胸闷咳嗽，经过门诊医生进行评估后，遵医嘱给予基础耳部刮痧＋重点刮拭治疗胸闷特定穴位交感、胸、心血管系统皮质下、神门、角窝中、健侧肺、大肠等。贴压时使用探棒探查交感、胸、心血管系统皮质下、神门、角窝中、健侧肺、大肠等敏感点。左耳贴压：脾、胃、大肠、上肺。右耳贴压：交感、胸、心血管系统皮质下、神门、角窝中、肾、肝、胆、肝阳。治疗前患者的胸闷的证候评分为 6 分，治疗后半小时对患者进行评估胸闷的证候评分为 2 分。患者自述胸闷症状缓解。

2023 年 8 月 19 日（门诊第 2 次治疗），患者自述治疗当晚胸闷憋醒 2 次，醒后在半小时内可自然入眠，胸闷症状明显缓解，继续给予同前刮痧和贴压方法。患者明显好转办理出院手续。

2023 年 8 月 22 日（门诊第 3 次治疗），患者自述可顺畅去卫生间，中间不用停歇，胸闷症状进一步缓解。自述心情大好，食欲也有改善，在全息门诊办理单病种继续接受中医特色疗法治疗。指导患者进食糯米山药粥补益肺气脾气，继续给予同前刮痧和贴压方法。

2023 年 8 月 24 日（门诊第 4 次治疗），患者自己坐公交车来就诊，从家到公交站牌需步行 8 分钟，中间不需要停歇，上车后会有短暂胸闷 15 分钟左右缓解，自述今日吃早饭后胃疼。做好患者安抚工作，继续给予同前刮痧和贴压方法，贴压时加上神经系统皮质下改善患者胃疼症状。

2023 年 8 月 27 日（门诊第 5 次治疗），患者自己开车来医院就诊，胃疼症状缓解，胸闷症状只发生在劳累时，患者面色口唇颜色红润，继续给予同前刮痧和贴压方法。

2023 年 8 月 30 日（门诊第 6 次治疗），患者自诉完全好转，自己去看望了怀孕的儿媳妇，对生活充满希望，继续给予同前刮痧和贴压方法。

2023 年 9 月 3 日（门诊第 7 次治疗），患者带着自己的妹妹来调理失眠，自诉可以睡整晚的觉。继续给予同前刮痧和贴压方法。

2023 年 9 月 5 日（门诊第 8 次治疗），患者自述现在病好了，开始追求外貌，要求在耳穴贴压时加上面部提升的穴位，贴压时增加促性腺激素穴为患者提升面部。继续给予同前刮痧和贴压方法。

2023 年 9 月 7 日（门诊第 9 次治疗），患者自诉胸闷症状偶有发生，只发生在情绪激动时，胸闷症状已经不影响日常生活。

2023 年 9 月 9 日（门诊第 10 次治疗），患者自诉晚上睡眠很好，早上起来自己去小区周围散步和正常人没有区别，已经回归社会。继续给予同前刮痧和贴压方法。

2023 年 9 月 20 日，电话随访患者，患者胸闷症状只发生在劳累和情绪激动时，对耳穴综合疗法疗效非常满意。

[护理措施]

一、生活起居

（1）避免受凉，勿汗出当风。

（2）保证充分的休息，保持良好的睡眠环境，秋三月早卧早起，使情志安定平静，用以缓冲深秋的肃杀之气对人的影响；收敛此前向外宣散的神气，以使人体能适应秋气并达到相互平衡，这乃是顺应秋气、养护人体收敛功能的法则。

（3）经常做深呼吸，尽量把呼吸放慢。

（4）戒烟酒，注意避免被动吸烟。

二、膳食调养

（1）嘱患者清淡，易消化饮食，食新鲜蔬菜水果，少食煎烤、油炸之品。忌辛辣、刺激性食物，忌烟酒。

（2）辨证施膳：该患者为肺脾气虚夹瘀，嘱患者进食补益肺气、脾气，行气活血，化瘀解毒的食品，如糯米、山药、鹌鹑、乳鸽、牛肉、鱼肉、鸡肉、大麦、白扁豆、南瓜、蘑菇、山楂、桃仁、大白菜、芹菜、白萝卜、生姜、大蒜等。食疗方：糯米山药粥或白萝卜丝汤。

三、用药护理

遵医嘱给予健脾补肺、活血化瘀等药物，告知用法和注意事项。

四、运动调护

指导患者进行八段锦、简化太极拳锻炼。

五、情志调护

（1）采用暗示疗法、认知疗法、移情调志法，帮助患者建立积极的情志状态。

（2）指导患者聆听五音中的商调音乐，抒发情感，缓解紧张焦虑的心态，达到调理气血阴阳的目的。

[护理评价]

经过10次治疗后患者自诉胸闷症状明显好转，结合患者的症状及要求，患者的精神状态、疲乏症状、睡眠质量也明显改善。患者劳累和情绪激动时耗氧量增加会出现胸闷症状，与手术侧肺功能未完全恢复有关。在生活方面嘱患者饮食、作息要规律，保持情绪稳定，促进胸闷的进一步改善。详见表4-1-13-4。

表4-1-13-4

观察项目	治疗前	治疗第3次后	治疗第10次后
癌性疲乏量表（CFS）	40分	37分	29分
匹兹堡睡眠质量指数评分表（PSQI）	17分	15分	9分
焦虑自评量表（SAS）	76分	66分	48分

[案例讨论]

（1）肺癌术后患者常见的症状为胸闷、乏力、纳差、失眠、焦虑，其表现情况与肺脾俱虚、气阴两伤有关。从扶正祛邪角度出发，采用耳穴刮痧和耳穴贴压的方法刺激耳部穴位并配合食疗方，健脾补肺、益气养阴，调动全身气血，提高肺部供氧，促进肺功能恢复，从而改善肺癌术后相关症状，加快患者术后康复。治疗中基础刮痧加重点部位刮痧区域，增加刺激量；取穴贴压用探棒点按敏感点，应用耳穴方向、速度和角度的基本要素方法，整体提高疗效。

（2）治疗后的健康宣教很重要，生活起居、饮食、情志多方面整体调护。根据患者病情教会患者适合患者的耳穴按压方法，遵循"三不原则"，即："不吃饭不按压，不睡觉不按压，不睡醒不按压。"强化患者按压记忆。

（3）此案例的有效性来源于患者的主观反馈，缺乏客观评价指标，在以后案例中做好图表的收集，量化改善指标，提高案例的可信度，提高中医护理项目的推广率，为科研提供有效数据。

案例 1　耳穴综合疗法缓解头面部带状疱疹神经痛的护理

[摘要]

　　带状疱疹是皮肤科一种常见的病毒性疾病，它是由水痘–带状疱疹病毒感染引起，是一种皮肤上出现成簇水疱、呈带状分布、痛如火燎的急性疱疹性皮肤病。常好发于腰部、躯干部，也可发生于头面部、眼部、颈部、四肢、会阴、肛门等部位，而头面部带状疱疹发病率为 20%，我国 50 岁以上人群每年带状疱疹的发病率为 0.29%~0.58%，约 10% 的带状疱疹患者发生后遗神经痛。头面部带状疱疹患者 50% 以三叉神经痛为主，多发生于 60 岁以上患者，因其部位特殊而炎症较重，严重者还可能引起脑膜炎等，疼痛往往更加剧烈，治疗不及时或治疗方法不当常导致带状疱疹后遗神经痛，大多难以忍受，严重影响患者睡眠和生活质量。本案例通过中医四诊合参、辨证分析，采用耳穴按摩、耳穴放血、耳穴压豆的方法，刺激相应的脏腑及经络，再配以中医综合护理措施，有效缓解头面部带状疱疹神经痛，为降低带状疱疹后遗神经痛的发生提供参考方案。

[病例简介]

　　患者高某，女，63 岁，体重 72kg。

　　入院日期： 2023 年 11 月 18 日。

　　发病节气： 立冬。

　　主诉： 左侧头面部起疹 5 天，头痛 2 天。

　　现病史： 患者述发病前低热、无力，发病 1 天左侧面部出现红斑水疱，发病 3 天头面部水疱萎缩，出现烧灼样、针刺样疼痛。患者皮损处、左侧头部烧灼样、针刺样疼痛加重，并累及眼部，眼部肿胀。

生命体征：T：37.2℃，P：84 次 / 分，R：20 次 / 分，BP：140/90mmHg。

专科查体：左侧头面部片状水肿性红斑，皮损色淡，水疱萎缩，部分结痂。左侧眼睑肿胀，皮疹单侧沿神经分布，左侧头痛、眼痛、耳后痛、额部痛。精神差、眠欠佳。小便黄，大便时溏。舌质淡红，苔白，脉弦滑。

既往史：胃炎病史 5 年，无家族史，否认药物、食物过敏史。

个人史：否认烟酒嗜好。

社会心理状态：焦虑。

中医诊断：蛇串疮（脾虚湿蕴证）。

西医诊断：带状疱疹。

[护理评估]

1. 中医护理评估 四诊合参内容见表 4-2-1-1，八纲辨证内容见表 4-2-1-2。

表 4-2-1-1　四诊合参

望		闻		问		切	
神	神清，痛苦面容	声音	声音低微呼吸正常	寒热	低热	脉	弦
色	面色红润			汗	少汗		
舌	舌质淡红，苔白	气味	未闻及特殊气味	二便	大便时溏，小便黄		
形	形体适中			饮食	纳呆		
态	查体配合			睡眠	寐差		

表 4-2-1-2　八纲辨证

阴阳	皮疹淡红，疱壁松弛，疱液浊，小便清长、大便溏，舌淡红，苔白，脉弦或缓，证属脾虚湿蕴，故为阴证
表里	脾虚湿蕴，水湿挟风邪，上袭头面，外发于肌肤，病位在脾经，脏腑受损，功能失调，故为里证
寒热	皮疹淡红，疱壁松弛，疱液浊，小便清长、大便溏，舌淡红，苔白，脉弦或缓，证属脾虚湿蕴，故为寒证
虚实	脾虚湿蕴，经络阻隔不通，为虚实夹杂证

2. 专科护理评估 专科护理评估内容见表 4-2-1-3。

表 4-2-1-3 专科评估

项目	分数	等级
数字评分法（NRS）	8 分	重度疼痛
焦虑自评量表（SAS）	75 分	重度焦虑
匹兹堡睡眠质量指数评分表（PSQI）	18 分	质量很差

[护理问题]

1. 疼痛 与水湿瘀阻、经络不通有关。

2. 不寐 与神经痛有关。

3. 焦虑 与神经痛、担心预后有关。

[辨证思路]

本病患者脾胃虚弱，水湿内停，挟风邪上窜，外发于头面而得病，故见左侧头面部散在红斑，上有簇集性丘疱疹、水疱；水湿内停，经络阻隔，不通则痛，故自觉疼痛。舌淡红，苔白，脉弦或缓为脾虚湿蕴之象，属脾虚湿蕴证。

施护原则：健脾除湿，活血止痛。

[取穴思路]

本案例患者采用耳穴治疗方法，本案例患者属脾虚湿蕴证，情志内伤，肝气郁结，久而化火；脾虚湿蕴，脾失健运，湿邪内生；感染毒邪，湿热火毒，蕴积肌肤；年老体弱，气血凝滞，经络阻塞。首先依照耳穴取穴指导原则，相应部位取穴额穴、颞穴、眼穴，是治疗痛症首选的穴位。耳部常用止痛穴位（经验穴）应用耳尖穴，具有消炎、镇静、止痛、提升机体免疫的功能。交感穴、外交感穴可以调节血管收缩功能，扩张血管，外交感穴对压具有增加刺激量的作用。皮质下穴可调节大脑皮质兴奋和抑制功能。神门穴具有镇静的作用。本案例病位在脾，根据辨证取穴，选择脾穴具有理气健脾助运的作用，三焦穴具有化气输精的作用。

[临证护理及方法]

耳穴治疗分步骤进行序贯治疗：首先给予耳穴按摩，然后给予耳穴放血，最后给予耳穴压豆。

一、耳穴按摩（图 4-2-1-1~ 图 4-2-1-3）

第一步：从交感沿着耳轮到耳尖（指揉法）。

第二步：从颈区沿着对耳屏内外侧面到眼区（指揉法）。

第三步：神门点按，从耳甲艇到耳甲腔，点按三焦穴（点按法 + 指揉法）。

频次：每步按摩 5 分钟，以患者耐受为度，不可过度用力。

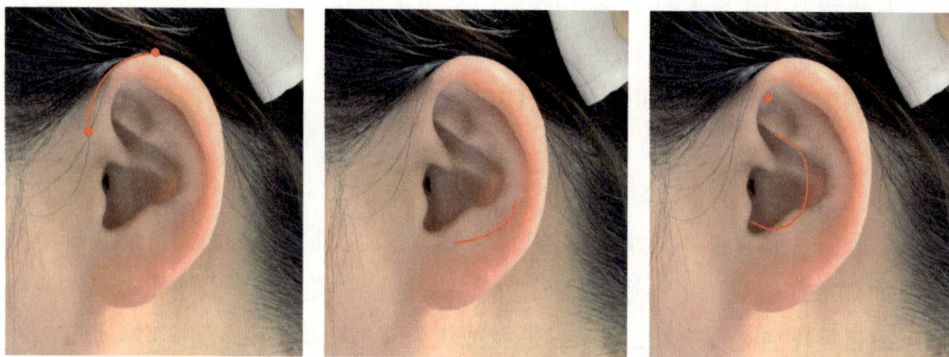

▲ 图 4-2-1-1　耳穴按摩 1　　▲ 图 4-2-1-2　耳穴按摩 2　　▲ 图 4-2-1-3　耳穴按摩 3

二、耳穴放血

（1）耳尖放血，采用三指法放血（左手拇指、示指，右手示指）。频次：前 3 天患者重度疼痛时给予双耳尖放血，疼痛评分降至中度疼痛时改为左右耳尖交替放血。出血量视情况而定，一般 18~20 滴，也可以自然止血为止。

（2）眼区（五指法）放血，该患者皮损及疼痛部位累及眼睛，所以增加眼区五指法放血。频次：前 3 天患者重度疼痛时给予双耳眼区放血，疼痛评分降至中度疼痛时改为左右耳眼区交替放血。出血量视情况而定，一般 18~20 滴，也可以自然止血为止。

三、耳穴压豆

（1）相应部位：取额穴、颞穴、眼穴。

（2）耳部常用止痛穴位：交感、外交感、皮质下、神门。

（3）根据辨证取穴：脾穴、三焦穴。

（4）频次：每天按压 3~5 遍。

（5）手法：以平补平泻的方法在耳郭上施以一按一松的柔和渗透力度，避免搓揉按压。

［治疗经过］

2023 年 11 月 18 日（入院第一天），患者白天 NRS 评分为 5 分，中度疼痛，给予刺血拔罐、双耳尖放血后 NRS 评分降为 3 分，23：00 患者神经痛发作，NRS 评分为 8 分，遵医嘱给予止痛药普瑞巴林胶囊 75mg，30 分钟后疼痛缓解，NRS 评分降为 4 分，但头晕严重，无法忍受。

2023 年 11 月 19 日调整治疗方案，停用普瑞巴林，给予耳穴综合疗法，也就是将白天的耳穴综合疗法改为夜间疼痛发作前 1 小时，即 22：00 开始治疗，首先给予耳穴按摩，然后给予耳穴放血（双耳尖 + 双眼区放血），最后给予耳穴压豆。

2023 年 11 月 20 日 22：00 给予耳穴按摩，然后给予耳穴放血（双耳尖 + 双眼区放血），最后给予耳穴压豆按压。按压手法：以平补平泻的方法在耳郭上施以一按一松的柔和深透力度，避免搓揉按压。

2023 年 11 月 21 日治疗同前一天。

2023 年 11 月 22 日患者夜间 NRS 评分为 5 分，能忍受时，为了不影响患者睡眠，将耳穴综合疗法改为 9：00~11：00（巳时）脾经最旺时进行，同时耳穴放血由每天双耳改为双耳交替进行。连续上述治疗 4 天。

［护理措施］

一、生活起居

（1）注意头面部保暖，避风寒湿邪入侵。

（2）注意休息，避免劳累，保持良好的睡眠环境，戴耳塞眼罩避免不良刺激。冬三月，早卧晚起，21：00 之前睡，有助于提升睡眠。

（3）指导患者修剪指甲，避免摩擦、搔抓皮损。

（4）尽量避免接触老人、小孩等免疫力较低的人。

（5）该患者头面部皮疹有破损，嘱不要沾水，防止感染。

二、膳食调养

（1）嘱患者清淡、易消化饮食，食新鲜蔬菜水果，少食煎烤、油炸之品。

忌鱼、虾、蟹、鸡肉、羊肉等，忌辛辣、刺激性食物，禁烟酒。

（2）辨证施膳：该患者为脾虚湿蕴证，嘱患者进健脾利湿之品，如山药、扁豆、大枣、红薯、薏米，忌食生冷之品。食疗方：大枣马齿苋粥、当归陈皮蛋。

三、用药护理

（1）遵医嘱给予抗病毒、营养神经、止痛等药物，告知用法和注意事项。

（2）该患者皮损累及眼部，鼓励患者多做眨眼运动，防止粘连。遵医嘱使用抗病毒、抗感染眼药水，两种眼药水每2小时交替使用。嘱患者勤眨眼，防止眼睑粘连，注意观察眼部病情变化及视力变化。

四、运动调护

指导患者练习八段锦、太极拳等运动。

五、情志调护

选取五行音乐疗法，宫调音乐《春江花月夜》；并在护理上选用移情疗法。内心宁静，神志安宁，心情舒畅，避免焦虑情绪。

[护理评价]

经过7天的耳穴综合治疗，患者取得了显著的治疗效果，患者神经痛明显减轻，夜间睡眠质量逐渐改善，焦虑心情逐渐消除，对治疗效果非常满意。详见表4-2-1-4。

表4-2-1-4　护理评价

观察项目	治疗前	治疗后3天	治疗后7天
数字评分法（NRS）	8分	5分	2分
焦虑自评量表（SAS）	75分	65分	50分
匹兹堡睡眠质量指数评分表（PSQI）	18分	12分	6分

[案例讨论]

（1）耳郭上的每个穴位都与人体内部的脏腑、经络有着密切的联系。通过在特定的穴位上进行按摩、揉捏等手法，可以刺激相应的脏腑及经络，调节气血运行，促进身体的自我修复和调节功能。耳穴放血有活血化瘀、清热泻火、消肿止痛、解毒止痒等作用，尤其是对风、火、热、毒引起的头面部疾病有一定的效果。耳穴压豆通过刺激耳部穴位，可发挥消炎止痛和治疗经络脏腑的作用。耳穴序贯治疗，连续递增的治疗手法让疗效更明显，具有简、便、效、廉和副作用少等优点。

（2）伤寒论的"先其时"治疗理论告诉我们在发病前 0.5~1 小时提前干预可能减少或控制疾病发作。带状疱疹患者大多夜间疼痛较重，发作频繁，有时候单纯止痛药物疗效欠佳、副作用大，在患者夜间疼痛发作前给予"先其时"耳穴综合疗法，可以减少神经痛发生频率，降低神经痛强度。但是"先其时"治疗还需要更多的临床案例支持，统计出更有价值的时间干预点。

案例 2　耳穴综合疗法改善青春期中重度痤疮的护理

［摘要］

痤疮俗称"青春痘"，是一种多发于青春期的慢性、炎症性毛囊皮脂腺疾病，以丘疹、脓疱、囊肿及结节为主要临床表现。中医称之为"肺风粉刺""痤""皶刺"等。本病发病率高，且具有一定的损容性。有研究指出，95% 以上的人会发生不同程度的痤疮，3%~7% 的痤疮患者会遗留瘢痕。因此，门诊就诊率较高。西医学认为，痤疮是皮脂腺分泌过度旺盛所导致的慢性炎症。中医认为本病多由肺胃蕴热，上熏颜面，血热瘀滞所致。通过内服汤剂、针刺拔罐等方法，内外兼治，可促进脏腑经络功能的恢复，帮助机体维持阴平阳秘的状态，进而达到"清热解毒、消痈散结"的首要目的。《外科正宗》中记载："肺风、粉刺、酒渣鼻三名同种，粉刺属肺，渣鼻属脾，总皆血热瘀滞不散。"古人认为，粉刺的病因病机主要为平素进食过多辛辣油腻之品，致脾胃郁热，热毒循经上蒸，壅于胸面，则见痤疮内生；或机体阳热偏盛，复感风邪，壅于肌表，郁而化热，使颜面腠理开合失司而发病。中重度痤疮具有病程长、病情重、治疗周期长、难治难愈的特点。如果不及时处理，留下瘢痕和色素沉着的可能性会大大增加。因此，患者的心理压力加重，生活质量也会受到严重的影响。本案例通过中医四诊合参、辨证分析，采用耳穴撳针埋针、耳穴点刺放血等中医适宜技术，刺激相应的脏腑及经络，再配以中医综合护理措施，有效改善面部痤疮，为青春期中重度痤疮的治疗提供参考方案。

[病例简介]

患者李某，男，16岁，体重52kg。

就诊日期： 2023年6月5日。

发病节气： 小满。

主诉： 患者颜面部痤疮，主要分布于前额两颊及口周，呈丘疹和脓疱状，全面部潮红并胀痛，常伴有腹痛。

现病史： 平素嗜食肥甘厚腻及辛辣刺激性食物。前额两颊及口周，呈丘疹、硬结及脓疱状，全面部潮红并胀痛且伴有腹痛，大便黏腻，精神差，睡眠欠佳。2022年皮肤科西医药物治疗1月余，又经外涂药膏及内服中药4个月均未见明显效果。舌紫暗，有瘀点、瘀斑，苔白腻，脉弦滑。

生命体征： T：36.2℃，P：72次/分，R：18次/分，BP：105/70mmHg。

专科查体： 患者皮肤油腻，前额两颊及口周，呈丘疹、硬结和脓疱状，皮损处以黄白色丘疹和绿豆甚至花生大小的脓疱为主。患处红肿疼痛，用手挤破脓壁有脓血流出，破损面愈合后有凹陷性瘢痕。常伴有腹痛，肢体困倦，纳少厌食，大便黏腻。患者平素多心事繁重，忧思过度，睡眠欠佳。舌紫暗、有瘀点、瘀斑，苔白腻，脉弦滑。

既往史： 无家族史，否认药物、食物过敏史。

个人史： 否认烟酒嗜好，平素嗜食肥甘厚腻及辛辣刺激性食物。

社会心理状态： 焦虑。

中医诊断： 粉刺（脾胃湿热证）。

西医诊断： 脓疱型痤疮。

[护理评估]

1. 中医护理评估 四诊合参内容见表4-2-2-1，八纲辨证内容见表4-2-2-2。

表 4-2-2-1 四诊合参

望		闻		问		切	
神	神清，痛苦面容	声音	声音低微呼吸正常	寒热	正常		
色	面色潮红			汗	正常		
舌	舌质紫暗有瘀点，苔白腻			二便	大便黏腻，小便黄	脉	涩或弦滑
形	形体适中	气味	未闻及特殊气味	饮食	纳呆		
态	查体配合			睡眠	寐欠佳		

表 4-2-2-2 八纲辨证

阴阳	皮疹色红，以脓疱为主，红肿疼痛，皮肤油腻，小便黄、大便黏腻，舌紫暗，有瘀点、瘀斑，苔白腻，脉弦滑，证属脾胃湿热，故为阳证
表里	平素多心事繁重，忧思过度伤脾，脾虚湿蕴，平素嗜食肥甘厚腻及辛辣刺激性食物，湿热夹杂，病位在脾胃，脏腑受损，功能失调，故为里证
寒热	皮疹色红，以脓疱为主，红肿疼痛，小便黄、大便黏腻，舌紫暗，有瘀点、瘀斑，苔白腻，脉弦滑，证属脾胃湿热，故为热证
虚实	脾胃湿热，湿热夹瘀，为实证

2. 专科护理评估 参照《中国临床皮肤病学》的诊断标准，根据国际改良痤疮分级法（Pillsbury）分级属于中重度（Ⅱ级、Ⅲ级、Ⅳ级）痤疮。Ⅱ级（较轻中度）主要皮损为粉刺，并有中等数目的丘疹和潜在性脓疱，总病灶数 31~50 个；Ⅲ级（较重中度）主要皮损为深在性炎症性丘疹和脓疱，总病灶数 51~100 个，结节＜3 个；Ⅳ级（重度）主要皮损为深在性炎症性丘疹和脓疱，总病灶数＞100 个，结节、囊肿＞3 个。按照患者症状，本病属重度痤疮。专科护理评估内容见表 4-2-2-3。

4-2-2-3 专科评估表

项目	分数	等级
数字评分法（NRS）	8 分	重度疼痛
焦虑自评量表（SAS）	65 分	中度焦虑
匹兹堡睡眠质量指数评分表（PSQI）	15 分	质量一般

[护理问题]

1. **疼痛** 与痰湿血瘀、经络不通有关。
2. **焦虑** 与疼痛、皮损、担心预后有关。
3. **不寐** 与面部痤疮胀痛有关。

[辨证思路]

本患者少年男性，作息不规律，经常熬夜，饮食习惯的常以外卖为主，经常摄入油腻高脂肪食物，且辛辣刺激性食物，肺胃积热日久，迁延不愈，湿积成痰，从而出现痰湿血瘀证。皮肤油腻，皮损以黄白色丘疹和绿豆甚至花生大小的脓疱为主，患处红肿疼痛，用手挤破脓壁有脓血流出，破损面愈合后形成凹陷性瘢痕。常有腹痛，肢体困倦，纳少厌食，大便黏腻，舌紫暗，有瘀点、瘀斑，苔白腻，脉涩或弦滑。证属脾胃湿热。

施护原则：清肺热，解毒利湿。

[取穴思路]

西医认为痤疮是皮脂腺分泌过度旺盛所导致的慢性炎症。中医认为本病多由肺胃蕴热，上熏颜面，血热瘀滞所致。采用耳穴埋针，主要取其宣通肺气，健脾和胃，化痰除湿，取耳穴内分泌穴、肺穴、胃穴、脾穴、大肠穴等揿针埋针以宣通肺气，健脾助运，化痰除湿，清热泻火，调节机体内分泌功能，减少皮脂分泌等；耳尖等点刺放血以清热、解毒、泻火、抗炎、镇静、止痛，提升机体免疫功能。

[临证施治及操作方法]

首先给予耳穴按摩，然后给予耳穴点刺放血，最后给予耳穴揿针埋针。

一、耳穴按摩

（1）采用指揉法按摩耳穴耳尖穴，点按法按摩耳穴内分泌穴、肺穴、胃穴、脾穴、大肠穴等，见图 4-2-2-1~ 图 4-2-2-2。

（2）频次：每穴位按摩 3~5 分钟，以患者耐受为度，不可过度用力。

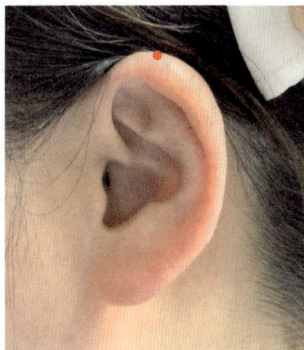

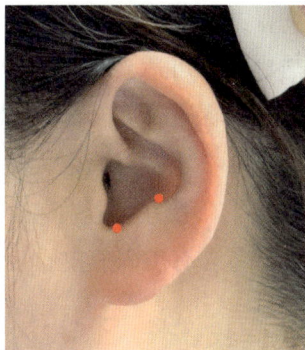

▲ 图 4-2-2-1　耳尖穴　　　　　▲ 图 4-2-2-2　内分泌穴、肺穴

二、耳穴点刺放血

（1）耳尖穴点刺放血，采用三指法放血（左手拇指、示指、右手示指）。

（2）频次：左右耳尖穴交替点刺放血，每日 1 次，出血量视情况而定，一般为 5~10 滴，也可以自然止血为主。

三、耳穴揿针埋针

（1）根据辨证取穴：内分泌穴、肺穴、胃穴、脾穴、大肠穴等。

（2）频次：揿针埋针左右耳穴交替，每 3 日 1 次，每天按压 3~4 次。每次每个穴位按压约 1 分钟或 30 下，以患者耐受为度（自行按压为宜）。

（3）手法：以平补平泻的方法在耳郭上施以一按一松的柔和渗透力度，避免搓揉按压。

[治疗经过]

2023 年 6 月 5 日患者第 1 次接受治疗，为患者进行 NRS 评分为 8 分，重度疼痛，给予脓包处点刺、双耳尖点刺放血每日 1 次；NRS 评分降为 3 分，揿针埋针耳穴内分泌穴、肺穴、胃穴、脾穴、大肠穴等，左右耳穴交替，每 3 日 1 次；同时给予中药四季青，水煎后取药汁湿敷于面部痤疮处，中药湿敷第 1 周每日 2 次连敷 4 天，第 2 周每日 1 次连敷 4 天。第 3 周和第 4 周，每周敷 2 次。患者门诊连续治疗 4 周。皮疹及脓疱消失，留有部分色素沉着瘢痕。NRS 评分降为 3 分，2 周后随访患者瘢痕处明显好转，无硬结及丘疹，瘢痕处颜色变浅。

[护理措施]

本证除运用中医护理技术外，配合饮食调护及生活护理，嘱患者多吃富含粗纤维的食物，并多饮温开水，使大便保持通畅。少吃高糖类食物，少吃海鲜，忌食辛辣燥热食物，可适当喝一些菊花茶或金银花茶，能起到排毒养颜的作用。尽量少喝咖啡、奶茶和碳酸饮料。做到起居规律，避免熬夜。用硫黄皂和温水清洗面部，每天 2~3 次，可有效去除皮肤表面过多的油脂，清理毛孔内堵塞物，使皮脂正常排出。不要用手挤捏粉刺，以免引起感染，遗留瘢痕。不要自行购买外用软膏，以免含有类固醇皮质激素的药物，使痤疮发展为激素依赖性皮炎。

[护理评价]

（1）皮疹及脓疱消失，留有部分色素沉着。

（2）经过 1 个月的耳穴揿针埋针、点刺放血治疗，患者取得了显著的治疗效果，皮疹及脓疱消失，留有部分色素沉着。患者颜面部潮红胀痛明显减轻，焦虑心情逐渐消除，睡眠质量提高，对治疗效果非常满意。

[案例讨论]

（1）耳郭上的每个穴位都与人体内部的脏腑、经络有着密切的联系。通过在特定的穴位上进行按摩、揉捏等手法，可以刺激相应的脏腑及经络，调节气血运行，促进身体的自我修复和调节功能。耳穴放血有活血化瘀、清热泻火、消肿止痛、解毒止痒等作用，尤其是对风、火、热、毒引起的头面部疾病有一定的效果。

（2）浅刺法和针灸留针法最早见于《素问·皮部》。皮内针（即埋针）通过刺激皮肤，调动、增强皮部与经络脏腑气血的联系，调节、激发卫气抗邪固表的功能，从而达到抗病、防病、治病的目的。操作者将针具刺入皮内，固定后留置一定时间，利用其持续刺激作用起到改善临床症状的效果。

（3）相较于常规的针灸治疗而言，揿针埋针（即皮内针）治疗可以给穴位以持续刺激，减少反复针刺的麻烦。在留针期间，患者还可以自己手压埋针以加强刺激，治疗效果更好。本案例将揿针埋针用于重度痤疮治疗，取得了良好的效果。

（4）本个案利用四季青外敷，利用其消肿祛瘀功效在痤疮治疗上起到良好的效果。揿针埋针联合中药四季青湿敷治疗重度痤疮可明显改善患者的临床症状，提高患者生活质量，临床效果显著，对治疗病情较严重的中重度痤疮，揿针埋针不失为一种值得尝试的治疗方法。值得注意的是情绪不良、饮食习惯不好、生活不规律会诱发或加重痤疮。

因此，对痤疮患者进行治疗的同时，也要进行健康教育以预防痤疮加重和再发，嘱患者保持良好的个人卫生，勤换勤洗勤晒脸巾，并对脸部皮肤做好正确的清洁护理工作。

案例3　耳部全息三联疗法治疗血瘀气滞型项痹的护理

［摘要］

血瘀气滞型项痹在中医学属于"痹证""项强"等范畴。中医治疗都是从疾病的本质出发。该病在中医中被认为是本虚标实，引起该病的主要原因是患者本身体质较弱，有肝气亏虚、气血不足等，而体弱则易受风寒、湿气、风邪等侵体，导致患者气滞血瘀、经脉不通，再加上受外伤或过度劳累影响，因而引发气滞血瘀型颈椎病。因此该病的治疗应从固本培元、滋肝补肾、化瘀止痛、祛邪等方面进行，使患者体内阴阳调和，从而达到祛邪扶正的目的。生物全息论阐明了人体每一局部都具有全身缩影的特征。耳与人体各部位都有一定的生理联系，当人体发生疾病时在耳部均会出现相应的病理阳性反应点，通过中医外治刺激耳部达到防病治病的目的。本案例中运用耳部全息三联疗法，即刮痧疗法刺激体表相应的穴位产生经络传导，促进全身气血运行，起到活血化瘀的功效；运用耳穴压贴疗法，刺激耳郭上的穴位或反应点，借助经络对大脑皮质产生持续的穴位刺激，以推动精气运行；运用放血疗法，使颈部气血通畅，从而达到祛瘀止痛、改善麻木的目的。

［病例简介］

患者路某，女，54岁，体重72kg。

入院日期：2023年5月9日。

发病节气：立夏后3天。

主诉：颈项部僵硬疼痛7年，加重伴头晕，心慌1周余。

现病史：患者自述7年前因劳累受凉后出现颈项部僵硬，疼痛，未予重视，没有进行相关治疗，近1周搬提重物后出现颈项部僵硬、疼痛，痛处喜按，并伴右上肢尺侧连及四五指麻木，双侧肩胛骨内侧疼痛，颈项部喜温恶凉。

生命体征： T：36.8℃，P：80次／分，R：19次／分，BP：140/80mmHg。

专科查体： 患者颈项部僵硬、疼痛，痛处喜按，并伴右上肢尺侧连及四五指麻木，双侧肩胛骨内侧疼痛，疼痛评分4分，偶有头晕，疲乏无力，纳可，夜寐安，二便调。苔薄白，质暗红、舌下络脉青紫瘀血，脉象涩。

既往史： 患者既往体健，否认药物、食物过敏史。

个人史： 否认烟酒嗜好。

社会心理状态： 正常。

中医诊断： 项痹（血瘀气滞型）。

西医诊断： 神经根型颈椎病。

[护理评估]

1. 中医护理评估 四诊合参内容详见表4-2-3-1，八纲辨证内容见表4-2-3-2。

表4-2-3-1 四诊合参

	望		闻		问		切	
神	神清，痛苦面容				寒热	正常		
色	面色如常，颈区皮肤轻微色素沉着，颈后三角区皮肤微发红，中间有一白色凸起	声音	声音低微，呼吸正常		汗	正常	脉	脉涩
舌	苔薄黄，质暗红、舌下络脉青紫瘀血				二便	二便调		
形	形体适中	气味	未闻及特殊气味		饮食	纳可		
态	查体配合				睡眠	眠安		

表4-2-3-2 八纲辨证

阴阳	颈项部僵硬，疼痛，痛处拒按，颈项部喜温恶凉。偶有头晕，疲乏无力，纳可，夜寐安，二便调。苔薄白，质暗红、舌下络脉青紫瘀血，脉象涩，证属血瘀气滞，故为阴证
表里	久病，病位深于气血，导致脏腑功能失调，属里证
寒热	自述7年前因劳累受凉后出现颈项部僵硬，疼痛，且喜温恶凉，属寒证
虚实	颈项部僵硬，疼痛，痛处喜按，偶有头晕，疲乏无力，属虚证

2. 专科护理评估 专科评估内容见表4-2-3-3。

表 4-2-3-3　专科护理评估

专科护理评价项目	分数	等级
数字疼痛评分法（NRS）	4 分	中度疼痛

[护理问题]

1. **疼痛**　与气血运行不畅，血瘀则气滞，不通则痛有关。
2. **头晕，疲乏无力**　与肝肾不足，气血两虚有关。

[辨证思路]

本病患者 7 年前因劳累受凉后出现颈项部僵硬、疼痛，近 1 周搬提重物后出现颈项部僵硬、疼痛，痛处喜按，并伴右上肢尺侧连及四五指麻木，双侧肩胛骨内侧疼痛，颈项部喜温恶凉，苔薄白，质暗红、舌下络脉青紫瘀血，脉象涩，证属血瘀气滞。血为气之母，气为血之帅，气存于血液之中而行血，血以载气。患者因活动后导致局部气血运行不畅，且患者久病，初起原因为受凉导致，由表入里，病位深于气血，导致脏腑功能失调，属里证；血瘀导致气滞，患者颈项部僵硬，疼痛，痛处喜按，偶有头晕，疲乏无力，苔薄白，质暗红，为气虚的表现，属虚证。通过脏腑辨证：患者年过四十，阴气自半，肝气、肾气不足，气虚无力推动血行，则血行迟缓、涩滞不畅又成瘀血，肝肾互为母子，精血同源，故肝肾不足，出现血瘀症状。

施护原则：活血化瘀，通络止痛。

[取穴思路]

（1）综合四诊，根据中医理论，耳轮 4 放血可减轻颈椎病压力，疏通经脉，祛瘀活血止痛。耳穴颈三角区、肩三角区根据全息理论与人体颈肩部相对应。

（2）受凉后出现颈项部僵硬，通常是由于风寒侵袭、经络阻滞、气血运行不畅所致。耳部是全身经络的缩影，与脏腑、四肢百骸密切相关。刮痧可以疏通耳部经络，驱散风寒，缓解颈项部僵硬。耳

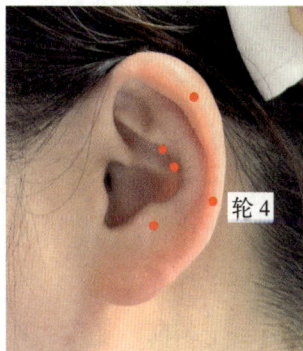

▲ 图 4-2-3-1　轮 4

部与全身脏腑、经络相连，刮痧可以调节全身气血运行，改善局部症状。

（3）患者"年过四十，气虚自半"，即人过四十后，阳气逐渐衰退，容易出现气虚等问题。肝主疏泄，调节气机，与情绪、气血运行密切相关。肝藏血，调节全身血量，肝血不足会导致疲劳、头晕等症状。肾主藏精，为先天之本，与生长发育、衰老密切相关。肾主水，调节水液代谢，肾气不足会导致腰膝酸软、乏力等问题。刺激耳穴"肝"可疏肝理气、补益肝血，改善肝血不足引起的症状。刺激耳穴"肾"可补肾气、益精髓，延缓肾气衰退。肝肾同源，肝血依赖肾精滋养，肾精依赖肝血化生，二者相辅相成。

[临证护理及方法]

一、刮痧

（1）对耳轮区：与耳轮相对的隆起处。穴位分布与对应脊柱走行相对应。

（2）耳甲区：由对耳屏和弧形的对耳轮体及对耳轮下脚下缘围成的凹窝。肝、肾两穴分布在此，肝主筋藏血，肾主骨藏精，精血同源，精血互生，方可血运通畅。

（3）耳轮区：轮4耳郭外缘向前卷曲的部分，自耳轮结节下缘至耳垂下缘中点划为5等份，由上而下依次为轮1、轮2、轮3、轮4、轮5、轮6。其中轮4是颈椎及关节锁骨邻近部位，此部位是耳大神经支配区，轮4放血可减轻颈椎病压力，疏通经脉，祛瘀活血止痛。

（4）耳背颈三角区、肩三角区：颈三角区是由颈3、4，颈6、7，耳大神经点3个穴位组成，3个穴治疗各种类型颈椎病。肩三角区是由锁骨、耳大神经点、颈椎3个穴位组成。颈三角和肩三角是治疗颈椎病不可缺少的穴位。

二、耳穴贴压

1. 主穴

（1）颈3、4：在与颈椎下1/3相对应的耳背部。

（2）颈6、7：在与颈椎上1/3相对应的耳背部。

（3）耳大神经点：在与耳大神经点相对应的耳背部。

（4）锁骨：与轮屏切迹同水平的耳舟部，与心穴相平行。

（5）耳大神经点：在与颈椎、锁骨形成的等边三角形的下方。

（6）颈椎：对耳轮下1/5处。

2. 配穴

（1）枕小神经点：耳轮结节起始部内侧缘。可疏通颈项肩背及后头部经络，有活血通脉、温经止痛的作用。

（2）肾：对耳轮上下分岔处至下方的耳甲艇处。主骨藏精生髓，且肾精可化生肝血。

（3）肝：耳甲艇的后下方。肝主疏泄，调气机，气行则血行，调畅血液运行。

（4）晕区：对耳屏外侧面外上方，在脑垂体与枕两穴之间；连线取中点，此点与脑垂体、脑干之间，为经验用穴。

（5）枕：对耳屏外侧面外上方下缘中点，为经验用穴。

（6）耳尖：耳轮顶端耳尖邻近四肢末端，可祛瘀止痛，改善麻木等症状。

（7）轮4放血：颈椎痛为痹证，通则不痛，痛则不通。放血可使气血通畅。

[治疗经过]

2023年5月10日根据患者自述情况，给予首次耳穴治疗。给予全耳刮拭，重点刮拭颈椎、肩，耳尖，特定区域颈三角区、肩三角区、晕区、肩三点。贴压时使用探棒探查枕小神经点、颈椎、耳大神经点、锁骨敏感反应点。配以肾穴、肝穴。轮4放血，见图4-2-3-2。

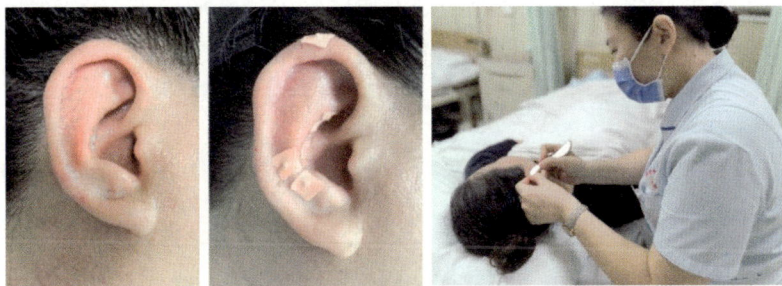

▲ 图4-2-3-2　治疗经过

操作方法如下。

（1）75%的乙醇消毒患者耳部皮肤。

（2）涂介质循环按摩耳郭大、小周天，使全身气血通畅，全耳铜砭基础刮痧。

（3）重点刮痧晕区、枕、肩三角、肝、肾、枕小神经点、颈三角，每穴刮痧约30秒。

（4）规范洗手，使用75%的乙醇消毒轮4部位皮肤，对局部皮肤使用推、揉、挤、捋等手法使局部充血，发热，使用一次性采血针进行刺络放血疗法，放出适量血液，以自然状态下不再出血为宜，无菌棉球擦拭血液按压。

（5）使用探棒探查晕区、枕、肩三角、肝、肾、枕小神经点、颈三角，予以耳穴压贴。

（6）注意事项宣教：①贴压后两小时之内不要洗澡，注意颈肩部保暖，保持治疗侧耳朵清洁。②常规采用直压法和对压法按压耳穴，以疼痛耐受为度，每次1~2分钟，每天5次，间隔时间>4小时。③疗程：双耳首次压贴后进行轮4放血，压贴隔日1次，连做3次后续可根据症状巩固。

2023年5月12日，患者自述当日治疗后，颈项部僵硬症状稍有改善，疼痛略有减轻，右上肢仍感麻木，双侧肩胛骨内侧疼痛，偶有头晕，疲乏无力，疼痛评分无改善。继续给予同前治疗方法。

2023年5月14日，患者述颈肩部疼痛症状明显减轻，双侧肩胛骨内侧疼痛减轻，疼痛评分3分，继续给予同前刮痧和贴压方法。

2023年5月16日，患者自述颈项部疼痛症状与前日无太大变化，但自感颈部肌肉僵硬感减轻，肩胛骨内侧疼痛减轻，疼痛评分2分，继续给予同前刮痧和贴压方法。

2023年5月18日，患者述颈项部及肩胛骨内侧疼痛消失，疼痛评分0分，颈肩及肩胛部活动较前灵活，无不适感。见表4-2-3-4。

表4-2-3-4　护理评价

观察项目	治疗前	治疗后4天	治疗后8天
数字疼痛评分（NRS）	4分	3分	0分

[护理措施]

一、生活起居

（1）注意颈项部保暖，避风寒湿邪入侵。

（2）注意休息，避免劳累，保持良好的睡眠环境，使用合适的枕头。

（3）保持良好的生活、工作习惯，避免长时间低头、伏案工作。

（4）嘱患者多饮水。

二、膳食调养

（1）嘱患者清淡，易消化饮食，食新鲜蔬菜水果，少食煎烤、油炸之品。忌鱼、虾、蟹、鸡肉、羊肉等，忌辛辣、刺激性食物，禁烟酒。

（2）辨证施膳：该患者为血瘀气滞证，平时一定要注意清淡饮食，少吃或不吃盐和味精，避免加重血瘀的程度。必要时可以多吃补气养血、活血化瘀的食物，比如大枣、阿胶、桃仁、核桃仁、苹果、乌骨鸡等，不宜吃冷饮，避免影响气血运行。

三、运动调护

指导患者练习八段锦、太极拳等适合自己的运动。

四、情志调护

做好精神调养，调整好心态，选择适合自己的方式排疏解压，培养乐观、向上的情绪，稳定心态。使内心宁静，神志安宁，心情舒畅，避免不良情绪。

[护理评价]

患者两耳经过 2 次轮 4 放血、4 次交替耳部刮痧、耳穴压贴治疗，症状得到明显改善，消失，治疗前疼痛评分 4 分，治疗后疼痛评分 0 分，且感觉周身乏力感减轻明显，舌质稍暗，苔薄黄，舌下络脉青紫瘀血较前明显减轻，脉弦涩。

[病案讨论]

血瘀气滞型痛症患者多以疼痛剧烈，痛有定处，局部僵硬，活动艰难为主要症状，其表现情况多与肝气郁结，肾精不足，气血运行不畅有关。"耳者，宗脉之所聚也"，"手足三阴三阳之脉皆入耳中"。由此可见，十二经脉皆通于耳，耳和全身经络及五脏六腑、皮肤孔窍、四肢百骸都存在着密切的联系，从调理体质角度出发，采用刮痧、耳穴贴压和耳穴放血的方法刺激耳部穴位，以改善气血运行，配合调理患者肝肾不足的体质，适用丁各类痛症患者。

案例 4　耳穴综合疗法治疗混合痔急性疼痛的护理

[摘要]

痔疮属于肛门疾病中较为常见的一种并发症，发病机制是由于直肠下段、肛管以及肛门边缘的静脉曲张、扩大而成为柔软的静脉瘤。临床痔疮会引发疼痛、肛门瘙痒、便血等肛部不适，在日常生活中，严重影响生活质量。临床治疗多以手术为主。中医学认为痔病的发生多与感受风、寒、暑、湿等邪气，或内伤劳倦、饮食失调、脏腑虚弱、劳逸不当、久坐久站、妊娠、遗传等因素相关，导致气血运行不畅，邪毒壅滞于肛门，最终致使"筋脉横解"，而发为痔。耳为宗脉之所聚，与全身经络的联系密切，其周围有着丰富的神经和血管，对内脏、感觉功能调节均可起到重要作用。通过刺激耳郭上的穴位，可借助经络传导调整脏腑功能和内分泌系统，刺激肠壁神经，促使肠道平滑肌收缩能力得以提升，肠道血液循环得到改善，从而有效缓解疼痛。本文总结 1 例耳穴放血疗法及耳穴贴压法治疗痔疮患者急性发作的经验。在辨证论治理论的基础上，通过观察患者耳部变化并探查相应穴位，综合分析，采用点刺放血针在耳尖穴及肛门穴上进行点刺放血的治疗方法，以达到清热通经，消炎镇痛的目的。应用耳穴疗法，刺激耳郭上的穴位或反应点，起到调气血、通经络、消炎止痛的作用。

[病例简介]

患者女，45 岁，体重 70kg。

就诊日期： 2023 年 11 月 18 日。

发病节气： 立冬。

主诉： 肛门重坠灼痛 10 年，加重 2 天。

现病史： 患者 2 天前无明显诱因出现肛门重坠感，伴肛门局部红肿灼热、疼痛、重坠不适，肛门肿物外脱，可自行回纳，被迫俯卧位。自用外洗药物（药名不详），无明显改善，肛门重坠感逐渐加重。

生命体征： T：36.5℃，P：80 次 / 分，R：20 次 / 分，BP：130/86mmHg。

查体： 患者痛苦面容，坐时呻吟。纳差、睡眠差，常有早醒。小便黄，大便 2 日未行。舌质红，苔黄腻，脉弦数。

专科检查： 骑伏位肛门位置大致正常，闭合良好，正前位肛缘增殖隆起，约 1.5cm×1.5cm 大小，右中位肛缘增殖隆起，黏膜外翻，约 1.5cm×2cm 大小。指诊：痔区黏膜隆起，黏膜松弛，拥堵手指，未触及明显异常肿物，退指指套无染血；肛门镜检查：痔区黏膜充血，有散在出血点。

既往史： 有痔疮病史 10 年，否认高血压、糖尿病、心脏病病史，否认传染病病史，否认食物药物过敏史。

个人史： 否认吸烟饮酒嗜好。

社会心理状态： 焦虑。

中医诊断： 痔病（湿热下注证）。

西医诊断： 混合痔（赘皮外痔，内痔Ⅱ度）。

1. 中医护理评估　详见表4-2-4-1~表4-2-4-2。

表4-2-4-1　四诊合参

望		闻		问		切	
神	神清	声音	声音正常 呼吸正常	寒热	无	脉	弦数
				汗	无		
面容	痛苦面容			头身	无头晕、身痛		
				二便	小便黄，大便2日未行		
形	形体适中	气味	未闻及特殊 气味	饮食	喜食油炸等肥甘厚味、燥热之品		
				耳目	听力、视力正常		
舌	舌质红，苔黄腻			睡眠	睡眠差，常有早醒		
				既往	身体健康		

表4-2-4-2　八纲辨证

阴阳	肛门灼热伴疼痛，舌质红，苔黄腻，脉弦数，故为阳证
表里	病位在下焦，脏腑受损，功能失调，故为里证
寒热	平素感受湿热之邪，湿热之邪与血搏结，瘀阻肛周，血行不畅，引发肛周灼热疼痛，舌质红，苔黄腻，脉弦数，证属湿热下注
虚实	肛门局部灼热、疼痛舌质红，苔黄腻，脉弦数，小便黄，大便秘结，为下焦湿热实证

2. 专科护理评估　详见表4-2-4-3。

表4-2-4-3　专科护理评估

项目	分数	等级
数字评分法（NRS）	7分	重度疼痛
焦虑自评量表（SAS）	50分	轻度焦虑
匹兹堡睡眠质量指数评分表（PSQI）	14分	质量较差

[护理问题]

1. 疼痛　与瘀阻肛周，血行不畅有关。

2. 不寐　与睡眠形态紊乱有关。

3. 焦虑　与疼痛、担心预后有关。

[辨证思路]

本病患者平素饮食不节，喜食肥甘，久伤及脾胃而滋生内湿。湿与热结，下迫大肠，导致肛门部气血纵横、经络交错加以脾虚无力升提，发为痔。湿热下注大肠，肠道气机不畅，使得患者多日未行大便。舌质红，苔黄腻，脉弦数为湿热之象，证属湿热下注。

施护原则：清热利湿，通经活络，消肿止痛。

[取穴思路]

耳穴诊断发现，望诊：自然光线下观察患者双耳，可见耳郭整体颜色红白相间，脾区、肺区颜色发红，肛门穴位反射区可见白色条索隆起，有暗红色脉络，垂前区凹陷。触诊：探棒刺激肛门区有白色隆起、质地硬、并有三级疼痛，直肠区、耳尖区三级疼痛，神门区、皮质下区均有一级疼痛，大肠区探压二级疼痛，垂前区有点状凹陷。

根据消化道在耳部分布规律：右耳以胃、十二指肠、小肠、阑尾为主，左耳以小肠、大肠为主，该患者左耳阳性反应明显。左侧耳尖和肛门区放血，以清热止痛。右侧耳穴取主穴肛门、直肠、大肠，为相应部位取穴，神门以镇静安神、消炎。脾主升清降浊。肺与大肠相表里。《素问·五脏别论》："魄门亦为五脏使，水谷不得久藏。"皮质下调节大脑皮质功能，缓解疼痛。交感调节经气，改善供血。配穴膀胱用以清利下焦，通利下淋。心可镇静安神。垂前为早醒点、睡眠深沉点。肾上腺用以提补中气。肾司二便，渗水湿。三焦利湿化浊，通便止疼。内分泌利湿消肿。

[临证护理及方法]

（1）按摩耳郭至发红发热。

（2）放血取耳尖和肛门穴。耳尖：卷耳取尖上是穴，将耳郭向前对折的上部尖端，即耳轮 6 区与 7 区交界处。肛门穴：在三角窝前方的耳轮处，即耳轮 5 区。

（3）用 2% 安尔碘消毒患者耳尖及肛门区周围皮肤。

（4）戴手套。

（5）再次用 2% 安尔碘消毒耳尖及肛门区周围皮肤。

（6）耳尖放血：左手捏住耳尖处皮肤，可以拇指向下拉，示指向上提，使皮肤错开软骨，右手持针快速点刺皮肤，深度 0.1~0.2cm 刺破表皮，轻轻挤压穴区四周，以无菌棉签擦拭穴区处，放血 20 滴，出血颜色变为鲜红色为度。止血后，用 2% 安尔碘再次消毒。

（7）肛门穴放血：左手捏住肛门穴处皮肤，可以拇指向上推，示指从耳根处向上提，使皮肤错开软骨，右手持针快速点刺皮肤，深度 0.1~0.2cm 刺破表皮，轻轻挤压穴区四周，以无菌棉签擦拭穴区处，此穴区出血量较少，5~8 滴。止血后，用 2% 安尔碘再次消毒。

（8）用 2% 安尔碘的消毒右侧耳皮肤，选取肛门、直肠、大肠、神门、脾肺、皮质下、交感、膀胱、心、垂前、肾上腺、肾、三焦、内分泌部位贴压治疗并按压各穴位 30 秒。

（9）嘱其每天按压 4~6 次，至耳朵发红发热，疼痛时可以增加按压次数，饮食清淡，多食蔬菜忌辛辣刺激性食物，保持肛门局部清洁。

[治疗经过]

患者用 VAS 疼痛评分法，原始疼痛评分为 10 分。初次放血后 1 分钟患者自述疼痛减轻，红肿灼热感消失，重坠感依旧，能端坐。再次评估，疼痛评分由原来 10 分减至 2 分。给予右侧耳穴贴压治疗，按压各穴位 30 秒，共计 7 分钟后，患者可正常行走，自述疼痛再次减轻，重坠感消失。患者痛苦面容消失。最终评估，疼痛评分降为 1 分。嘱患者每日按压各耳穴 4 次，每次各穴按压 30 秒。

患者于 2023 年 11 月 18 日门诊复诊，自述肛门局部无红肿、疼痛、无坠胀感，纳可，眠佳，早醒症状消失，二便调。舌质淡红、苔薄白，脉弦。评估患者，疼痛评分 0 分。整体治疗效果良好。给予右耳耳尖及肛门穴放血、左侧耳穴贴压治疗，穴位同上。嘱患者每日按压各耳穴 3~4 次，每次各穴按压 30 秒。患者清淡饮食，忌食辛辣刺激性食物，参加健身活动，劳逸结合，保持心情舒畅。

2023 年 11 月 21 日患者复诊，自述肛门局部无明显红肿，疼痛 0 分，无坠胀感，纳可，眠佳，早醒症状消失，二便调。舌质淡红、苔薄白，脉弦。整体治疗效果良好，给予左耳耳尖及肛门区放血，右侧耳穴贴压治疗，穴位同上。嘱患者每日按压各耳穴 3~4 次，每次各穴按压 30 秒，患者清淡饮食、保持心情舒畅。

2023 年 11 月 24 日患者复诊，自述肛门局部无明显红肿，疼痛 0 分，无坠胀感，纳可，眠佳，二便调。舌质淡红、苔薄白，脉弦。整体治疗效果良好，给予左侧耳穴贴压治疗，穴位同上，嘱患者每日按压各耳穴 3~4 次，每次各穴按压 30 秒，患者清淡饮食、保持心情舒畅。

2023 年 11 月 27 日电话随访，自述肛门局部无明显红肿，疼痛 0 分，无坠胀感，纳可，眠佳，二便调。无其他不适，患者表示感谢。

[护理措施]

一、生活起居

（1）指导患者平时应注意避免久站和久坐，适当增加运动，特别要做提肛收腹运动，以促进局部血液循环。方法：深吸气时收缩并提肛门，呼气时将肛门缓慢放松，一收一放为 1 次。每日晨起及睡前各做 20~30 次。保持肛门部干燥清洁，便后要用温水清洗，勤换内裤等。选择棉质、宽松的内裤，便纸宜柔软细腻。

（2）保持大便通畅，如大便干燥时，可适当服用润肠通便的药物。养成定时排便的习惯，不久蹲，排便时勿看书、看报、吸烟等，每次大便时间不宜过长，以 5 分钟为宜。

二、饮食指导

忌食酒及辛辣、发物等。本患者宜食清热利湿的食物，如赤小豆、丝瓜、藕等。食疗方：赤小豆粥。

三、心理护理

把痔疮的发病机制及耳穴疗法的治疗优势告知患者及家属，避免患者紧张、焦虑等情绪，促使患者积极配合。

四、睡眠护理

保持规律的作息时间，创造良好的睡眠环境，睡前避免参加激烈、兴奋的娱乐活动和谈心活动。不看情节紧张的小说和影视片。睡前用温水浸泡双脚或沐浴。

[护理评价]

经过 4 次的耳穴治疗，患者取得了显著的治疗效果，未再出现疼痛，夜间睡眠质量逐渐改善，焦虑心情逐渐消除，对治疗效果非常满意，见表 4-2-4-4。

表 4-2-4-4　护理评价

观察项目	治疗前	治疗后 3 天	治疗后 7 天
数字评分法（NRS）	7 分	2 分	0 分
焦虑自评量表（SAS）评分	50 分	20 分	0 分
匹兹堡睡眠质量指数评分表（PSQI）	14 分	6 分	2 分

[案例讨论]

耳穴是机体各部分生理变化与病理变化在耳部上的应激点，从中医理论出发，耳部与脏腑和经络息息相关，其能反映机体各组织病症。《灵枢·口问》有记载："耳者，宗脉之所聚也。"耳与心、肾相通，是少阳经气所归及上极之处，人体气血阴阳盛衰变化可在耳朵上表现出来，通过观察耳郭形态变化以诊断疾病，采用按压、贴敷、针灸、放血等刺激耳部穴位以疏通经络、调和脏腑从而治疗疾病的方法，被称为耳穴疗法。在机制上中医理论认为痔疮疼痛发生与局部气血运行不畅、肌肤腠理失于濡养、不通则痛有关。本文总结 1 例通过耳穴放血疗法及耳穴贴压法直接干预痔疮急性发作并达到通经络、调气血、止痛的目的。

（1）取相应穴位为主，穴位定位要准确（使用前要探查阳性反应物。穴位不是一个区，一个点，它可以根据身体的变化而变化）。

耳穴贴压按压动作由轻到重，让患者有一种酸、麻、胀、痛的感觉，按压力度以患者舒适为宜。若疼痛加重可增加按压频率。耳穴放血时，放血量可适量多放些，一般是 5~10 滴，急症痛症可以放到 20 滴，以减轻曲张的静脉的压力，消炎止痛。

耳穴贴压具有其他治疗不可比拟的优势，主要体现在其操作方便、简单可行，且不受时间、地点的限制，直接按压即可产生刺激取得治疗效果，且安全性高，没有药物所有的毒副作用。耳穴所需的材料简单易得，成本低，可节约医疗成本，产生较高的社会经济效益。

（2）望诊时需要光线充足，穴位充分暴露，自上而下依耳郭表面解剖结构，逐穴仔细观察阳性反应物，是否有变色变形、脱屑、血管的变化、丘疹。发现阳性反应物后，仔细辨认阳性反应物的性质与部位，双耳要对照观察，发现有结节、隆起、条索等反应时，可以用拇指和示指捻、按，或用探棒触诊辨别其大小、硬度、是否移动、边缘是否整齐、有无压痛。

（3）耳尖放血法。《针灸大成》记载："在耳尖上，卷耳取之，尖上是穴。"耳与脏腑有着紧密的联系。耳尖放血疗法可活血祛瘀，清热解毒，抗炎止疼，进而起到治疗作用。此外，耳尖放血疗法具体操作过程较为简便，不良反应少，患者易于接受。

（4）耳穴放血、耳穴贴压可有效减轻痔疮患者急性发作期的疼痛，此操作简便、无毒副作用，起效迅速，经济实用，值得临床推广应用。

（5）耳穴治疗主要适用于痔疮的早期轻症，如止血、止痛等，对于发作严重者需要外科手术治疗，耳穴治疗作为辅助手段。

案例 5　耳穴综合疗法治疗膝关节置换术后疼痛的护理

[摘要]

膝骨关节炎是一种临床常见的慢性关节炎，以膝关节骨质增生、软骨变形为主要临床特征。近年来，该病发病率呈逐渐上升趋势。对于重症膝骨关节炎，全膝关节置换术对减轻膝关节疼痛、改善膝关节活动功能、提高生活质量有重要作用。然而，由于手术患者年龄较大，且手术过程中对膝关节周围软组织破坏较大、炎症反应较明显，大部分患者术后多出现患膝疼痛，严重影响患者睡眠和生活质量，造成了心理负担，同时阻碍了术后膝关节功能的康复进程。目前，临床多使用非甾体抗炎药或者止痛泵镇痛，该类药物大多有一定的胃肠刺激，部分患者不可耐受。耳穴疗法有良好的化瘀通络止痛作用，目前已广泛应用于临床各科，对各种外伤后疼痛、手术后疼痛、神经性疼痛均有显著的镇痛作用。本案例通过中医四诊合参、辨证分析，采用耳部按摩、耳穴贴压的方法，刺激相应的脏腑及经络，再配以穴位贴敷综合治疗该类疼痛，取得了满意疗效。

[病例简介]

患者齐某，女，71 岁，体重 76kg。

入院日期：2024 年 3 月 20 日。

发病节气：春分。

主诉：双膝关节疼痛 10 余年，加重半年。

现病史：患者双膝关节疼痛 10 余年，近半年症状加重，双膝关节肿胀，存在明显压痛，活动时疼痛剧烈，出现针刺样疼痛。入院第 3 天在全麻下行左侧人工全膝置换术。

生命体征：T：36.3℃，P：78 次 / 分，R：19 次 / 分，BP：169/83mmHg。

专科查体：双膝关节内翻畸形，肿胀，压痛（＋），内侧为重，双膝关节活动受限，肢端感觉、血运可。精神可，痛苦貌，语气有力，气息均匀，二便调，睡眠差，舌质淡红，苔薄白，脉弦。

既往史：高血压病史 30 年，无家族史，否认药物、食物过敏史。

个人史：否认烟酒嗜好。

社会心理状态：焦虑。

中医诊断：膝痹（肝肾亏虚证）。

西医诊断：双膝关节退行性病变。

[护理评估]

1. 中医护理评估　详见表 4-2-5-1～ 表 4-2-5-2。

表 4-2-5-1　四诊合参

望		闻		问		切	
神	神清，痛苦面容	声音	语气有力	寒热	无	脉	弦
				汗	少汗		
面容	面色红润			头身	无头晕，双膝痛		
				二便	调		
形	形体偏胖	气味	未闻及特殊气味	饮食	厌肥甘厚腻之品		
				耳目	听力、视力正常		
				睡眠	眠差		
舌	舌质淡红，苔薄白			既往	高血压病史		

表 4-2-5-2　八纲辨证

阴阳	因肝肾亏虚导致双膝部疼痛，体内阴虚阳亢，气血耗伤，阴阳的划分是相对而言，阴阳之中复有阴阳，患者病位在里，辨为阴证
表里	双侧膝部疼痛、活动受限，病位在双侧膝关节，皮肤属表，筋骨属里；辨证为肝肾亏虚证，外邪侵犯肌腠属表，病在骨髓脏腑属里，脉沉紧，因此辨证为里证
寒热	肝肾亏虚，痹病日久不愈，耗伤气血，虚热内扰，阴虚阳亢，关节屈伸不利，面红，舌质红而少苔，因此辨证为热证
虚实	肝肾亏虚，精亏血少，先天禀赋不足，膝关节隐隐作痛，腰膝酸软无力，当培补肝肾，因此辨证为虚证

2. 专科护理评估　详见表 4-2-5-3。

表 4-2-5-3　专科评估表

项目	分数	等级
数字评分法（NRS）	8 分	重度疼痛
住院患者自理能力评估表	30 分	重度依赖
手术患者 VTE 风险评估（Autar）	15 分	高风险

[护理问题]

1. 疼痛　与肝肾亏虚，精亏血少有关。

2. 不寐　与膝关节疼痛有关。

3. 焦虑　与关节痛、担心预后有关。

[辨证思路]

本病多因老年人群肝肾精血日渐虚损，无以充盈筋骨，加之外感风、寒、湿等外邪侵入和手术对患者本身带来的创伤等，内外合病致筋骨不荣，无以支撑身体致关节疼痛，活动障碍。舌淡红，苔薄白，脉弦或缓，为肝肾亏虚之象，属肝肾亏虚证。

施护原则：滋补肝肾，活血止痛。

[取穴思路]

本案例患者属肝肾亏虚证，精亏血少，痹病日久不愈，耗伤气血，虚热内扰，阴虚阳亢，关节屈伸不利，采用耳穴综合治疗，依照耳穴取穴指导原则，相应部位取穴：神门、皮质下、交感、膝、肝、肾和脾，按压可调理人体气血运行。选神门为主穴，具有镇静、安神、镇痛的作用，皮质下穴具有镇痛、调节身体功能的作用，交感具有扩张血管和调节自主神经的作用。膝穴可直接疏通膝部经络。选取的穴位中，肝主筋，有舒筋止痛、疏肝理气之功。肾主骨，为生气之根，有补髓生骨之功。脾统血，亦有调养阴血、益气助正、和胃通络的功效。

[临证护理及方法]

耳穴治疗分步骤进行序贯治疗：首先给予耳部按摩，然后给予耳穴贴压。

一、耳部按摩

耳穴贴压前先进行耳部按摩，患者取坐位，操作者清洁双手后，两掌心（劳宫穴）相对，摩擦揉搓至发热。

第一步：将掌心覆盖于患者耳郭正面，以顺时针方向按摩 20 次，见图 4-2-5-1。

第二步：拇指置于耳甲处，以示指及中指指腹纵向按摩耳背 20 次。

第三步：以拇指和示指指腹轻捏耳轮，并从下往上按摩 20 次。

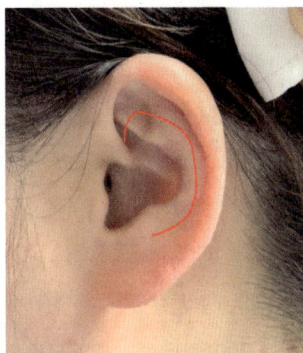

▲ 图 4-2-5-1　顺时针按摩

第四步：将示指置于耳垂后，以拇指指腹轻捏耳垂正面，并顺时针按摩整个耳垂 20 次。

二、耳穴贴压（图 4-2-5-2）

（1）相应部位：取膝穴。

（2）耳部常用止痛穴位：神门、皮质下、交感。

（3）根据辨证取穴：脾穴、肝穴、肾穴。

频次：每天按压 3~5 遍。

手法：以拇指示指对捏的方法在耳穴上施以一按一松的柔和渗透力度，避免搓揉按压。

三、穴位贴敷

穴位贴敷法是将中药（本案例应用红花、伸筋草、透骨草、当归等）研磨成细末，经蜂蜜、黄酒或米醋等混合成一定比例后，均匀地贴敷在所选穴位上，经 4~6 小时后再取下，每日 1 次，以发挥药物舒筋通络，活血化瘀的功效。

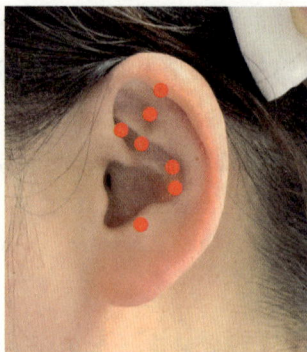

▲ 图 4-2-5-2　耳穴贴压

[治疗经过]

2024 年 3 月 22 日（手术当天）：患者术后 15：00，NRS 评分为 8 分，重度疼痛，给予耳部按摩、耳穴贴压（神门、皮质下、交感、膝、肝、肾、脾）后 NRS 评分降为 4 分，22：00 患者夜间疼痛剧烈，NRS 评分为 7 分，遵医嘱给予止痛药物曲马多 0.1g 肌内注射，30 分钟后疼痛缓解，NRS 评分降为 3 分，但肢体肿胀无法入睡，给予抬高双下肢 40°，并加按耳穴 1 次。

2024 年 3 月 23 日（术后第 1 天）调整治疗方案，白天 NRS 评分为 4 分先给予耳部按摩疗法，联合穴位贴敷治疗（选穴：足三里、阳陵泉、血海、承山）。夜间疼痛发作前，21：00 再次给予耳部按摩治疗（双耳交替进行），然后给予耳穴贴压，NRS 评分降为 1 分。

2024 年 3 月 24 日（术后第 2 天）患者首次下床活动，调整治疗方案，下床前 1 小时给予耳穴按摩 10 分钟，然后给予耳穴贴压按压。按压手法：以拇指示指对捏的方法在耳穴上施以一按一松的柔和深透力度每次按压 40 下，同时给予穴位贴敷治疗（选穴：足三里、阳陵泉、血海、承山）。患者活动时 NRS 评分为 3 分，夜间为患者加按 1 次耳穴有助睡眠。

2024 年 3 月 25 日（术后第 3 天）患者夜间 NRS 评分为 3 分，为了不影响患者睡眠，将耳穴综合疗法改为 9：00~11：00（巳时）脾经最旺时进行，每天双耳交替进行，连续上述治疗 2 天。

［护理措施］

一、生活起居

（1）术后可垫软枕抬高患肢，减轻肿胀，尽早进行膝关节功能锻炼并逐步下床活动。

（2）注意休息，避免劳累，保持良好的睡眠环境，有助于提升睡眠质量。

（3）避风、寒、湿邪入侵，加强对膝部保护，佩戴护膝，注意保暖。

（4）保守治疗的患者避免爬山，可进行游泳、骑行自行车等不负重练习，以免关节过度负重。

（5）适当控制体重，增加户外活动，日光照射，防止骨质疏松。

二、膳食调养

（1）饮食指导

1）注意固护脾胃，对脾胃有保护作用的食物：薏米、红枣、山药、扁豆、莲子肉、鸡内金等。

2）注意多吃高钙食物，常见的食物：排骨、糯米、紫菜、海藻、鸡蛋黄、鲜奶、苋菜、卷心菜干、木耳、香菇、萝卜干、橄榄、红茶等。

3）禁食一些发散性的、能够诱发或者加重病情的食物，常见的食物：大葱、韭菜、辣椒、羊肉、鹅肉、猪头肉、虾类、鱼类、蟹类、酒类等。

（2）辨证施膳：该患者为肝肾亏虚证，嘱患者进补益气血，益肝肾之品，如：枸杞子、黑芝麻、黑白木耳、黑豆、核桃、杏仁、腰果等。忌食煎炸之品。食疗方：熟地、当归、黄芪煲鸡汤，杜仲、牛膝煲脚筋，桃仁粥。

三、用药护理

（1）内服中药：一般采用温服法，服中药期间避免吃辛辣刺激海腥等食物。中药汤剂一般饭后温服。活血化瘀类中成药宜饭后服用，宁心安神类药睡前半小时服用，补益类药饭前服用。

（2）注射给药：①用药前认真询问患者药物过敏史。②按照药品说明书推荐的调配要求、给药速度予以配置及给药。③中药注射剂应单独使用，现配现用，严禁混合配伍。④中西注射剂联用时，应将中西药分开使用，前后使用间隔液。⑤除有特殊说明，不宜两个或两个以上品种同时共用一条静脉通路。⑥密切观察用药反应，尤其对老年人、肝肾功能异常等特殊人群和初次使用中药注射剂的患者尤应加强巡视和监测。

（3）外用中药：使用前注意皮肤干燥、清洁。应注意观察用药后的反应，如出现灼热、发红、瘙痒、刺痛等局部症状时，应及时处理；如出现头晕、恶心、心慌、气促等症状，应立即停止用药，同时采取必要的处理措施。

四、运动调护

手术治疗前期指导患者进行股四头肌练习、踝泵练习、直腿抬高、膝关节屈伸锻炼，后期指导患者练习八段锦等运动。

五、情志调护

疼痛时出现情绪烦躁，使用安神定志法，让患者闭目静心、全身放松，平静呼吸，使周身气血流通舒畅，避免焦虑情绪。

[护理评价]

经过 6 天的耳穴贴压联合穴位贴敷综合治疗，患者取得了显著的治疗效果，患者双膝疼痛明显减轻，夜间睡眠质量逐渐改善，焦虑心情逐渐消除，自理能力明显提高，VTE 风险由高风险降至低风险，对治疗效果非常满意。见表 4-2-5-4。

表 4-2-5-4　护理评价

观察项目	治疗前	治疗后 3 天	治疗后 10 天
数字评分法（NRS）	8 分	3 分	1 分
住院患者自理能力评估	30 分	65 分	80 分
手术患者 VTE 风险评估（Autar）	15 分	15 分	10 分

[案例讨论]

（1）耳穴疗法有良好的化瘀通络止痛作用，中医学认为，耳为宗脉之会，十二经络气血均汇聚于耳，耳穴既是疾病的诊断部位，亦是治疗部位。本案例选用神门、交感、皮质下、肾、膝、脾、肝为刺激穴位，采用王不留行籽进行贴压。神门为镇痛要穴，具有良好的止痛作用，交感穴可调节交感系统与副交感系统紊乱状态，对解痉止痛亦有明显疗效。肾穴、脾穴为补脾肾要穴，老年人多见脾肾两虚，此两穴可治本。膝穴可直接疏通膝部的经络。诸穴配伍，既可舒经止痛以治标，又可健脾补肾以治本。

（2）在耳穴贴压前给予耳部按摩可以起到预热作用。耳部按摩通过手掌对耳部穴位、神经、血管的按摩，增加耳部血液循环，提高耳部神经的敏感性，同时也可让患者逐步进入治疗状态，并舒缓患者的紧张情绪，耳部按摩、耳穴贴压序贯治疗，连续递增的治疗手法让疗效更明显。

（3）膝关节置换术后疼痛如果不能得到有效的控制，术后康复及尽早下地行走将受到严重影响，口服止痛药物、自控镇痛泵等方法存在一定的不良反应，如胃肠道反应、头痛、头晕等。给予耳穴贴压治疗改善膝关节术后疼痛的临床疗效良好，帮助患者及时进行早期功能锻炼及下床活动，促进患者术后膝关节功能的快速康复。耳穴贴压法具有操作简便、安全廉价、副作用小等优点，能够有效减少口服药物的副作用，值得临床推广。

第三章 妇科案例

案例 1 耳穴综合疗法治疗妊娠恶阻的护理

[摘要]

妊娠恶阻是妇女妊娠初期（6周左右）出现严重的反复恶心呕吐、头晕倦卧及厌食，甚则食入即吐的病症，古医籍中又称"阻病""子病""病儿"等，等同于西医学的妊娠剧吐。中医学认为，肝热、胃虚、痰滞等为妊娠恶阻的主要病因，主要发病机制为冲气上逆，胃失和降。冲脉为"十二经脉之海"，广聚脏腑之血而血盛，妇人妊娠后血汇胞宫以滋胎元，以致冲脉之阴血相对不足，阳气相对有余，冲脉且隶于阳明，有余之冲气遂夹肝火、痰湿循经上扰，致胃气上逆，遂发恶心呕吐。妊娠恶阻与肝、脾、胃功能密切相关，现代大多女性受社会、工作及家庭的压力，易出现情绪激动、精神紧张等情况，以致肝气郁结，气滞化火，火性炎上；冲脉又附于肝，冲气携肝火上犯袭胃，以致胃失和降，出现恶心呕吐等症状，故肝胃不和证是一种常见的临床证型。

持续的剧烈呕吐、不能进食会引起孕妇脱水、电解质紊乱、酮症酸中毒、肝肾功能异常等后果，故西医学的治疗主要是止吐、补液，给予营养支持补充维生素，纠正电解质异常，维持酸碱平衡等。若未及时治疗，极严重者还会伴发少尿、黄疸等，危及孕妇、胎儿的健康。止吐药、补液治疗见效快，但停药后复发率高，并且存在限制性。

本案例通过中医四诊合参、辨证分析，采用耳穴药棒按摩、耳穴贴压的方法，刺激耳郭上的穴位及反应点，借助神经传导作用，对肝胃不和证妊娠恶阻起到和胃降逆作用，消除和缓解妊娠恶阻。

[病例简介]

患者曾某，女，35 岁，体重 50.5kg。

就诊日期： 2023 年 8 月 7 日。

发病节气： 大暑。

主诉： 停经 2 个月，恶心、呕吐 15 天，加重 5 天。

现病史： 患者末次月经 2023 年 6 月 10 日，按期来潮，量、色、质正常，预产期为 2024 年 3 月 17 日。停经 40 余天开始出现恶心、呕吐等不适，尚能少许进食，呕吐物为胃内容物，5 天前出现恶心、呕吐加重，食入即吐，呕吐物见胃内容物及酸苦水，偶见黄色胆汁，伴有乏力、胸胁胀满、嗳气叹息，心烦口苦，情志不舒，无明显腹痛，无阴道流血，自述妊娠之后体重减轻约 3kg。纳差，易醒、多梦，便秘，小便调。

生命体征： T：36.5℃，P：102 次 / 分，R：18 次 / 分，BP：97/74mmHg。

专科查体： 妊娠风险评估为黄色。腹软，无压痛。患者神志清晰，精神疲惫，面色少华，气息平和，语声无力，少气懒言，舌质红，苔薄黄，脉弦滑。

实验室检查： 尿常规示酮体（KET）2+，血电解质示血钾 3.3mmol/L。

既往史： 平素身体健康。

个人史： 生于本地，无外地久居史，否认疫区接触史，无吸烟史，无饮酒史。否认工业毒物、粉尘、放射性接触史，否认吸毒及冶游史。

婚育史： 29 岁结婚，怀孕 2 次，分娩 1 次，2019 年因臀位剖宫产助娩 1 女婴，体重 3600g，配偶及女儿均体健。初潮年龄 15 岁，行经天数 4~5 天，月经周期 25~28 天。

中医诊断： 妊娠恶阻（肝胃不和）。

西医诊断： 妊娠剧吐。

妊娠状态： 早孕。

[护理评估]

1. 中医护理评估　四诊合参内容见表 4-3-1-1，八纲辨证内容见表 4-3-1-2。

表 4-3-1-1　四诊合参

望		闻		问		切	
神	神志清，疲惫面容	声音	语声无力 少气懒言	寒热	畏寒	脉	弦滑
色	面色少华			汗	呕吐后微汗		
舌	舌质红，苔薄黄			二便	便秘，小便调		
形	形体消瘦	气味	未闻及特殊气味	饮食	纳差		
态	查体配合			睡眠	易醒，多梦		

表 4-3-1-2　八纲辨证

阴阳	口苦，便秘，舌红，苔薄黄为肝经火郁，肝气犯胃的表现证属肝胃不和，故为阳证
表里	冲脉之气上逆，胃失和降，病位在肝经，脏腑受损，功能失调，故为里证
寒热	易醒、多梦，便秘，口苦，畏寒，舌红，苔薄黄，肝气郁结，气滞化火，火性炎上；冲脉又附于肝，冲气携肝火上犯袭胃，故为热证
虚实	血汇胞宫以滋胎元，以致冲脉之阴血相对不足，阳气相对有余，有余之冲气遂夹肝火循经上扰，致胃气上逆，遂发恶心呕吐，为虚证

2.专科护理评估　专科护理评估内容见表 4-3-1-3。

表 4-3-1-3　专科护理评估

项目	分数	等级
改良妊娠期恶心呕吐专用量表（PUQE）	10	中度
妊娠恶阻（肝胃不和）中医证候积分量表	主证：4 次证：11	—

[护理问题]

1.恶心、呕吐　与肝火循经上扰，致胃气上逆有关。

2.情志不舒　与孕期肝气郁结有关。

[辨证思路]

通过四诊，辨证，专科护理评估，根据中医理论，恶心呕吐是受孕后月经停闭，血汇胞宫以滋胎元，以致冲脉之阴血相对不足，阳气相对有余，有余之冲气遂夹肝火循经上扰，致胃气上逆，遂发恶心呕吐。肝与胆相表里，肝气上逆，胆汁外泄，则呕吐酸水、苦水。肝气不疏则胸胁胀满、情志抑郁，气郁化火，肝胃不和之象。故证属肝胃不和，与肝、脾、胃功能密切相关。

辨证：肝胃不和。

原则：疏肝解郁，和胃降逆。

［取穴思路］

本案例患者属肝胃不和证，其发病原因，主要与精神、神经和内分泌因素等有关，是受孕后月经停闭，血海不泄，其血中浊气挟肝胃之火上逆，或痰湿中阻，以致胃失和降而病。耳郭这个独立部分是人体整体的缩影，包含了人体各部分的信息，通过刺激神经系统的穴位及耳轮脚周围区域，可以治疗该疾病。

选择耳穴药棒按摩，因孕妇恶心呕吐，对口服药物排斥，从安全性考虑将降逆止呕方与耳穴药棒按摩相结合。通过药物和按摩综合作用，刺激耳轮脚周围区域，可以促进局部血液循环，调节神经功能，舒缓情绪，减轻呕吐。

耳穴贴压选择降逆止呕穴位，脑干穴：呕吐反射中枢，可以止呕止吐；贲门穴：缓解贲门痉挛，和胃止呕；皮质下穴（消化系统皮质下）调节高级神经中枢，抑制消化系统大脑皮层兴奋以止吐；神门穴、枕穴：为姐妹穴，可以镇静止呕；胃穴：理气宽中，降逆止呕；肝穴：藏象学说肝穴为经验用穴，疏肝理气，降逆止呕；脾穴：促进脾之运化，以达和胃止呕之功。

［临证护理及方法］

一、耳穴药棒按摩

（1）基础药棒按摩功效：刺激穴位，激发体内的正气及卫气，调动全身脏腑的气血，使全身的气血畅通无阻，有助于改善身体的整体状况。

（2）耳部重点区域：消化区域药棒按摩能够刺激胃肠道的蠕动，促进消化液的分泌，有助于改善孕妇的消化功能，提高食欲。按摩促进血液循环，缓解肌肉的紧张和疲劳感，使孕妇在孕期保持轻松愉悦的心情。

二、耳穴贴压

（1）特定止吐穴功效：耳穴贴压通过刺激耳郭上的特定穴位，如神门、胃、脾、肝等，这些穴位与人体的脏腑和经络有着密切的联系。刺激这些穴位可以调和脏腑功能，疏通经络，调和阴阳，从而达到缓解孕吐的目的。

（2）基础调节神经功效：孕吐的发生与神经系统的功能紊乱有关。耳穴贴压能够刺激耳部的神经末梢，通过神经反射作用，调节大脑皮层的兴奋和抑制过程，改善神经系统的功能紊乱，从而缓解孕吐症状。

[治疗经过]

2023年8月7日（就诊第1天），患者诉恶心、呕吐、便秘、纳差、乏力、易醒、多梦。予以耳轮脚周围区域耳穴药棒按摩，肝、胃、贲门、脑干、消化系统皮质下敏感反应点，配以脾、神门、枕耳穴贴压。嘱患者每日晨起、中、晚、睡前按压1次，每次10分钟，隔日来院更换耳贴。7次为1个疗程。教会患者填写改良妊娠期恶心呕吐专用量表（PUQE），交代治疗后注意事项。

耳穴治疗分两步进行：首先给予耳穴药棒按摩治疗，后予耳穴贴压治疗。操作方法如下。

（1）耳穴药棒按摩（图4-3-1-1）

1）将降逆止呕方（紫苏叶、砂仁、橘皮、竹茹、姜半夏、党参、麦冬、白术各15g，黄连5g，炙甘草6g，菟丝子25g）与药棒同煮。

2）药棒按摩单侧耳轮脚下缘穴位：口-食道-贲门-胃-脾（旋揉法）。

3）药棒按摩单侧耳轮脚上缘穴位：肝-十二指肠-小肠-大肠（旋揉法）。

4）旋揉按摩频率20~30圈/分，每步按摩3分钟，以患者舒适为度，不可使用暴力操作。

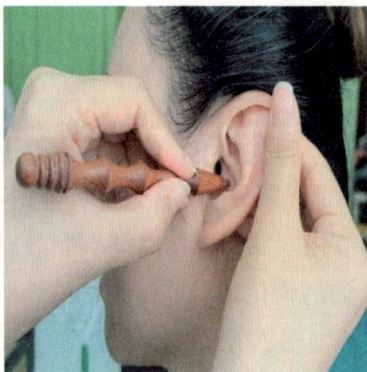

▲ 图4-3-1-1 药棒按摩

（2）耳穴贴压

1）耳部止呕穴位：主穴脑干、贲门、消化系统皮质下。

2）耳部镇静安神穴位：神门、枕。

3）根据辨证取穴：肝、胃、脾。

4）晨起、中、晚、睡前按压 1 次，每次 10 分钟，隔日更换耳穴贴压。

5）手法：以平补平泻的方法在耳郭上施以柔和均匀力度点压，避免暴力搓揉按压。

2023 年 8 月 9 日（就诊第 3 天），根据患者填写恶心呕吐专用量表（PUQE）评估患者症状，患者恶心干呕次数未改善，呕吐次数较前减少 2 次。继续给予同前耳穴药棒按摩和耳穴贴压。

2023 年 8 月 11 日（就诊第 5 天），患者恶心干呕减少 2 次，呕吐次数较前减少 1 次，患者诉仍口苦、便秘等症状，全身乏力、纳差、多梦较前好转。担心耳穴治疗结束后复发，安抚患者按疗程治疗。继续给予耳轮脚周围区域耳穴药棒按摩。耳穴贴压治疗增加便秘点改善便秘，心穴改善情志不舒。

2023 年 8 月 13 日（就诊第 7 天），予以临床检验及评估，呕吐消失，恶心干呕由 7 次降为 4 次。情志不疏抑郁改善，检查指标：尿常规示酮体（KET）1+，血电解质示血钾 4.5mmol/L。继续给予同第 3 次治疗方案。

2023 年 8 月 15 日（就诊第 9 天），患者全身乏力、胸胁胀满，心烦症状消失，便秘、口干症状明显好转。

2023 年 8 月 17 日（就诊第 11 天），未来院治疗，电话随访患者恶心干呕 2 次，口苦消失，便秘减轻。

[护理措施]

一、生活起居

（1）病室安静、整洁、空气清新、温湿度适宜、避免异味刺激。

（2）生活规律，劳逸结合，适当活动，保证休息和睡眠，有助于气血调和，增加食欲，有利于胎儿发育。恶心、呕吐严重、头重眩晕或有其他不适时，宜卧床休息。下床活动时，需慢起、慢坐、慢行，并有家属陪伴，避免摔倒。

（3）保持大便通畅，养成每日清晨定时排便的习惯，克服长时间如厕、忌努挣。

（4）治疗期间，避免性生活，注意个人卫生。

二、饮食指导

（1）饮食宜清淡、易消化，少量多餐，忌肥甘厚味及辛辣之品。餐前可进食少量生姜汁。鼓励患者多食新鲜蔬菜和水果。

（2）注意色、香、味的调配，促进患者食欲。

（3）恶心呕吐后保持口腔清洁，清水或淡盐水漱口，呕吐严重者，可遵医嘱暂禁食，给予静脉补液治疗。

三、情志调理

（1）语言疏导法。鼓励家属多陪伴、多沟通、多交流，家庭温暖是疏导情志的重要方法。

（2）移情易志法。通过戏娱、音乐分散注意力，调节其心境情志，使之闲情逸志。例如观看轻松温暖的治愈剧或情景喜剧。听一些轻柔古典、自然声音、慢节奏及心灵治愈的角调音乐，如《江南丝竹乐》《姑苏行》等音乐，保持心情愉悦，从而有助于保持乐观的情绪。

［护理评价］

经过治疗后，患者由原来每日恶心、呕吐10次降至恶心干呕2次，治疗前后评估量表对比改良妊娠期恶心呕吐（PUQE）专用量表评估由10分降至5分，妊娠恶阻（肝胃不和）中医证候积分量表由15分降至3分。临床血电解质检验均正常，尿酮体检查由2+降至1+。此后治疗中，又结合患者自述症状调整耳穴处方，针对患者存在便秘症状和担心耳穴治疗结束后复发问题，耳穴贴压治疗增加便秘点改善便秘，心穴改善情志不舒，亦反馈良好。

［案例讨论］

（1）患者主要病机为冲脉之气上逆，肝气郁结，气滞化火，火性炎上；冲脉又附于肝，冲气携肝火上犯袭胃，以致胃失和降而致，出现恶心呕吐，与肝、脾、胃三者功能密切相关，临床治疗当以降逆、止吐、调气和中为主。

（2）孕妇会担心口服药物带来的不良反应，对胎儿不利。所以中医护理门诊打破了药物口服局限性将降逆止呕方和耳穴药棒联合应用，并且在传统单一耳穴贴压的基础上加入耳穴药棒按摩治疗，按摩范围耳轮脚周围区域及穴位，提高了临床疗效，提升了护士的创新思维水平。

（3）治疗手法方面因孕妇的特殊性，临床操作手法以轻刺激为主，有习惯性流产的孕妇禁止此操作。耳穴药棒按摩手法采用旋揉、安抚的手法为主，耳穴贴压以平补平泻的方法在耳郭上施以柔和均匀的力度点压，避免暴力搓揉按压。

案例 2　耳穴综合疗法治疗原发性痛经的护理

［摘要］

痛经最早见于《金匮要略·妇人杂病脉证并治》，"带下，经水不利，少腹满痛，经一月再见者，土瓜根散主之"，提出用活血化瘀之土瓜根散治疗血瘀证痛经的方法。痛经病位在子宫、冲任，以不通则痛或不荣则痛为主要病机。按其致病因素可分为：气滞血瘀、寒凝血瘀、湿热瘀阻、气虚血弱、肾气亏损等。

西医学将痛经分为原发性和继发性。原发性痛经是指生殖器官无器质性病变的妇女正值经期或经行前后，出现周期性小腹疼痛，或痛引腰骶，甚至剧痛晕厥，好发于青春期和育龄期女性，是临床一种常见的妇科疾病。继发性痛经指生殖器官有明显病变，如子宫内膜异位症、子宫腺肌病、盆腔炎、妇科肿瘤等。流行病学研究表明，原发性痛经是目前妇科最常见疾病。据统计，该病的发病率可占全球女性的 80%，主要发生群体为青春期少女和未婚或未育的年轻妇女。

本案例通过中医四诊合参、辨证分析，采用耳部全息铜砭刮痧、耳穴按摩、耳穴贴压联合的治疗方法，经过 5 次治疗，刺激相应的脏腑及经络，再配以中医综合护理措施，并结合传统中医治未病思想，每次行经前给予"先其时"耳穴综合疗法，提前干预，做到先其时治疗、未病先防。患者痛经未再发生，夜间睡眠质量明显改善，焦虑情绪消除，取得了显著的治疗效果，为防止痛经的发生提供了参考方案，值得临床借鉴及进一步推广。

［病例简介］

患者女，23 岁，体重 52kg。

就诊日期： 2023 年 2 月 18 日。

发病节气： 雨水前 1 天。

主诉： 经行小腹部疼痛 3 天，加重 1 天。

现病史： 患者自月经初潮开始出现经行小腹疼痛，近半年疼痛较前加重。末次月经：2023 年 2 月 16 日，现经期 3 天，下腹疼痛难忍，痛引腰骶，严重时伴头痛、恶心呕吐，经色暗红，多血块，伴乳房胀痛，胸闷不舒。

生命体征：T：36.2，P：76 次 / 分，R：19 次 / 分，BP：90/60mmHg。

专科查体：小腹部疼痛，腰骶部坠胀感，头痛，以两侧太阳穴为主，精神欠佳，行经期间眠欠佳，小便调，大便经行时次数偏多，舌质偏暗有瘀点，苔薄白，脉弦涩。

既往史：无家族史，否认药物、食物过敏史。

个人史：否认烟酒嗜好。

社会心理状态：焦虑。

中医诊断：痛经（气滞血瘀证）。

西医诊断：经行腹痛。

[护理评估]

1. 中医护理评估 四诊合参见表 4-3-2-1，八纲辨证见表 4-3-2-2。

表 4-3-2-1 四诊合参

望		闻		问		切	
神	神清，痛苦面容	声音	声音低微 呼吸正常	寒热	不发热	脉	弦涩
色	面色少华，经色暗红，多血块			汗	少汗		
舌	舌质偏暗有瘀点，苔薄白	气味	未闻及特殊气味	二便	大便经行时次数多，小便调		
形	形体偏瘦			饮食	纳可		
态	查体配合			睡眠	经行时眠差		

表 4-3-2-2 八纲辨证

阴阳	形体偏瘦，语声低微，经量少，色暗，舌质暗有瘀点，证属气滞血瘀证，故为阴证
表里	气滞血瘀，导致子宫的气血运行不畅，不通则痛，故为里证
寒热	痛给以保暖疼痛略减轻，大便次数偏多，舌偏暗有瘀点，苔白，脉弦，证属气滞血瘀，故为寒证
虚实	疼痛发生于经前或行经之初，拒按，疼痛为坠痛多属实证

2. 专科护理评估 详见表 4-3-2-3。

表 4-3-2-3　专科护理评估

项目	分数	等级
数字评分法（NRS）	7 分	重度疼痛
焦虑自评量表（SSS）	38 分	轻度焦虑
匹兹堡睡眠质量指数评分表（PSQI）	13 分	质量一般

[护理问题]

1. **疼痛**　与气滞血瘀、血行不畅有关。
2. **眠差**　与疼痛不适有关。
3. **焦虑**　与疼痛、担心预后有关。

[辨证思路]

　　本病患者病位在子宫、冲任，以不通则痛为主要病机。辨证为气滞血瘀，病位在肝，肝主疏泄，肝失条达，则冲任气血瘀滞，经血不利，导致痛经。肝经与胆经相表里，胆经始于目外眦，此经瘀滞不通故而两侧太阳穴痛。气为血之帅，血为气之母，气滞血瘀，导致子宫的气血运行不畅，不通则痛，之所以伴随月经周期而发，与经期及经期前后特殊生理状态有关。未行经期间，由于冲任气血平和，致病因素尚不足以引起冲任、子宫气血瘀滞，故平时不发生疼痛。经期前后，血海由满盈而泄溢，气血由盛实而骤虚，子宫冲任气血变化较平时急剧，易受致病因素干扰，加之形体偏瘦，抑郁易怒，导致子宫、冲任气血运行不畅，不通则痛。如若病因不除，素体状况未改善，则下次月经来潮，疼痛又复发。患者舌质淡黯，苔薄白，脉弦涩，证属气滞血瘀。

　　施护原则：理气行滞，化瘀止痛。

[取穴思路]

　　本案例患者采用耳穴治疗方法，情志内伤导致气滞血瘀证，肝郁气滞则血行不畅，不通则痛，血行不畅，故发于头痛。又由于子宫位于盆腔正中，痛经时子宫收缩压迫直肠，伴有大便次数多及腰骶部坠胀感等不适。肝肾同源，肾为先天之本，肾藏精，主生长发育生殖与脏腑气化，肾精是构成人体生命活动的最基本物质，且精能化血；脾为先天之本，为气血生化之源且具有统血功能，故子宫与肝、脾、肾关系密切。首先依照耳穴取穴指导原则，相应部位取盆腔穴、内生殖器穴、腰椎穴、腹穴，是治疗痛症首选的穴位。耳部常用止痛穴位（经验穴）应用耳尖穴，具有消炎、镇静、止痛的作用，提升机体免疫功能。交感穴、外交感穴可以调节血管收缩功能，扩张血管，外交感穴对压有增加刺激量的作用。皮质下穴具有调节大脑皮层兴奋和抑制的功能。神门穴具有镇静止痛的作用。本案例病位在子宫（内生殖器穴），根据辨证取穴，选择内生殖器穴有调理冲任、温经止痛、健脾益血之功能；脾穴具有理气健脾助运的作用；肝穴具有调畅肝郁气滞，月经不调的作用；肾穴具有温煦、推动气血作用。

［临证护理及方法］

耳穴治疗分步骤进行序贯治疗：首先给予耳部全息铜砭刮痧（基础刮＋重点部位刮），然后给予耳穴按摩，最后给予耳穴贴压。

一、耳部全息铜砭刮痧

刮痧前先全耳循环按摩，打开耳部小周天及大周天，促进全身气血运行。

（1）基础刮：顺序、方向。

自下而上、由外向内（前面）依次为耳垂→耳轮→耳舟→对耳轮→耳甲腔→耳甲艇→耳甲→三角窝。

自下而上、由外向内（背面）依次为耳垂背面→耳轮尾背面→耳轮背面→对耳轮后沟→对耳屏后沟→耳甲腔后隆起→耳轮脚后沟→耳甲艇后隆起→对耳轮下脚后沟→三角窝后隆起。

频次：面刮 5~10 遍。

（2）重点部位刮穴位：神门、皮质下、盆腔、内生殖器穴、腰椎、腹、交感。

配穴：脾、肾、肝。

频次：点刮 5~10 遍。

二、耳穴按摩

第一步：大周天、小周天（指揉法）。

第二步：神门点按，从三角窝、耳甲艇到耳甲腔指柔，点按皮质下穴（点按法＋指揉法）。

频次：每步按摩 3~5 分钟，以患者耐受为度，不可使用暴力。

三、耳穴贴压

（1）相应部位：取盆腔、内生殖器穴、腰椎、腹。

（2）耳部常用止痛穴位：耳尖、交感、皮质下、神门。

（3）根据辨证取穴：脾穴、肾、肝穴。

（4）频次：每天按压 3~5 遍。

（5）手法：以平补平泻的方法在耳郭上施以一按一松的柔和渗透力度，避免搓揉按压。

[治疗经过]

2023 年 2 月 18 日（就诊第 1 天），患者就诊 NRS 评分为 7 分，重度疼痛，给予耳穴按摩、耳穴贴压后小腹痛、腰骶痛明显减轻 NRS 评分降为 3 分，耳穴贴压按压 3 次后，头痛症状减轻，恶心症状消失。患者焦虑情绪减轻，夜间睡眠 4~5 小时。教会患者耳穴贴压按揉的手法及次数。

2023 年 2 月 19 日（就诊第 2 天），调整治疗方案给予耳部虎符铜砭刮痧、给予耳穴按摩、耳穴贴压按揉后小腹痛、腰骶痛明显减轻 NRS 评分降为 1 分，头痛症状不明显，未再恶心。患者焦虑情绪明显减轻，夜间睡眠 5~6 小时。指导患者耳穴贴压按揉的手法及次数。

2023 年 2 月 20 日（就诊第 3 天），患者未再腹痛、腰痛、头痛、恶心消失。患者情绪稳定，睡眠正常。

2023 年 2 月 23 日（患者就诊第 6 天），患者未再疼痛，更换耳穴贴压 1 次。（对侧耳）。

建议患者每一次月经前 3~5 天，给予先其时耳穴综合疗法，也就是首先给予耳部全息铜砭刮痧，耳穴按摩，最后给予耳穴贴压治疗，以预防痛经的发生。

患者治疗 5 次后，电话随访半年，木再复发。

[护理措施]

一、生活起居

（1）注意腹部保暖，避风寒湿邪入侵。

（2）注意休息，避免劳累，保持良好的睡眠环境。平素注意收听舒缓音乐，避免不良刺激。早睡早起，避免熬夜，养成良好的作息习惯。

（3）指导患者养成讲卫生的好习惯，每晚睡前清洗会阴部，内衣更换及时，尽量在日光下晾晒。

（4）每日晨起锻炼身体，如跑步、练八段锦等，以提高机体免疫力。

（5）每次来月经前后，嘱不要沾冷水，防止受凉刺激。

二、膳食调养

（1）嘱患者清淡，易消化饮食，食新鲜蔬菜水果，少食煎烤、油炸之品。可适当进食牛羊肉等，以不上火为宜，忌辛辣、生冷、刺激性食物，忌烟酒。

（2）辨证施膳：该患者为气滞血瘀证，嘱患者进食行气活血之品，如：山药、白萝卜、木耳、桃仁等，忌食辛辣生冷之品。食疗方：佛手延胡索山楂汤，玫瑰花代茶饮等。

三、用药护理

（1）遵医嘱给予膈下逐瘀汤药物，告知用法和注意事项。

（2）指导患者每次行经前，卧床休息时，双手及腹部皮肤可涂抹艾叶精油及红花油（注意询问过敏史），给予小腹部及少腹部按摩，以促进经血运行，以缓解痛经。

四、运动调护

指导患者进行八段锦、慢跑等。

五、情志调护

保持情绪稳定，避免动肝火；并在护理上选用移情疗法。内心宁静，神志安宁，心情舒畅，避免焦虑情绪。

[**护理评价**]

经过 5 次的耳穴综合治疗，患者取得了显著的治疗效果，痛经未再发生，夜间睡眠质量明显改善，焦虑情绪消除，对治疗效果非常满意，见表 4-3-2-4。

表 4-3-2-4　专科护理评估

观察项目	治疗前	治疗后 1 天	治疗后 6 天
数字评分法（NRS）	7 分	3 分	0 分
焦虑自评量表（SSS）	39 分	23 分	0 分
匹兹堡睡眠质量指数评分表（PSQI）	13 分	6 分	0 分

[案例讨论]

（1）耳郭上的每个穴位都与人体内部的脏腑、经络有着密切的联系。通过在特定的穴位上进行按摩、揉捏等手法，可以刺激相应的脏腑及经络，调节气血运行，促进身体的自我修复和调节功能。用虎符铜砭刮痧板，以"徐而和"的手法自下而上、由外向内，进行耳部全息刮痧，再辨证重点刮拭三角窝－耳甲艇－耳甲－对耳轮－对耳屏区域，以达到理气行滞、化瘀通络止痛的目的。耳穴贴压通过刺激耳部穴位，可发挥镇静止痛和疏通经络脏腑的作用。耳穴序贯治疗，连续递增的治疗手法让疗效更明显，具有简、便、效、廉和副作用少等优点。

（2）使用中医外治技术，避免了药物对肝肾造成的影响，操作安全，行之有效，无副作用，患者易于接受。

（3）《素问·四气调神大论》云："圣人不治已病治未病。"传统中医治未病理论中的"先其时"治疗理论提示我们在发病前提前干预可能减少或控制疾病发作。痛经患者大多经前或经后1~2天时疼痛较重，有时候单纯止痛药物疗效欠佳、副作用大，在患者每次行经前给予"先其时"耳穴综合疗法，提前干预，可以有效降低痛经的发生。今后临床工作中可加大宣传力度，走进学校或社区举办健康大讲堂，呼吁年轻女性注重经前期及经期的养生保健，做到"先其时"治疗，未病先防，以期有效降低痛经的发生率。

案例 1　耳穴综合疗法在儿童青少年近视中的护理

[摘要]

近视是指在调节放松情况下远视力降低，近视力正常，使用负球滤片（或加柱镜片）矫正以提高远视力的屈光状态。假性近视指在使用调节麻痹药物后，近视状态消失，转为正视或远视。近视已成为危害我国儿童青少年眼健康的重大公共卫生问题。国家卫生健康委员会发布的数据显示，2020 年我国儿童青少年总体近视率为 52.7%，其中 6 岁儿童、小学生、初中生及高中生近视率逐渐升高，分别为 14.3%、35.6%、71.1% 及 80.5%。视力受损对处于发育关键期的儿童青少年身体及心理健康带来了消极影响，包括学习、生活甚至生长发育。我国儿童、青少年近视发病低龄化、患病率高、近视程度深的特点，大大增加了视觉损害的风险，不仅给社会公共卫生工作造成沉重的负担，也给国家的经济建设和安全防卫工作带来了严重挑战。采取有效措施预防近视的发生、减缓近视的进展迫在眉睫，对青少年身心健康具有重要意义。中医学对近视的认识历史悠久，早在数千年前即将其称为"能近怯远症"。中医外治法在防治近视方面更是以其独特的优势而被广泛应用，其中耳穴贴压法具有操作简便、安全性高、依从性好、无痛苦且疗效显著等特点，在临床中得到广泛应用。儿童青少年的假性近视主要是先天禀赋不足，后天发育不良，劳心伤神，心阳耗损，使心、肝、肾气血亏虚，加上用眼不当，目络瘀阻，目失所养，则发为本病。本案例通过中医四诊合参、辨证论治，采用耳穴按摩、耳穴贴压的方法，刺激相应的脏腑及经络，补益肝肾之阴血，振奋阳气，配合相应的健康宣教，有效改善了儿童青少年近视，值得临床推广。

[病例简介]

患者高某，男，11岁，身高140cm，体重36kg。

门诊日期： 2023年4月11日。

主诉： 视物模糊半年余。

现病史： 经眼科验光等检查确诊为近视半年余，伴有轻度散光，眼干、眼涩等症状。

生命体征： T：36.2℃，P：84次/分，R：20次/分，BP：118/65mmHg。

专科查体： 在室内照明充足的条件下，让患者站立于国际标准对数远视力表正中前方5m处，要求视线与表中的1.0行相水平，用遮掩板轻轻挡住一只眼，检查另一只眼，两眼交替检查，能看出的视标数超过该行总数的一半，该行视标值即为该眼的裸眼视力值。以此为标准为患者检查，结果为：左眼裸视力0.4，右眼裸视力0.6，双眼裸视力0.6。

辅助检查： 颈椎第二节有明显压痛，颈部肌肉紧张度增高。

既往史： 否认乙醇、胶布、王不留行籽过敏史。

家族史： 父亲双眼视力0.5，母亲双眼视力0.6。

中医诊断： 近视（肝肾阴虚证）。

西医诊断： 屈光不正。

[护理评估]

中医护理评估详见表4-4-1-1~表4-4-1-2。

表4-4-1-1　四诊合参

望		闻		问		切	
神	神清、目涩、反应灵活	声音	声音低微 呼吸正常	寒热	无恶寒发热	脉	细弱
色	面色少华			汗	时有盗汗		
舌	舌质红，苔少	气味	未闻及特殊 气味	二便	大便干结，小便微黄		
形	形体适中			饮食	纳呆		
态	查体配合			睡眠	夜卧不安		

表4-4-1-2　八纲辨证

阴阳	形体瘦小，语声低微，眼干，畏光、心胸烦热、小便微黄、大便干，舌质红，少苔，脉细弱，证属肝肾阴虚，故为阴证
表里	面色少华，乏力、纳少，病位在肝肾，肝肾阴血受损，功能失调，故为里证
寒热	无恶寒发热，平素怕热，舌红，少苔，脉细弱，为热证
虚实	平时眼干畏光、心胸烦热、乏力纳少为虚证

[辨证思路]

吴鞠通言小儿乃"稚阴稚阳之体"，阳气既虚，形体未盛，气血常虚，感邪尤甚。该患者先天禀赋不足，课业较多，使用电子产品较多，过用目力，耗气伤血；气为血之帅，血为气之母，血虚气亦虚，导致神光不能发越于远处，配合四诊、八纲辨证，患儿舌质红，苔少，脉细弱，为肝肾亏虚之象，属肝肾阴虚证。

施护原则：调补肝肾，益气养血。

[取穴思路]

耳穴的取穴原则以相应部位选穴、脏腑经络选穴及临床经验选穴为主。眼、屏间前、屏间后为眼睛全息穴位的反应点，刺激以上穴位，可使脏腑的气、血、津、液源源不断地流向此处，改善眼部供血，提升视力。近视的中医认识追溯于《诸病源候论》，述之"能近怯远"，责之肝、心、脾、肾，法自诸家多以补益肝肾，调和阴阳、益气养血为主。《灵枢》论及目：脏腑之精上贯于目而得明，脏腑之精在脾，脾目关系可见。故脏腑选穴为心、肝、脾、肾：心为五脏六腑之大主，又主血脉，血脉畅通，则目得以濡养；肾为先天之本，主藏精，涵养瞳神，肾主津液，可上润目珠，取肾穴可补益肾精，充养珠目；脾胃为后天之本，气血生化之源，又脾主肌肉，刺激脾穴，可缓解睫状肌痉挛，改善其调节功能；肝藏血，开窍于目，肝经连目系，木克土，肝藏血而脾统血，肝与脾互相为用，藏血与统血相互协调。久视伤血，精虚血亏，刺激心、肝、脾、肾四穴，可为目提供源源不断的能量。久坐伤肉，该患者静坐有余，活动不足，又有读写姿势不当等因素，使颈部肌肉紧张，气血上行通路受阻，目失所养，故选交感、颈椎、耳大神经点，达到活血通络的目的。神门穴具有养心安神，调节视神经功能。枕穴相当于人体的视觉中枢，有明目作用，常用于治疗眼疾。

防近点、明亮点为耳穴前辈用来治疗近视的经验用穴。

[临证护理及方法]

75% 乙醇棉球消毒耳郭的正面与背面，清除上面的油脂，首先给予耳穴按摩，然后给予耳穴贴压。

一、耳穴按摩

（1）按摩整个耳郭，顺序为由下到上，由外向内，至整个耳郭发红发热为止。

（2）按摩对耳轮颈椎区域，采用点按的方法，以患者能耐受为度，按摩至痛感明显减轻或消失。

（3）点按眼穴 1 分钟，强度以患儿能耐受为度。

二、耳穴贴压

（1）主穴：眼穴、屏间前、屏间后、心、肝、脾、肾。

（2）配穴：神门、枕、交感、颈椎、耳大神经点、防近点（在屏间切迹内侧 0.2cm 处，皮质下与内分泌之间）、明亮点（在对屏尖相对应的耳背处）。

频次：每天按压 3~5 遍。

手法：以平补平泻的方法在耳郭上施以一按一松的柔和渗透力度，避免搓揉按压。

疗程：所选穴位平均分布到双耳贴压，每周 1 次（5 天后取下，休息 2 天），10 次为 1 个疗程。

[治疗经过]

2023 年 4 月 11 日（初诊）患者由家人陪伴入门诊。进行视力测试，测试结果：左眼视力 0.4，右眼视力 0.6，双眼视力 0.6。为患儿进行 75% 乙醇脱脂棉球消毒后，进行耳郭按摩，按摩至整个耳郭发红发热后，重点穴位重点按压，按照方案进行贴压，平补平泻手法按压 5 分钟。复测视力结果：左眼 0.6，右眼 0.8，双眼视力 0.8，颈椎第 2 节压痛消失。

2023 年 4 月 17 日（二诊）　操作前常规进行视力测试，测试结果：左眼视力 0.8，右眼视力 0.8，双眼视力 0.8，相同方案继续执行。

患儿及家属耳穴贴压依从性好，每周 1 次，坚持 6 次调理后，复测视力：左眼视力 1.0，右眼视力 1.2，双眼视力 1.2。又巩固 4 次，共调理 10 次后，复测视力：左眼视力 1.2，右眼视力 1.2，双眼视力 1.2，患儿大便及睡眠不安等情况也有改善，家属满意。1 月后跟踪随访，视力稳定，无复发。裸视力恢复走向图（2023 年 4 月 11 日至 2023 年 6 月 5 日）。

[护理措施]

一、"目"浴阳光

每天保证累计户外活动时间大于 2 小时，让儿童青少年在阳光充足、视野开阔的室外进行，一周不少于 14 小时。

二、养成良好的用眼习惯

避免持续长时间近距离用眼，日间在进行 30~40 分钟读写后进行户外活动或远眺约 10 分钟以缓解眼疲劳。

三、读写姿势要正确

矫正儿童青少年的不良用眼习惯和读写姿势；及时调整桌椅高度，使之与身高相匹配；养成良好的用眼习惯，阅读和书写时做到"一尺、一拳、一寸"，即阅读和书写时用眼与书本应距离 1 尺（33cm）、胸前与桌子的距离应约 1 拳（6~7cm）、握笔的手指与笔尖应距离 1 寸（3.3cm）。

四、保证充足的睡眠

保障儿童青少年的有效睡眠时间，确保小睡 10 小时，不建议睡觉时开灯。

五、确保良好的照明环境

书写、阅读时应保证光照强度在 300LX，在室内光线不足时要及时开灯，晚间学习时除使用台灯照明外，还应保证周围环境光照充足。

六、增强身体素质

应增强儿童青少年的体能素质，做到营养均衡、饮食规律，避免肥胖，强身健体，以预防近视的形成或快速进展。

七、定期视力筛查

每学期不少于 2 次，眼睛不适时随时就诊。

[护理评价]

经过 10 次的治疗，患儿视力恢复正常，颈椎压痛点消失，肌肉紧张情形缓解，便秘及夜间睡眠不安等情况也改善明显，患儿及家属对治疗效果非常满意。

[案例讨论]

中医学认为，耳是全身各组织器官的一个缩影，与五脏六腑、四肢百骸都有着紧密的联系，临床应用于各类学科。耳穴是分布于耳郭上能反映人体生理功能和病理变化的反应点，刺激耳穴可对经络、脏腑功能起到双向调节作用。《灵枢·口问》云："耳者，宗脉之所聚也。"十二经脉皆可通于耳，为清阳交汇、宗气相聚之所；眼周亦是经络密布，与十二经脉联系紧密。因此，刺激耳朵上相应的穴位可以疏通经络、调节脏腑气血和内脏各器官的功能，从而起到防治近视的作用。耳穴贴压作为中医特色疗法之一，在临床上运用广泛，具有疗效独特、作用迅速、运用方便的特点。中医外科最大的优势及特色也体现在其丰富有效的外治法。耳穴贴压作为中医外治法中极具特色的疗法之一，其疗效在临床中得到广泛认可。中华中医药学会眼科分会在 2022 年《儿童青少年近视防控中医适宜技术临床实践指南》中明确提出耳穴在近视治疗中属于 B 级证据，疗效凸显，强推荐。耳穴贴压疗法作用机制与针刺疗法类似，均可以通过刺激穴位点直达病所，以调和脏腑、通经活络、通行气血、平衡阴阳，从而达到治疗目的，但耳穴贴压法同时还具有操作便捷、无创伤、效果显著而持久等特点，有效弥补了传统针刺作用时间相对较短、治疗较频繁、依从性较差等缺点，非常适合慢性疾病的治疗，已被广泛用于各种眼病的治疗当中。

综上所述，近视已成为危害我国儿童青少年眼健康的重大公共卫生问题，应家校联合，把近视防控工作关口前移，大规模实施近视防控综合干预措施，而耳穴贴压疗法在儿童青少年远视储备量、近视度数的控制及改善方面具有独特优势，并且可以改善眼局部及全身的症状，操作简便，无痛苦，甚至家长也可以学会，在家中进行治疗、保健、预防，值得临床推广。

案例 2　耳穴综合疗法治疗小儿遗尿的护理

[摘要]

小儿遗尿是指 3 岁以上小儿在熟睡中小便自遗、醒后方觉的一种临床病症。国内流行病学调查显示，儿童功能性遗尿患病率为 2.3%，以 6 岁组最高。以夜间遗尿最常见，常伴夜惊、梦游、多动或其他行为障碍，也给儿童心理以及家庭带来了很大的影响。小儿遗尿发病机制与中枢性神经系统发育障碍、膀胱功能异常、抗利尿激素分泌异常、睡眠觉醒功能障碍等因素有关。此病症的常规药物治疗以抗利尿激素、抗胆碱能药物、中枢兴奋药物为主。但药物治疗短期见效，复发率高，并会引起不良反应。

遗尿病位主在膀胱。《素问·经脉别论》曰："饮入于胃，游溢精气，上输于脾，脾气散精，上归于肺，通调水道，下输膀胱。"可见此病与其他各脏腑也有关联。中医辨证中小儿遗尿多由于先天禀赋不足和后天脾胃失养。另外小儿时期生理特性为稚阴稚阳，肌体各脏器生长发育与生理功能尚不完善，五脏六腑之气尚未充盛，其中尤其以肺、脾、肾三脏的不足最为明显。

本案例通过中医四诊合参、辨证分析，采用耳部按摩、耳穴贴压、延续调护指导的方法，刺激相应的脏腑及经络，再配以中医综合护理措施，有效解决小儿遗尿症状，为消除小儿遗尿患者的身心痛苦提供参考方案。

[病例简介]

患者刘某，男，7 岁，体重 25kg。

初诊日期： 2023 年 4 月 5 日。

发病节气： 清明。

主诉： 遗尿 2 个月余。

现病史： 患者 2 个月余前无明显诱因出现遗尿，近日遗尿频次增加，欲求中医治疗来诊。现症见：夜间睡眠时，小便不能控制，一夜 2~3 次，小便清长，周身倦怠乏力，面色无华，形体消瘦，肢冷自汗，纳眠差，易醒、多梦。

生命体征： T：36.3℃，P：92 次 / 分，R：23 次 / 分，BP：96/65mmHg。

中医查体： 神志清，精神尚可，舌质淡红，苔薄白，脉沉无力。

专科查体： 下腹部皮温低，叩诊鼓音，无压痛。

既往史： 既往体健，无家族遗传病史，无传染病史，否认药物、食物过敏史。

社会心理状态： 正常。

辅助检查： 尿常规无异常，腹部 B 超无异常，X 线摄片检查，未发现有隐性脊柱裂。

中医诊断： 遗尿（肾阳虚证）。

西医诊断： 小儿遗尿。

[护理评估]

1. 中医护理评估　详见表 4-4-2-1~ 表 4-4-2-2。

表 4-4-2-1　四诊合参

望		闻		问		切	
神	神清，兴奋	声音	无异常哭喊声音	寒热	畏热	脉	沉无力
				汗	肢体自汗		
面容	面色无华			头身	无头晕、身痛		
				二便	夜间睡眠时小便不能控制，一夜 2~3 次		
形	形体消瘦	气味	小便清长，臊臭气不重	饮食	喜食油炸等肥甘厚味、燥热之品		
				耳目	听力、视力正常		
舌	舌质淡红，苔薄白			睡眠	易醒，多梦		
				既往	身体健康		

表 4-4-2-2　八纲辨证

阴阳	病位在肾，位属下焦，其病机为阳虚，故属阴证
表里	遗尿 2 个月余，病程较长，无发热恶寒等表证，先天肾阳不足，气化不及周度，小便不能自控，肾精不足以营养周身，故形体消瘦，属里证
寒热	舌质淡，为阳虚，属寒证
虚实	倦怠乏力，面色无华，形体消瘦，舌质淡红，苔薄白，皆为虚象，故为虚证

2. 专科护理评估　详见表 4-4-2-3。

表 4-4-2-3　小儿遗尿主要、次要症状量化评分

主要症状	评分标准				分值总结
	无（0分）	轻（2分）	中（4分）	重（6分）	
遗尿程度			4		
睡眠深度				6	
次要症状	评分标准				主要症状评分：10分（中度）
	无（0分）	轻（2分）	中（4分）	重（6分）	次要症状评分：16分（重度）
面色苍白			4		
神疲倦怠				6	
畏寒肢冷				6	

[护理问题]

1. 遗尿　与肾气不足、下元虚寒、脾肺气虚有关。

2. 神疲倦怠　与遗尿后心理变化有关。

[辨证思路]

最早的中医病因病机专著《诸病源候论·小儿杂病诸候》载："遗尿者，此由膀胱有冷，不能约于水。肾主水，肾气下通于阴，膀胱为精液之腑，既冷气衰弱，不能约水，故遗尿也。"遗尿的病因可由虚、实两大因素导致，以虚为主。虚证表现先天禀赋不足，素体虚弱，或久病之后，失于调养，致使肺脾肾亏虚。实证表现情志过极，湿热下注，均可致膀胱开阖失司，约束无力而致遗尿。

遗尿的病变部位在肾和膀胱，与肝、脾、肺密切相关。肺、脾、肾不足，或肝经湿热均可致肾与膀胱功能失调，膀胱失约而发生遗尿。

本病患者禀赋不足、病后失调，出现肾气不足、下元虚寒、脾肺气虚、失于温摄取、上虚不能制下，最终出现膀胱失约。

施护原则：以虚则补之，实则泻之为原则。以温肾固涩（温补下元，固涩膀胱）为主。

[取穴思路]

本案例患者采用的耳穴贴压治疗，根据辨证取穴，主穴取膀胱、尿道、支

点、脑垂体，配穴取肺、脾、肾、肝、额。膀胱穴、尿道穴为相应部位取穴，增加膀胱贮尿作用，可使膀胱束筋气化得力。脑垂体穴有抗利尿作用。额穴、支点穴，可增强信息通路，提高大脑皮层对来自膀胱的条件反射的兴奋性，可增加觉醒中枢的兴奋性。肺穴、脾穴、肾穴可补益脏腑，固摄下元，增强膀胱括约肌功能。肝穴具有清泻肝火的作用，见表4-4-2-4。

表4-4-2-4　取穴思路

耳穴贴压主穴	耳穴贴压配穴
膀胱、尿道、支点、脑垂体	肺、脾、肾、肝、额

[临证护理及方法]

耳穴治疗分步骤进行序贯治疗：首先给予耳部按摩，然后给予耳穴贴压，最后给予延续调护指导，见图4-4-2-1~图4-4-2-3。

一、耳部按摩

通过按摩，对按压穴位进行刺激，增加刺激量，大约搓揉5分钟，以耳朵红、热为度。

（1）第一条按摩线路：从耳轮角，沿耳轮按摩至屏尖切迹（指揉法）。此线穴位：支点、尿道、外生殖器、膀胱、肾、肝、三焦、内分泌。

（2）第二条按摩线路：从耳尖，沿对耳轮耳甲缘，至对耳屏内外侧面、至屏间切迹（指揉法）。此线穴位：耳尖、肾、肝、脑干、脑垂体、额。

二、耳穴贴压

（1）定解剖位置、定穴区、在穴区中定穴位。

（2）根据辨证取穴，主穴取膀胱、尿道、支点、脑垂体，配穴取肺、脾、肾、肝、额。

（3）频次：嘱患儿家长每日于早、中、晚、睡前按压4次，每次10分钟，3日后去除贴压物。休息1日后于对侧耳朵进行第2次贴压。4次为1个疗程，疗程之间间隔2天。

（4）注意事项：治疗期间不服用其他药物；注意患儿是否有胶布过敏的现象，如有过敏瘙痒，立即取下，在留置期间应密切观察有无不适等情况。压豆期间注意防水，以免脱落。压穴不宜过多，时间不宜过长，以防潮湿或皮肤感染。若发生耳郭皮肤有炎症，将不再采用此法。

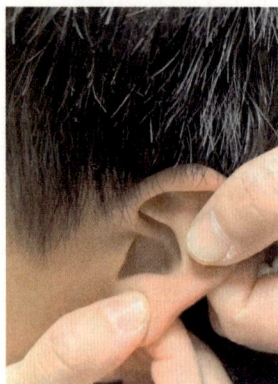

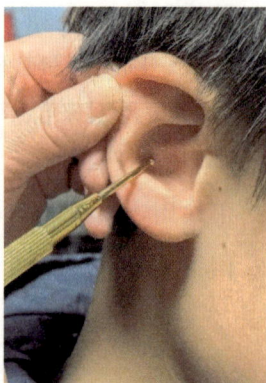

▲ 图 4-4-2-1　指揉法　　　　▲ 图 4-4-2-2　定穴区　　　　▲ 图 4-4-2-3　贴压

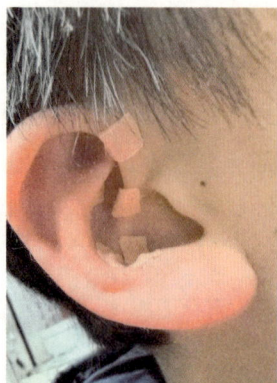

三、延续性调护与预防

在本病的治疗过程中还需注重家庭护理干预治疗。经过中医治疗及家庭护理干预，多数患儿可治愈。遗尿症的治疗过程中，需要医师、患儿及患儿家属共同参与，从而提高临床疗效。

［治疗经过］

2023 年 4 月 5 日，首次就诊，给予耳穴治疗，先对双耳进行按摩。刮拭后先清洁，后对左耳进行贴压。贴压前使用耳穴探测仪探测膀胱、尿道、支点、兴奋点、脑垂点等反应点，配以肺、脾、肾、肝、额等穴，两耳交替进行贴压。嘱患儿家长每日于早、中、晚、睡前按压 4 次，每次 10 分钟，3 日后去除贴压物。休息 1 日后于另外一侧耳朵进行第 2 次贴压。4 次为 1 个疗程，疗程之间间隔 2 天。

2023 年 4 月 9 日，患儿夜间起夜 2~3 次，尚不能控制，嘱患儿保持信心，坚持治疗。

2023 年 4 月 13 日，患儿睡眠质量改善，夜间睡眠沉稳，起夜频率减低。继续给予同前耳轮按摩和贴压方法。

2023 年 4 月 21 日，经过 1 个疗程的治疗，患儿夜间未出现睡眠遗尿症状，但需家长夜间唤醒排尿。

2023 年 4 月 29 日，患儿精神疲惫，倦怠乏力症状改善，面色转为红润。

2023 年 5 月 7 日，治疗 2 个疗程后，患儿夜间能自行起床排尿，无需家长叫醒。

2023 年 5 月 8 日至 6 月 10 日，巩固治疗阶段，继续给予耳穴贴压，每周 1 次，两耳交替，结合患儿出现的症状，及时调整耳穴处方（以调脾胃、补肾气、镇静安神为主）。

后期电话随访，患儿恢复正常，未再发生遗尿。

[护理措施]

一、良好的排尿习惯

养成日间规律排尿，每次排尿要尽量排空，排尿间隔时间应当逐渐增加，患儿睡觉前提醒其排尿，夜间定时唤醒患儿督促其排尿。家长需协助坚持至少 1 个月，并观察患儿遗尿的时间规律。

二、加强对孩子膀胱功能锻炼

督促患儿白天多饮水，尽量延长 2 次排尿的间隔时间，使尿量增多，膀胱容量逐渐增大。

三、饮食指导

饮食清淡，尽量以干饭为主，午后少用流质食物，睡前少饮水，不宜吃瓜类、橘子、梨等水果，及巧克力等甜食。

四、健康教育

通过为患儿及家属开展一对一健康教育，尤其为家长讲解小儿遗尿的发病机制、治疗措施、临床表现以及影响因素等相关知识，从而提高患儿和家属对该病的认知水平，促进患儿和家属积极配合临床治疗。避免家长责骂患儿，这样只会加重患儿的负面情绪，应当多鼓励、关爱和体贴患儿，从而消除患儿的负面情绪。

五、对患儿开展积极的情志护理

通过玩游戏、讲故事等方式与患儿建立良好的护患关系，提高患儿对临床治疗的配合。因在精神紧张时，症状有加重的可能，告知家属多鼓励患儿，不责骂、不恐吓，提供轻松环境，并安慰、鼓励患儿，消除患儿对遗尿的自责羞愧心理。协调患儿与家长之间的关系。保持心情舒畅，避免焦虑情绪。

六、及时清洁

尿床后要及时更换衣裤和被褥，保持外阴清洁。

[护理评价]

总体描述：经过 1 个疗程的耳穴治疗，取得了显著的治疗效果，患儿夜间未出现睡眠遗尿症状，但需家长夜间唤醒排尿。夜间睡眠沉稳，起夜频率减低。神疲倦怠逐渐消除，患儿家长对治疗效果非常满意。

[疗效评价]

详见表 4-4-2-5。

表 4-4-2-5 治疗后患者主要、次要症状量化评分

主要症状	评分标准				分值总结
	无（0分）	轻（2分）	中（4分）	重（6分）	
遗尿程度					
睡眠深度					主要症状评分：0分（无遗尿）
次要症状	评分标准				
	无（0分）	轻（2分）	中（4分）	重（6分）	次要症状评分：2分（仅偶尔神疲倦怠）
面色苍白					
神疲倦怠		2			
畏寒肢冷					

评价总结：

（1）治疗 1 个疗程后，患儿夜间未遗尿，但需家长夜间唤醒排尿。

（2）治疗 2 个疗程后，患儿夜间能自行起床排尿。随访 1 个月未见复发。

（3）经治疗，对照疗效标准，经医生判断该患儿已痊愈。

[案例讨论]

西医学中，遗尿症患儿的临床表现主要为夜间不自主排尿，觉深不易被唤醒，且小便次数多，但每次尿量不多，患儿平时易出汗，尤其是夜间容易出现盗汗。若家属不及时加以干预和引导，加之小儿心理较为敏感，容易影响疾病预后。

　　中医学认为，耳不是一个孤立的器官，与人体十二经脉、脏腑密切相连。《灵枢·口问》曰："耳者，宗脉之所聚也。"因此刺激耳部相应部位可引起相关经络的感传，可以疏通经络，调节脏腑。西医学认为，遗尿为大脑皮层排尿中枢传导功能障碍所致，通过刺激耳部产生刺激信号，传至下丘脑，进而调节交感神经及副交感神经活动。临床上对于遗尿症患儿采用耳穴贴压干预，可以改善遗尿症患儿夜间遗尿情况。已有研究证实，耳穴贴压可增强遗尿症患儿的夜间自行起床排尿能力。本案患儿主要为先天肾气不足，浊液蒸化推动无力，膀胱开合无度，尿液无法正常生成和排泄；肾虚日久，脾气亏虚，肺气不足。脾为后天之本，脾气虚弱，气生无源，固摄无权，水溢于三焦水道之外，故见遗尿，证属肺脾肾气虚，治宜温肾固摄，健脾益气。本案所取耳穴中，肾穴能益精气，纳肾气，调补先天之本，发挥强肾补脑、健骨利尿、明目聪耳的功效；肺穴、脾穴能健脾益气，扶正固脬，调补后天之本；肝穴能疏肝解郁，畅达情志；膀胱、尿道、支点能补益肾气、行气固脬，有利下焦、补下元的作用；额、脑垂体穴能镇静安神，调节大脑皮层兴奋与抑制的平衡。

　　耳穴疗法由来已久，历代医书均有耳穴治疗各种疾病的记载，疗效确切。耳不单纯是一个听觉器官，而是整个人体的一部分，耳穴的分布，像一个在子宫内倒置的胎儿，脏腑和肢体器官的分布都有一定的规律性。耳穴下有许多神经分布，患病时，在耳郭的相应部位会出现变色、变形、丘疹、脱屑、压痛明显、电阻降低等反应，刺激这些部位可以起到治病的作用，亦可以利用它来对疾病进行诊断和鉴别诊断。诸穴同用，可通过神经反射改善脏器功能，以利于排尿反射恢复正常。临床实践证明，耳穴贴压技术治疗小儿遗尿，疗程短，疗效明显，经济实用，可避免服药对胃肠道的刺激，且无明显的毒副作用，是一种安全、无痛、简便易行的疗法。对拒绝服药及畏针的患儿尤其适合，用时短、快，取穴简单，有一定耳穴定位基础的临床护理人员均可操作，值得临床推广。

案例3　耳穴综合疗法治疗小儿抽动障碍的护理

[摘要]

　　抽动障碍是起病于儿童或青少年时期的一种神经精神障碍性疾病，以不自主、反复、突发、快速、重复、无节律的一个或多个部位运动和（或）发声抽动为主要特征。本病好发于 5~10 岁儿童，男童较女童多见，男女比例约为 3~5∶1。本病多与先天禀赋不足、感受外邪、疾病影响、情志失调等因素有关。小儿脏腑娇嫩、阳气未充，易因后天失调，或他病所伤而虚，阳虚不能根于阴，阴虚不能潜阳，亢阳无制，神无所归，心无所依，则见注意力涣散、性情执拗、急躁易怒、冲动任性、动而不宁。临床常见挑眉、吸鼻、清嗓、耸肩、甩头伴有发声等表现。本病可反复发作，给患儿的日常生活和学习带来极大影响。本案例通过中医四诊合参、辨证分析，采用耳部按摩、全息刮痧、耳穴贴压的方法，刺激耳郭上的脏腑、神经和穴位，可通经活络，调整脏腑，平肝潜阳，息风止动，安神定志，为治疗小儿抽动障碍提供参考方案。

[病例简介]

患儿刘某，男，6 岁，体重 26kg。

就诊日期：2023 年 6 月 16 日。

发病节气：谷雨。

主诉：频繁挤眼 1 个半月，左侧面部用力抽动 10 余天。

现病史：患儿自 5 月份起不明原因频繁挤眼，每日发作短则几分钟，长则半小时至 1 小时，紧张焦虑时加重，注意力分散时动作减少。近半个月症状益甚，左眼挤动伴左侧嘴角面部抽动频繁有力，夜寐方休。各项检查均为阴性。

生命体征：T：36.7℃，P：92 次 / 分，R：20 次 / 分。

专科查体：患儿神志清，头颅无畸形，形体适中，挤眼频繁，嘴角及面肌抽动。舌质偏红，苔黄腻，脉弦数，精神亢奋。沟通时，注意力不集中，小动作多，饮食偏好肥甘厚味之品，夜眠多梦，小便色黄，大便干结。

既往史：既往体健。

社会心理状态：亢奋、多动。

中医诊断：抽动障碍（肝亢风动证）。

[护理评估]

1. 中医护理评估　四诊合参内容见表 4-4-3-1，八纲辨证内容见表 4-4-3-2。

表 4-4-3-1　四诊合参

望		闻		问		切
神	神清，兴奋	声音	咬字不清，呼吸正常	寒热	畏热	
				汗	入睡后易出汗	
				头身	无头晕、身痛	
面容	面红			二便	大便干结，小便色黄	脉　弦数
				饮食	喜食油炸等肥甘厚味、燥热之品	
形	形体适中	气味	未闻及特殊气味	耳目	听力、视力正常	
				睡眠	夜眠多梦	
舌	舌质偏红，苔黄腻			既往	身体健康	

表 4-4-3-2　八纲辨证

阴阳	精神亢奋，大便干结，小便色黄，舌质偏红，苔黄腻，脉弦数，证属肝亢风动，故为阳证
表里	病在肌表经络，病位浅，病情轻，故为表证
寒热	面红、畏热，入睡后易出汗，小便色黄，大便干结，舌质偏红，苔黄腻，脉弦数，故为热证
虚实	精神亢奋，病程较短，挤眼及面肌抽动有力，故为实证

2. 专科护理评估　耶鲁综合抽动严重程度量表（YGTSS）内容见表 4-4-3-3，专科护理评估结果见表 4-4-3-4。

表 4-4-3-3　专科护理评估——耶鲁综合抽动严重程度量表（YGTSS）

主要症状	评分标准					
	0分	1分	2分	3分	4分	5分
抽动类型	无抽动	单一抽动	不同形式抽动 2 6 种	不同形式抽动 >5 种	多种抽动伴 1-2 种复合抽动	多种抽动伴 3 种或更多符合抽动
抽动频率	无抽动	极少发生（不是每天发生）	偶尔发生（每天都有发生，间歇期较长）	频繁（每天都发生，抽动发作间期 3 小时以上）	经常（每天发生，间歇期 10 分钟以上，3 小时以下）	持续性（每天发生，间歇期 10 分钟以下）

主要症状	评分标准					
	0分	1分	2分	3分	4分	5分
抽动强度	无抽动	不易觉察的轻微抽动	比正常动作稍强的抽动，也不易觉察	3分：动作较强且易被察觉，但不夸张	强度大，动作夸张，非常被人注意	抽动极强，经常被人注意，甚至自伤、大喊、秽语
复杂程度	无复杂抽动	可疑有复杂抽动	轻度复杂抽动（可掩饰）	中度（动作复杂，不能掩饰，但并非很奇怪	动作非常复杂，不能掩饰，抽动症状很奇怪）	动作非常奇怪（猥亵行为或自我辱骂或秽语症）
干扰程度	无影响	抽动未打断正常行为	抽动偶尔打断正常活动	经常打断正常活动或语言，但未导致意向性行为不能进行下去	抽动偶尔导致意向性行为不能进行下去	抽动经常导致意向性行为不能进行下去
	0分	10分	20分	30分	40分	50分
缺损率（注意：运动与发声整体评分）	对家庭和自我生活质量无影响	对生活质量带来一点困难	对生活质量带来少量困难	给生活带来明显的问题	给生活带来相当的困难	给生活带来极大困难（严重抑郁、回避社交、离校、丢失工作）
总分	轻度：<25分　中度：25~50分　重度：> 50分					

表 4-4-3-4　专科护理评估结果

耶鲁综合抽动严重程度量表（YGTSS）	
项目	评分
抽动类型	2分
抽动频率	5分
抽动强度	4分
复杂程度	4分
干扰程度	3分
缺损率	20分
总分	38分

续表

耶鲁综合抽动严重程度量表（YGTSS）
该患儿评分 38 分，属中度抽动障碍

［护理问题］

挤眼及面肌抽动：与肝阳上亢、肝风内动有关。

［辨证思路］

小儿为稚阴稚阳之体，脏腑娇嫩，形气未充，"肝常有余，脾常不足"。肝为风木之脏，主疏泄，性喜调达。若情志失调，气机不畅，郁久化火，引动肝风，则发为抽动。

《素问·阴阳应象大论》曰："风胜则动。"本患儿喜玩电子产品，眼睛感受灯光过多的刺激；饮食多肥甘厚味、燥热之品，导致化火生风，阳亢风动，则见频繁挤眼，面肌抽动，注意力不集中等动而不宁的阳亢之象。

本病病位在肝、脾，与心、肾等脏腑有关。

施护原则：平肝潜阳，息风止动。

［取穴思路］

本患儿因肝阳上亢、肝风内动导致频繁挤眼，面肌抽动，注意力不集中。本案例采用耳穴综合疗法治疗，以达到通经活络，调整脏腑，平肝潜阳，息风止动，镇静安神的目的。首先进行全耳循环按摩，打开耳部小周天及大周天，促进全身气血运行。再进行耳部全息刮痧，重点刮拭对耳屏，以健脑安神；耳轮脚周围，可化气输精，通调营卫；耳屏、耳甲区，可抑制大脑皮层，起到镇静解痉的作用。最后给予耳穴贴压，依照耳穴指导原则取穴，取眼、口、脑干、肝、脾、肾、三焦、皮质下穴。眼、口，为相应部位取穴，使气直达病所；脑干，镇惊息风，益脑安神；肾，主骨生髓，通于脑，脑为髓之海，可以治疗自主神经功能紊乱；肝主筋，开窍于目，诸风调眩，皆属于肝，取肝可畅达气机、养肝息风；脾，肝旺克伐脾土，脾虚土衰，气血生化不足，血虚不能濡养经筋；皮质下是调节自主神经功能紊乱的要穴；三焦穴可调畅全身气机；神门、枕，镇静、解痉，使神经放松，避免肌肉趋于紧张收缩状态；心，宁心安神、清泻心火。

[临证护理及方法]

耳穴治疗分步骤进行序贯治疗：先给予耳穴按摩，再给予耳部全息刮痧，最后给予耳穴贴压。

一、耳穴按摩

操作前检查患儿耳部皮肤，涂以介质循环按摩，打开耳部小周天及大周天，促进全身气血运行。

（1）循环按摩小周天法：按摩顺序从皮质下—缘中—脑干—颈—胸—腹—对耳轮下脚至交感—外生殖器—外耳—耳屏前—屏间前—屏间切迹下缘，为小周天经络循环系统，按摩时间约1分钟，见图4-4-3-1。

（2）循环按摩大周天法：按摩顺序从颈项部开始：沿耳轮4—耳轮3—耳轮2—耳轮1—耳尖穴—上耳根至耳郭前、耳屏前缘—耳垂下缘向外上方与轮4汇合，按摩时间约1分钟，见图4-4-3-2。

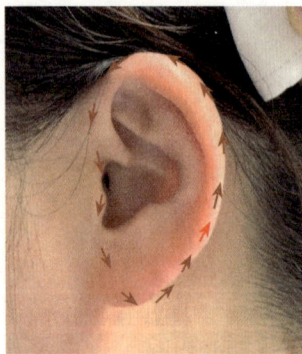

▲ 图4-4-3-1 小周天法 ▲ 图4-4-3-2 大周天法

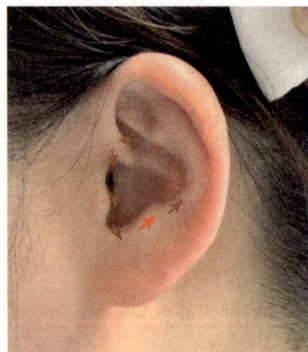

二、耳部全息刮痧

采用铜砭刮痧板，以"徐而和"的手法自下而上、由外向内，进行耳部全息刮痧，再辨证重点刮拭对耳屏、耳甲、耳轮脚周围、耳屏区域，以取得疏通经络、调和气血、宁心安神的效果。刮拭力度宜轻，速度宜慢，以局部皮肤发红，患儿耐受为宜，不宜出痧为度。刮痧时间不宜太长，5~10分钟为宜，见图4-4-3-3~ 图4-4-3-4。

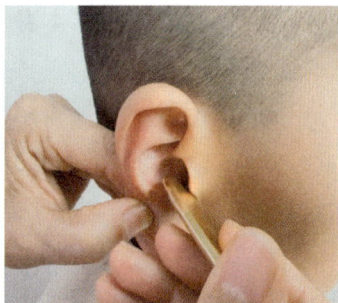

▲ 图 4-4-3-3 耳部全息刮痧 1   ▲ 图 4-4-3-4 耳部全息刮痧 2

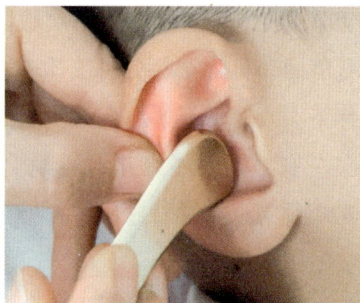

三、耳穴贴压

（1）相应部位：口穴、眼穴。

（2）耳部常用镇静穴位：神门、枕、脑干、皮质下穴。

（3）根据辨证取穴：肝、脾、肾、心、三焦穴。

（4）频次：每天按压 3~5 次，每次至少 30 秒，以疼痛耐受为度。手法：指导正确的按压手法，以平补平泻的方法在耳郭上施以一按一松的柔和渗透力度，压力由轻到重，以患儿耐受为宜，避免搓揉按压，见图 4-4-3-5~ 图 4-4-3-6。

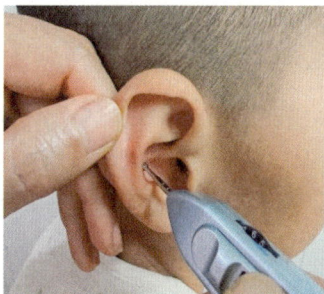

▲ 图 4-4-3-5 耳穴贴压 1   ▲ 图 4-4-3-6 耳穴贴压 2

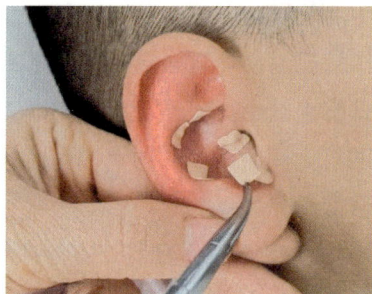

[治疗经过]

2023 年 6 月 16 日，首次就诊，给予耳穴治疗，先对双耳进行按摩，再重点刮拭双耳的耳屏、对耳屏、耳轮脚周围、耳甲区域。清洁后先对左耳进行贴压，贴压前使用耳穴探测仪探测肝、脾、肾、皮质下、三焦、脑干、眼、口穴等反应点，配以神门、枕、心穴，两耳交替进行贴压。

2023 年 6 月 19 日，患儿挤眼次数明显减轻，由首诊时每分钟 30 次降至 20 次左右，左侧面肌抽动次数由每分钟 20 次降至 10 次左右。继续给予同前治疗。

2023 年 6 月 22 日，患儿挤眼次数降至每分钟 15 次左右，基本看不到面肌抽动，只嘴角抽动且降至每分钟 5 次左右，继续给予同前治疗。

2023 年 6 月 26 日，患儿挤眼次数降至每分钟 8~10 次，左侧嘴角抽动降至每分钟 5 次左右，妈妈述患儿最近晚上睡觉多梦易醒。按摩、刮痧同前，耳穴贴压增加神经衰弱点及耳背睡眠深沉点（经验用穴）；耳前心穴调整为耳背心穴，与神门穴对贴增加刺激量。

2023 年 6 月 29 日，患儿面部基本恢复正常，仍挤眼每分钟 4~5 次，睡眠较前好转，治疗同前。

2023 年 7 月 3 日，基本看不到患儿挤眼，妈妈述孩子晚上能一觉睡到天亮，白天注意力也集中了很多。停止刮痧，只给予耳穴贴压，取穴同前。

2023 年 7 月 10 日至 8 月 10 日，巩固治疗阶段，每周 1 次耳穴贴压，两耳交替，结合患儿出现的症状，及时调整耳穴处方（以调脾胃、补肾气、镇静安神为主）。

［护理措施］

一、生活起居

（1）作息规律，早睡早起，保证充足的睡眠，避免熬夜。

（2）日常生活中尽量避免接触电子产品，比如尽量少看电视、手机、电脑，避免过多的灯光刺激诱发或加重抽动症状。

二、膳食调养

（1）培养良好的饮食习惯，宜清淡饮食，忌偏食过饱。避免进食生冷、辛辣、刺激的食物。

（2）辨证施膳：该患儿为肝亢风动证，宜进食疏肝健脾之品，多吃蔬菜、鱼、牛奶、粗粮及新鲜水果。少吃煎炸、烧烤、油腻、过甜等肥甘厚味之品。

（3）尽量不吃含防腐剂、添加剂、调味剂的食品，不喝碳酸饮料以及含咖啡因的饮品。

三、运动调护

（1）积极锻炼身体，多参加乒乓球、羽毛球等专注灵巧的活动，少进行踢足球、打篮球等对抗性的运动。

（2）平时注意多参加户外运动，增加免疫力，减少疾病的发生。

四、情志调护

父母要稳定自己的情绪，给孩子创造一个温馨和谐的家庭氛围，多鼓励，多表扬，少指责。学会倾听、共情、理解、关心体贴孩子，从而让孩子放松心情，增强孩子自信心。

[护理评价]

本患儿耳穴综合疗法治疗每周 2 次，治疗 3 次后，挤眼及面肌抽动明显减轻，连续治疗 5 次后，症状基本消失。巩固治疗阶段，只给予耳穴贴压，每周 1 次，两耳交替，结合患儿出现的症状，及时调整耳穴处方，巩固治疗 1 个月后，家长对治疗效果非常满意，见表 4-4-3-5。

表 4-4-3-5　护理评价

观察项目	6.16	6.19	6.22	6.26	6.29	7.3	8.10
挤眼次数	30 次	20 次	15 次	10 次	5 次	2 次	0 次
面肌抽动次数	20 次	15 次	10 次	5 次	2 次	0 次	0 次
耶鲁综合抽动严重程度量表	38 分	–	17 分	–	2 分	–	0 分

[案例讨论]

本案例使用中医外治技术，操作安全，行之有效，无副作用，且避免了药物对肝肾造成的影响。耳穴是耳郭皮肤表面与人体脏腑、经络、四肢百骸相互沟通的部位，也是脉气输注的所在。人体的十二经脉均在颈项部汇合入脑络、耳中。通过刺激耳部特定的神经及穴位，可通经活络，调整脏腑，促进身体的自我修复和调节功能。耳部全息刮痧覆盖面广，直达脏腑神经，通调气机作用明显，耳穴贴压可以巩固和增强刮痧疗效，通过自我按压实现持续轻刺激。联合应用，疗效增强。

目前随着物质水平提高，煎炸、膨化食品的大量摄入，再加之电子产品的刺激，运动量的减少，导致痰湿、脾虚、肝郁体质的儿童越来越多，从而导致抽动障碍发病率呈增高趋势，给患儿的日常生活和学习带来极大影响。本案例治疗起效快，说明护理技术方案应用正确。此方案辨证调整耳穴处方，对其他证型的抽动障碍患儿有参考价值。

第五章 五官科案例

案例 1　小周天耳穴贴压联合耳前穴位按摩法治疗广泛性焦虑合并耳鸣的护理

[摘要]

广泛性焦虑是一种持续的、无明确目的和对象的紧张和不安。对现实中的某些问题过分担心和烦恼，做事时心烦意乱，与人交往时紧张急切，遇事六神无主，极易朝坏处着想，常惶惶不可终日，并无客观存在的实际威胁，纯粹是一种连自己也难以捉摸的主观的内心体验。同时伴有自主神经功能失调的症状，表现为耳鸣、心慌、出汗、胸闷、呼吸急促、口干、便秘、腹泻、尿频、尿急、皮肤潮红或苍白等自主神经活动亢进症状和运动性不安等症状。2019年发布的中国精神卫生调查显示，广泛性焦虑障碍的年患病率为0.2%，终生患病率为0.3%，女性患病率高于男性。耳鸣是患者在缺乏外部声源的情况下，耳内或颅内产生嗡嗡、嘶鸣等不成形的异常声幻觉。焦虑症是常见的引起耳鸣的疾病，焦虑合并耳鸣严重影响患者睡眠和生活质量。本案例通过中医四诊合参、辨证分析，采用耳穴贴压、耳前穴位按摩的方法，刺激相应的脏腑及经络，再配以中医综合护理措施，有效缓解患者的焦虑及耳鸣症状，为缓解广泛性焦虑合并耳鸣症状提供参考方案。

[病例简介]

患者高某，女，61岁，体重57kg。

入院日期： 2023年8月8日。

发病节气： 立秋。

主诉：烦躁多虑、紧张担心伴头晕、耳鸣、纳眠差 3 年。

现病史：患者于 3 年前因家庭琐事生气逐渐出现烦躁，多虑多思，遇事易胡思乱想、紧张、担心，总担心有不好的事情发生，伴有明显心慌，胸闷气短，头晕、耳鸣，无心前区疼痛，纳谷不香，夜间入睡困难，多梦易醒。

生命体征：T：36℃，P：69 次 / 分，R：18 次 / 分，BP：151/84mmHg。

专科查体：中年女性，年貌相当，衣着整洁，由家属陪同步入病房，意识清楚，面部表情急躁，交谈中语音语调如常，情绪稳定性差，烦躁不安，接触被动，谈话合作，语速较慢，回答问题切题，交谈中注意力可，条理清晰性可，定向力完整；进病房后生活自理尚可，饮食较差，睡眠差，大小便正常。

既往史：既往体健。否认传染病史。预防接种史按规定。否认外伤史。否认输血史。否认药物过敏史。否认食物过敏史。手术史：无。

个人史：否认烟酒嗜好。

社会心理状态：焦虑。

中医诊断：郁病（肝郁化火证）。

西医诊断：广泛性焦虑障碍、耳鸣。

［护理评估］

1. 中医护理评估　患者情志不遂史，素烦躁不安、郁闷不舒。肝主疏泄，其性升散，喜条达，恶抑郁。肝火循经上攻头目，气血涌盛络脉，故头晕胀痛，面红目赤；肝失条达柔顺之性，所以急躁易怒；火热内扰，神魂不安，以致失眠，噩梦纷纭；足少阳胆经入耳中，肝热移胆，循经上冲，则耳鸣如潮。舌红苔薄黄，脉弦细，心慌、胸闷皆为肝郁化火，扰乱心神之征。四诊合参见表 4-5-1-1。

表 4-5-1-1　四诊合参

望		闻		问		切	
神	神清，烦躁面容	声音	声音如常 呼吸正常	寒热	正常	脉	弦细
色	面色红润			汗	正常		
舌	舌质红，苔薄黄			二便	尚可		
形	形体适中	气味	未闻及特殊气味	饮食	纳呆		
态	查体配合			睡眠	入睡困难，多梦易醒		

2.专科护理评估 详见表 4-5-1-2。

表 4-5-1-2 专科护理评估

项目	分数	等级
汉密尔顿焦虑量表	22 分	重度焦虑

[护理问题]

1.梦多易醒 火热内扰，神魂不安所致。

2.食欲不振 肝气郁结，体内气机瘀滞所致。

3.烦躁不安 情志不畅，肝郁气滞，气郁化火，热扰神明，神不守舍所致。

4.耳鸣 肝火上扰清窍所致。

[辨证思路]

本病患者由于情志不畅，肝郁气滞，气郁化火，热扰神明，神不归舍而致焦虑诸症，肝火上扰清窍而致耳鸣。舌红，苔薄黄，脉弦细为肝郁化火之象，证属肝郁化火。

施护原则：清肝泻火、理气解郁、安神、养血、固肾、活血通络。

[取穴思路]

本案例患者采用耳穴治疗方法，患者属肝郁化火证，情志内伤、肝气郁结，久而化火；素脾虚生痰，痰火互结上扰心神，循经上扰清窍。首先依照"小周天耳穴贴压法"取穴原则相应部位取穴心、三焦、皮质下、脾胃、肝、颈椎、肩、枕、颞、额、耳前腰骶三角（神门、腰、腹）、耳背沟（含耳后腰骶三角），加辨证取穴内耳、耳背脾、耳背心、耳背肾，所取穴位皆围绕对耳轮内外侧和耳背沟，依照宇宙全息理论相当于任督二脉在耳朵上的投射，"任

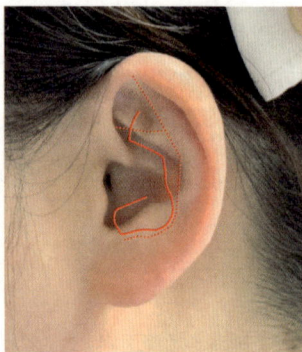

▲ 图 4-5-1-1 取穴思路

督通则百脉通"，通过按压刺激以上耳穴达到疏通任督、益精填髓、固肾安神、清肝通窍的目的，从而通过激发五脏六腑的功能，增强人体正气、阴阳趋于平衡，见图 4-5-1-1。耳豆贴于听宫、听会、耳门穴，张口按压刺激。听宫穴是

手太阳小肠经穴位，为手足少阳、太阳之会，具有疏散风热，清热泻火，聪耳利咽，通络止痛之功。听会穴属胆经，是胆经之气入耳中，出耳前之处，疏通耳部经气，调节耳部气血运行之力颇强。耳门穴属于手少阳三焦经穴，有聪耳开窍，泻热活络，降浊升清，养心安神的功效，三者皆是治疗各种耳疾之要穴。

[临证护理及方法]

耳穴治疗分步骤进行序贯治疗：首先给予耳穴贴压，然后给予耳前穴位按摩。

一、耳穴贴压

1.清洁消毒　75% 的乙醇先从前到后、从内到外彻底清洁、消毒患者耳部及耳周皮肤。

2.探查穴位　采用持笔式手法手持探针下端，中指固定，防止探针划入耳道，损伤鼓膜及划伤皮肤探查穴位。一般每个穴位探测 1~4 下，选取最敏感的反应点。（薄智云的《腹针疗法》书中提到：耳针时耳穴疼痛的敏感度常作为诊断疾病和选穴施治的标准，一般来说，施治的耳穴越痛，耳郭发热得越快，治疗的效果就越好。因此，耳针的得气主要以疼痛、耳郭发热为度。）

3.选穴顺序

（1）先从心穴、三焦穴开始探查贴压。（心为五脏六腑之大主，万病皆由心生，治病先医心。"所以任物者谓之心"，心主"任物"实为心神主宰的认知过程。心藏神，不仅精神统于心，魂、魄、意、志皆统于心。心神与精神、情感、心理、认知、意识、思维等神志活动密切相关。故《灵枢·邪客》云："心者，五脏六腑之大主也，精神之所舍也。"明代张景岳《类经·藏象类》曰："人身之神，惟心所主。"心神为五神之首，统领规范人的社会行为。先贴压心穴等于给患者吃了一颗"定心丸"。三焦和心为对穴，三焦土持诸气，疏通水道，与心包相表里，心包能反映心脏某些功能的作用，"喜乐"的情绪虽然发自心中，但却是通过心包反映出来的，即所谓"代心行令"。）然后依次取皮质下、颈、肩、枕、颞、额、内耳、脾、胃、肝（胆）、神门、腰、腹，耳背沟、耳背脾、耳背心穴敏感反应点，选穴力求精准。

（2）配合选取头面部穴位：耳门、听宫、听会穴，为加强刺激量同一穴位可贴 2 个耳豆。

4.贴压　定位精准，一般探准 2~3 个穴即刻贴压，防止时间过长探印消失影响穴位精确度。可边贴边探，全部贴完再一起按压。

5. 指导

（1）按压手法：用拇、示指指腹对捏贴于耳部前后侧的穴位，自下而上，每次对捏按揉至自我感觉耳部皮肤微微发热为宜。

（2）按压频次：每天按压 4~5 次，每周 2 次。

（3）注意事项：告知患者不要为了追求效果而过度按压导致皮肤损伤。

二、耳前穴位按摩

指导患者张口，用示指指腹按揉头面部耳门穴、听宫穴、听会穴，按揉至穴位酸胀为度。

［治疗经过］

2023 年 8 月 8 日，患者入院当日遵医嘱给予右侧耳穴贴压治疗，先从心穴开始探查贴压，依次取三焦穴、皮质下、颈、肩、枕、颞、额、内耳、脾、胃、肝（胆）、神门、腰、腹，耳背沟、耳背脾、耳背心穴敏感反应点。配合选取头面部穴位：耳门、听宫、听会穴，为加强刺激量同一穴位可贴 2 个耳豆，指导患者张口，用示指指腹按揉三穴，至穴位酸胀为度。指导患者按压方法及频次，告知注意事项。

2023 年 8 月 9 日，患者自述当晚睡眠良好，焦虑及耳鸣症状明显减轻，指导患者继续耳穴按压，张口位，用手指指腹按揉耳门、听宫、听会穴。

2023 年 8 月 12 日，依照同法给予左侧耳穴贴压治疗，左侧头面部耳门、听宫、听会穴贴豆按揉。患者焦虑减轻，耳鸣发作频次及强度均明显减轻，病情平稳好转，带药出院回家继续治疗。

2023 年 8 月 21 日、2023 年 8 月 31 日，电话回访，患者自述目前无不适症状，睡眠质量良好，耳鸣明显减轻。指导患者居家耳部按摩，至今生活良好，无复发。

［护理措施］

一、保障患者安全

密切观察患者情绪变化，做好安全检查，避免环境中的危险物品和其他不安全因素，以防止患者在症状影响下发生意外情况。

二、生活起居

病室环境宽敞明亮，安静适宜，使患者心情愉快，身体舒适，睡眠充足，增加食欲。

三、心理护理

建立良好的护患关系，耐心倾听患者的诉说，了解患者的感受和体验，帮助患者学会放松，教给患者渐进式肌肉放松法、腹式呼吸放松法和冥想等放松技巧来缓解焦虑症状。

四、用药护理

遵医嘱应用抗焦虑、营养神经等药物，告知用法和注意事项。

五、膳食调养

（1）嘱患者清淡饮食，食新鲜蔬菜水果，禁烟酒。

（2）辨证施膳：该患者为肝郁化火证，嘱患者进食有清肝泻火、养心安神作用的食物，如竹笋、鲜藕、芹菜、菠菜、油菜、冬瓜、苦瓜、小麦、梨、桃、绿豆、桂圆、鸡蛋、羊肉、鸭肉、乌骨鸡、蜂蜜等。

六、运动调护

每天早晨八点带领患者练习八段锦。

七、情志调护

采用五行音乐疗法。

（1）角调：属木，主生，通于肝，能促进体内气机的上升、宣发和展放。具有疏肝解郁、养阳保肝、补心利脾、泻肾火的作用。

代表曲目：《胡笳十八拍》。

最佳聆听时间：19：00~23：00。

（2）徵调：属火，主长，通于心，能促进全身气机上炎。具有养阳助心、补脾利肺、泻肝火的作用。

代表曲目：《紫竹调》。

最佳聆听时间：21：00~23：00。

（3）羽调：属水，主藏，通于肾，能促进全身气机的潜降。具有养阴、保肾藏精、补肝利心、泻肺火的作用。

代表曲目：《梅花三弄》。

最佳聆听时间：7：00~11：00。

[护理评价]

患者住院当夜睡眠良好，焦虑、耳鸣症状明显减轻，出院后回访2次，至今无复发。患者耳鸣多年，应用"小周天耳穴贴压法"耳穴贴压治疗一次，耳鸣症状明显减轻。

[案例讨论]

任督通则百脉皆通。任脉主血，总任一身之阴经，督脉主气，总督一身之阳经。"小周天耳穴贴压法"就是在耳部任督二脉的投射线路上选择相应穴位压豆，通过按压刺激穴位，发挥调和阴阳、疏通任督、固肾充髓、清肝宁神等功效，从而激发脏腑功能、平衡阴阳，达到治疗各种病症的目的。临床根据所患病症，通过辨证施治综合运用其他中医护理技术效果更佳，如根据脏腑辨证和经络辨证配合太冲推行间；穴位按摩太渊、大陵、神门；耳尖、关冲穴位放血；经络刮痧等，治疗各种病症皆获得比较满意的效果。

"小周天耳穴贴压法"在失眠、焦虑、抑郁、躯体障碍等神志病辅助治疗方面获得显著疗效，对疼痛性疾病常有立竿见影之效，临床验证其在治疗耳鸣、急性腰扭伤、顽固性头痛、痛经、带状疱疹后遗神经痛等疾病时有显著疗效。从中医辨证角度和临床实践证实，此法应用于其他病症也能获得良好的效果，值得进一步在临床上推广应用。"小周天耳穴贴压法"对护士来说取穴简单，规律性强，容易学习，容易掌握；从患者角度考虑收费较低，见效快且效果好，患者负担小，依从性高，满意度高，因此特别适合在门急诊和住院患者中推广使用。

耳穴贴压配合穴位按摩具有无毒副作用、取材方便、简单易行、无需特定操作场所、无需患者脱衣暴露、老少皆宜、见效快等优势，在医院、家庭、社区、广场等场所都可操作，可获得良好的社会效益和经济效益，非常适合在各级医疗机构推广。可以用于"患者出院计划"的延伸护理和社区科普保健。

案例 2　耳穴三联疗法治疗耳鸣、耳聋的护理

［摘要］

耳鸣是指患者在无外源性声源条件下自觉耳中鸣响，或单侧，或双侧，可单独出现，亦可存在于临床综合征中。耳聋是指耳蜗、听神经、听觉中枢器质性病变等阻碍声音的感应与传递，由此引起听力减退或听力丧失。流行病学结果显示，0.1%~0.2% 的新生儿天生存在听力障碍甚至听力丧失。其中在感音神经性耳聋患者中，轻度听力损失占 2.5%，中度听力损失占 16.4%，重度听力损失占 16.4%，极重度听力损失占 64.7%。该疾病患病人数目前在按每年 3 万的速度持续增长，尤其是在一些发展中国家，耳聋已成为威胁人群生活质量的重要疾病因素。突发性耳聋给患者带来巨大的身心压力，甚至出现抑郁、焦虑、失眠等精神心理症状，并且给其日常生活与工作造成了极大的不便，严重影响生活质量和心理健康。本案例通过中医四诊合参、辨证分析，对耳鸣、耳聋患者实施耳穴三联疗法，对耳穴进行有效刺激，产生促进局部血液循环、加快身体代谢、补气补血、疏通经络的作用，为改善耳鸣症状提供参考方案。

［病例简介］

患者林某，女，61 岁，体重 62kg。

入院日期：2023 年 12 月 18 日。

发病节气：大雪。

主诉：耳鸣伴听力下降 3 余年，加重 5 天。

现病史：2023 年 12 月 13 日晚上突然出现头晕，呕吐约 15mL 淡黄色液体，随即出现右耳闷堵伴听力缺失伴耳鸣，症状时有好转。2023 年 12 月 18 日来我科门诊就诊。

生命体征：T：36.5℃，P：68 次 / 分，R：18 次 / 分，BP：120/80mmHg。

专科查体：神清，高级神经功能检查未见异常。脑神经检查：双侧瞳孔等大等圆，直径约 3mm，粗测右耳听力丧失，Rinne 试验气导大于骨导，Weber 试验偏向健侧，余脑神经检查未见异常。四肢肌力、肌张力正常，双侧深浅感觉对称存在，双侧腱反射未见异常，双侧病理征未引出，脑膜刺激征（－）。舌红苔

黄腻，脉弦数，小便黄，大便秘结。

既往史：右耳耳鸣伴听力下降 3 余年。

个人史：生于原籍，育有一女，否认家族遗传病史，无食物药物过敏史。

社会心理状态：寐差，焦虑、认知及记忆力稍减退。

中医诊断：耳聋耳鸣（肝火上扰证）。

西医诊断：感音神经性听觉丧失（右）。

[护理评估]

1. 中医护理评估：详见表 4-5-2-1~ 表 4-5-2-2。

表 4-5-2-1　四诊合参

望		闻		问		切	
神	精神不振	声音	正常	二便	大便秘结，小便黄	脉	数
色	面红目赤			饮食	纳食可		
舌	舌质红、苔黄			耳	耳鸣、听力下降		
形	正常	气味	正常				
态	正常			睡眠	浅、易醒		
胸腹	正常						

表 4-5-2-2　八纲辨证

虚实	暴怒郁遏，肝火不泻，循少阳经脉上扰，清窍失灵，故突发耳鸣，舌红，苔黄，属实证
表里	耳鸣病史 3 年，怒伤肝，暴怒郁遏，肝火不泻，邪气壅滞，病位深，病程长，属里证
寒热	口苦咽干，大便秘结，小便发黄。舌红，苔黄，脉弦数，属热证
阴阳	通过以上辨证，可知患者属里证、热证、实证，故属阳证

2. 专科护理评估　详见表 4-5-2-3。

表 4-5-2-3

项目	分数	等级
焦虑表评分（Hamilton）	22 分	轻度焦虑
匹兹堡睡眠质量指数评分表（PSQI）	21 分	质量很差

3. 系统评估　详见表4-5-2-4。

表4-5-2-4

系统	具体情况
生命体征	T: 36.5℃, P: 68 次 / 分, R: 18 次 / 分, BP: 120/80mmHg
呼吸系统	胸廓对称无畸形, 呼吸音清, 呼吸频率、节律正常, 无咳嗽咳痰
循环系统	心前区无隆起, 心脏未触及震颤及摩擦音, 律齐, 无胸痛心悸
神经系统	神志清醒, 精神不振, 生理反射存在, 病理征未引出
消化系统	腹部较平坦, 无压痛反跳痛, 肠鸣音未闻及
排泄功能	大便秘结, 小便发黄
皮肤黏膜	皮肤黏膜完整无水肿
辅助检查	行纯音听阈测定显示: 左耳低高频重度感音神经性聋, 右耳低高频重度感音神经性聋。声导抗: 双耳鼓室 A 型图

[护理问题]

1. 听觉功能障碍　与肝胆火盛有关。

2. 焦虑　与担心预后有关。

[辨证思路]

本病患者怒则伤肝，暴怒郁遏，肝火不泻，循少阳经脉上扰，清窍失灵，故突发耳内轰鸣，听觉失灵。肝火内郁，肠中津液被灼，故大便秘结，小便发黄。舌红，苔黄，脉弦数，均为肝胆火盛之征。

施护原则：加快代谢，疏通经络。

[取穴思路]

本案例患者采用耳穴三联治疗，病位在耳，患者属肝火上扰证，怒则伤肝，暴怒郁遏，肝火不泄，循少阳经脉上扰，清窍失灵，故突发耳内轰鸣，听觉失灵。火盛炎上，故头痛面赤。胆气上逆，胆汁随之上泛，故口苦咽干。肝胆火旺，扰动心神，故心烦易怒、夜寐不安。怒则气逆，故耳鸣、耳聋更甚。首先依照耳穴取穴指导原则首选相应部位，即内耳（病位所在）、颞（耳穴的听觉中枢）。脏腑取穴选肾、心，因肾开窍于耳、心寄窍于耳；循经取穴选胰胆和三焦；活血化瘀选交感、耳大神经；经验选穴：阳维（可以艾灸也可以贴压）；本案例患者属肝火上扰证，取肝、胰胆、结节（放血）、耳尖（放血）。

[临证护理及方法]

选用耳穴三联疗法，包括全息铜砭刮痧、耳穴放血和耳穴贴压。治疗周期为每周 2 次，10 次为 1 个疗程。《杂病源流犀烛·耳病源流》曰："耳鸣者，聋之渐也。"临床上耳鸣、耳聋常同时出现，其病机为实邪侵扰，耳窍闭塞或气虚精亏、清窍失养，故常将两者合并治疗。

一、全息铜砭刮痧

（1）操作前评估患者，确定耳部全息铜砭刮痧方案，要求患者和操作者都静心安神，调匀呼吸，全身放松。

（2）涂抹介质循环按摩，打开大周天和小周天，促进全身气血运行。

（3）耳部全息铜砭基础刮痧：包括耳前和耳后各个部位。

（4）根据辨证，该患者为肝火上扰证，重点刮拭主穴：内耳、颞、三焦、肝、胰胆等穴位。

二、耳穴放血

确认患者无明显出血倾向或出血性疾病。采用三指法放血（左手拇指、示指，右手示指），耳部刮痧后出痧较重部位进行点刺放血。出血量视情况而定，一般在 18~20 滴，也可以自然止血。过程中注意严格消毒和无菌操作，做好耳穴定位和消毒。

三、耳穴贴压

（1）使用 75% 的乙醇消毒全耳。

（2）根据选穴方案，用王不留行籽贴压及刺激耳朵上的穴位或反应点，施以按压，通过经络传导，达到通经活络，调节气血，防治疾病的目的。

（3）正确指导患者耳穴贴压注意事项。

[治疗经过]

2023 年 12 月 18 日（第 1 次治疗）：患者焦虑评分为轻度焦虑，睡眠质量评估为较差，给予全息铜砭刮痧、耳穴放血（取肝、胰胆、结节和耳尖放血）和耳穴贴压（选择阳维、三焦、颞、内耳、枕、胆、肾穴）治疗。指导患者注意事项。患者诉耳鸣次数无变化。

2023 年 12 月 25 日（第 3 次治疗）：首先给予全息铜砭刮痧，然后给予耳穴放血（取肝、胰胆、结节和耳尖放血），最后给予耳穴贴压（选择阳维、三焦、颞、内耳、枕、胆、肾穴位）。指导患者注意事项。次日患者诉耳鸣次数减少，听力开始提升。焦虑表评分为 13 分，匹兹堡睡眠质量指数评分为 14 分。

2024 年 1 月 1 日（第 5 次治疗）：治疗同前。

2024 年 1 月 19 日（第 10 次治疗）：首先给予全息铜砭刮痧，然后给予耳穴放血，最后给予耳穴贴压。患者诉基本感觉不到耳鸣症状，听力明显提升。焦虑表评分为 4 分，匹兹堡睡眠质量指数评分为 6 分。

[护理措施]

一、生活起居

（1）保持环境安静，减少噪声刺激，避免长时间使用手机。注意休息，避免劳累，保持良好的睡眠环境。

（2）双耳重度耳聋者避免单独外出，注意行走安全。

（3）避免剧烈咳嗽。

（4）评估患者耳聋的程度以及有无眩晕等伴随症状。

（5）指导患者正确擤鼻，防止涕液注入耳窍。

（6）禁用耳塞，嘱患者勿用力挖耳，避免污水入耳。

二、膳食调养

（1）嘱患者选清淡饮食，食新鲜蔬菜水果，少食煎烤、油炸之品。忌鱼、虾、蟹、鸡肉、羊肉等，忌辛辣、刺激性食物，禁烟酒。

（2）辨证施膳：该患者为肝火上炎证，宜食清肝泄热的食品，如绿豆、冬瓜、梨、菊花叶、芹菜等。食疗方：芹菜瘦肉粥。

三、康复指导

（1）鸣天鼓：调整好呼吸，将两手掌心紧贴于两外耳道口，使外耳道口暂时处于封闭状态，两手指放于枕部，示指叠于中指上，示指从中指上滑下，轻轻扣于脑后枕部。左右手各叩击 24 次，再两手同时叩击 48 次。

（2）营治城郭：以两手按耳轮，一上一下摩擦，每次做 15 分钟。

（3）鼓膜按摩：以手示指（或中指）按摩耳屏，随按随放，每次按 20~30 下，用力均匀，应先左后右，交替进行或同时进行。

（4）自行咽鼓管吹张术：用手指捏住鼻翼两侧，先用口吸气，然后闭唇，再用力用鼻呼气。可反复多次，使咽鼓管通畅。急性鼻炎或鼻腔脓涕较多时不宜使用此方法。

四、情志调护

（1）可采取多种形式的沟通方式，如采用文字书写等。

（2）向患者介绍治疗成功的病例，增强其战胜疾病的信心。

（3）教会患者调节情绪及自我心理疏导的方法，如转移注意力等。

［护理评价］

经过 5 周的耳穴三联疗法，患者取得了显著的治疗效果，基本感觉不到耳鸣症状，听力有所提升，且夜间睡眠质量逐渐改善，焦虑情绪逐渐消除，对治疗效果非常满意，见表 4-5-2-5。

表 4-5-2-5　护理评价

观察项目	治疗前	第 3 次治疗后	第 10 次治疗后
焦虑表评分（Hamilton）	22 分	13 分	4 分
匹兹堡睡眠质量指数评分表（PSQI）	21 分	14 分	6 分
耳鸣次数、听力	–	耳鸣次数减少，听力开始提升	基本感觉不到耳鸣症状，听力明显提升

［案例讨论］

本案例中通过全息铜砭刮痧、耳穴放血（取肝、胰胆、结节和耳尖放血）和耳穴贴压（选择阳维、三焦、颞、内耳、枕、胆、肾穴位）联合治疗，来疏通对应身体部分经络血脉，改善局部微循环，重新恢复该处的气血供应，并且"叫醒"耳部穴位，提高患者自身免疫力，调节患者的脏腑平衡，达到治疗疾病的目的。

在治疗过程中一定要精准地找到穴位的阳性点，同时根据脏腑辨证进行正确的组方。疾病的治疗效果与刺激量、刺激强度、刺激时间也有关系，需要根据要求按时按压耳穴，每天按压 3~5 次，每次按压 20 秒左右，同时按压要注意方向、角度。需叮嘱患者耳穴贴压的注意事项，应注意防水，以免脱落。

案例 3　耳部综合疗法治疗突发性耳聋的护理

［摘要］

突发性耳聋，又称特发性聋，是指突然发生的（可在数分钟、数小时或 3 日以内）、原因不明的感音神经性听力损失，至少在相连的 2 个频率听力下降 20 分贝以上，可伴有不同程度的耳鸣、眩晕、耳堵塞感、恶心等症状，其中耳鸣最常见，可达全部突发性耳聋患者的 70%~100%。突发性耳聋是耳鼻喉科的急症，发病率为（5~30）/10 万，且逐年上升，好发年龄在 50 岁左右，严重者可能造成患耳永久性的听力损失。本案例通过中医四诊合参、辨证分析，采用耳部铜砭刮痧、耳尖放血、耳穴贴压的综合疗法，刺激相应的脏腑及经络，再配以中医综合护理措施，有效改善耳部微循环及听觉功能，提高患者听力及生活自理能力，为医生诊疗提供参考方案。

［病例简介］

患者李某，女，42 岁，60kg。

入院日期： 2023 年 11 月 10 日。

发病节气： 立冬。

主诉： 左耳突发听力下降 3 天，并伴有耳鸣。

现病史： 患者于 3 天前生气后突感左耳听力下降伴耳鸣，耳鸣呈中音调"机器轰鸣声"，持续存在，安静时加重，影响夜间休息，左耳内闷堵感明显。

生命体征： T：36.6℃，P：74 次 / 分，R：18 次 / 分，BP：122/80mmHg，随机血糖：20.7mmol/L。

专科查体： 耳郭对称无畸形，无牵拉痛，耳屏无压痛，耳周围淋巴结无肿大及压痛；外耳道皮肤无红肿，耳道通畅；双耳鼓膜稍混浊、内陷，无穿孔，表面标识欠清晰；乳突部无红肿、压痛。舌质红，苔薄黄，脉弦数。左耳纯音听阈测定值为 45 分贝（中度耳聋）双耳 Λ 型。

既往史： 既往体健。

个人史： 生于原籍，育有一子，否认家族遗传病史，无食物药物过敏史。

社会心理状态： 焦虑，夜寐差。

中医诊断: 暴聋(肝火上扰)。

西医诊断: 突发性耳聋。

[护理评估]

护理评估详见表 4-5-3-1~ 表 4-5-3-3。

表 4-5-3-1 四诊合参

	望		闻		问	切	
神	神志清,表情自然	声音	声音高亢 呼吸正常	寒热	怕热	脉	弦数
色	面色红润			汗	易出汗		
舌	舌质红,苔薄黄			二便	大便干结,2~3 日 1 次, 小便黄		
形	形体适中	气味	口中有异味	饮食	食欲不佳		
态	查体配合			睡眠	易醒、多梦		
				耳目	视力正常,听力下降		

表 4-5-3-2 八纲辨证

阴阳	肝火循经上扰耳窍,情志抑郁则肝气郁结,气郁化火,小便黄、大便干结,舌红,苔薄黄,脉弦数,证属肝火上扰,故为阳证
表里	肝火上炎,上袭耳窍,病位在肝胆经,脏腑受损,功能失调,故为里证
寒热	发病急,耳内闷堵感较重,大便干结,小便黄,口苦咽干,舌质红,苔薄黄,脉弦数,证属肝火上扰,故为热证
虚实	发病急,时间短,肝火循行上扰耳窍致耳聋,为实证

表 4-5-3-3 专科护理评估

项目	评定值	等级
耳聋分级标准	45 分贝	中度耳聋
焦虑自评量表(SAS)	72 分	重度焦虑
匹兹堡睡眠质量指数评分表(PSQI)	18 分	质量很差

[护理问题]

1. 感知觉紊乱 与内耳功能受损有关。

2. 睡眠障碍　与听力突然下降、耳鸣有关。

3. 焦虑　与担心预后有关。

[辨证思路]

肝为将军之官，性刚劲，主升发疏泄，足少阳经上入于耳，下络于肝而属胆，所以情志抑郁，肝气失于疏泄，郁而化火，肝胆之火上扰，清窍被蒙，犯于耳窍而得病；肝胆火旺，扰动心神，故心烦易怒，夜寐不安；肝气郁结，络气不畅，故胸胁胀闷；肝内火郁，肠中津液被灼，故大便秘结。舌红苔黄、脉弦数为肝郁化火之征候。本病病位在肝、肾，与心、肺、脾有关。

施护原则：清肝泻火，疏经通络，解郁通窍。

[取穴思路]

综合四诊，辨证为肝火上扰证，肝胆经互为表里，足少阳胆经入耳中，肝火循经上扰耳窍，出现耳聋。自发病以来，患者情志抑郁，偶有烦躁为肝气郁结，气郁化火，加重耳鸣耳聋，故耳聋与肝胆相关。肾开窍于耳，有调肾气、聪耳目的作用，故取肾穴。听宫属于手太阳小肠经，听会属于足少阳胆经，耳门属于手少阳三焦经，三穴位同时使用具有疏通耳部经络气血的功效。三焦可补肾利水、通利水道，三焦经直接入耳，刺激三焦穴可调整听觉中枢的功能。自发病以来，夜寐差，取神门以镇静安神。颞为听觉中枢，可提高听力。根据患者症状适时加减穴位。

[临证护理及方法]

耳穴治疗：分步骤进行序贯治疗。首先给予耳部铜砭刮痧，然后给予耳穴放血，最后给予耳穴压豆。

一、耳部铜砭刮痧

（1）操作前评估耳部皮肤情况，涂介质循环按摩，打开耳郭小周天及大周天，对耳部进行充分按摩。

（2）基础刮痧：包括耳前和耳后各个部位，自下而上，由外向内进行刮拭，力度均匀。具体刮痧方向依次为：耳垂→耳轮→耳舟→对耳轮→耳甲腔→耳甲艇→耳甲→三角窝→耳前；耳背具体刮痧方向为：耳垂背面→耳轮尾背面→耳轮背面→对耳轮后沟→对耳屏后沟→耳甲腔后隆起→耳轮脚后沟→耳甲艇后隆起→对耳轮下脚后沟→三角窝后隆起。此过程约 20 分钟。

（3）重点对耳屏前的听宫、听会、耳门三穴进行刮痧，尤其是耳垂直下的天容穴，重刮耳部一周，以疏通耳部经络。

（4）根据辨证，选择重点刮拭部位：内耳、外耳、肝、胆、肾、颞、三焦等穴区，每穴 30 秒。

（5）头部两侧三焦经、胆经循行部位，刮翳风、安眠穴，刮至胸锁乳突肌至缺盆穴。

（6）再次进行耳部按摩，约 5 分钟。

二、耳尖放血

取患耳的耳尖、结节穴，采用三指法放血（左手拇指、示指，右手示指），每周 2 次，出血量视情况而定，一般为 15~20 滴，也可以自然止血为止。

三、耳穴贴压

（1）相应部位：取内耳、颞穴、外耳。

（2）根据辨证取穴：肝穴、胆穴、肾穴、三焦穴。

（3）耳部经验取穴：速听点、皮质下。

（4）频次：每天按压 3~5 遍。

（5）手法：以平补平泻的方法在耳郭上施以一按一松的柔和渗透力度，避免搓揉按压，双耳交替，以改善耳聋耳鸣症状。

［治疗经过］

2023 年 11 月 10 日，根据患者症状，给予首次耳穴治疗。对耳部进行基础刮拭和重点穴位刮拭，取穴：内耳、外耳、肝、胆、肾、颞、耳门、听宫、听会、三焦等穴区。刮痧后给予耳尖、结节穴放血，随后进行贴压治疗，内耳对贴。首次治疗后患者右耳闷胀感减轻，当晚夜间睡眠较前改善，配以耳部按摩操以助改善耳部循环，听音乐以放松心情。

2023 年 11 月 13 日，第 2 次耳穴治疗，操作方法同前。左耳闷胀感持续减轻，睡眠质量改善，睡眠时间增加 1 小时，醒后无疲惫感，自感耳鸣减轻，听力稍有提高。配以耳部按摩操以助改善耳部循环。

2023 年 11 月 16 日，第 3 次耳穴治疗，操作方法同前。左耳闷胀感基本消失，耳鸣较前减轻，自述听力有所提高。继续配以耳部保健操帮助恢复。

2023 年 11 月 20 日，第 4 次耳穴治疗，评估患者耳部症状改善情况及全身状况，饮食睡眠均有效改善，夜间睡眠能达到 6~7 小时，耳鸣减轻，无闷胀感，无口干口苦症状，情绪较前好转。给予耳穴综合治疗，方法同前，继续配以耳部保健操帮助恢复。

2023 年 11 月 24 日，给予纯音听阈测定，由之前的 45 分贝改善到 15 分贝，自觉耳鸣减轻，耳内无闷胀感，听力基本恢复，继续指导患者做耳部保健操。

[护理措施]

一、生活起居

（1）减少噪声刺激，避免长时间使用手机。

（2）指导患者正确擤鼻，防止涕液注入耳窍。

（3）避免剧烈咳嗽。

（4）保证充足的睡眠。

（5）保持环境安静安全。

二、饮食指导

（1）嘱患者清淡，易消化饮食，食新鲜蔬菜水果，少食煎烤、油炸之品。忌鱼、虾、蟹、鸡肉、羊肉等，忌辛辣、刺激性食物，禁烟酒。

（2）辨证施膳，该患者为肝火上扰证，宜食清肝泄热的食品，如绿豆、冬瓜、梨、菊花叶、芹菜等。食疗方：芹菜瘦肉粥。

三、用药护理

（1）遵医嘱给予激素、营养神经、改善微循环等药物应用，告知用法和注意事项。

（2）遵医嘱使用激素类药物，切勿自行减量或停药。

（3）遵医嘱中药代茶饮，如菊花代茶饮。

四、情志调理

（1）可采取多种形式的沟通方式，如采用文字书写等。

（2）向患者介绍治疗成功的病例，增强其战胜疾病的信心。

（3）教会患者调节情绪及自我心理疏导的方法，如转移注意力。

（4）运用五音疗法，选取角调音乐，以清肝泻火，调畅气机。

五、康复指导

（1）指导患者耳部穴位按摩，取穴：取听会、听宫、合谷、耳门、翳风等穴。

（2）指导患者进行康复锻炼，如鸣天鼓、营治城郭、鼓膜按摩等。

（3）教会患者练习八段锦、太极拳等，以宁心安神，促进睡眠。

［护理评价］

经过 4 次耳穴综合疗法治疗后，患者自述睡眠大大改善，睡眠时间由之前的 4 小时延长至 7 小时，耳内闷胀感消失，耳鸣减轻，听力恢复，在治疗的基础上教会患者耳部保健操，配合治疗，以达到促进耳部微循环，提高听力的目的。因患者情志抑郁，指导其听音乐或相声以缓解不良情绪。通过以上干预治疗，患者病情基本恢复，生活质量大幅提升，见表 4-5-3-4。

表 4-5-3-4　护理评价

观察项目	治疗前	治疗后 3 天	治疗后 7 天
耳聋分级标准	45 分贝	30 分贝	15 分贝
焦虑自评量表（SAS）	72 分	68 分	46 分
匹兹堡睡眠质量指数评分表（PSQI）	18 分	12 分	6 分

［案例讨论］

耳部综合疗法是由耳尖放血、耳穴贴压、耳部铜砭刮痧结合在一起治疗突发性耳聋的中医护理特色技术。耳与经脉关系非常密切，《灵枢·口问》曰："耳者，宗脉之所聚也。"《灵枢·邪气脏腑病形》记载："十二经脉三百六十五络，其气血皆上于面而走空窍，其精阳气上走于目而为睛，其别气走于耳而为听。"故耳部铜砭刮痧通过徐而和的手法，调动人体的气血，引邪出表，发挥舒筋通络、排除毒素的作用；运用耳穴压豆，刺激耳郭上的相应穴位，通过经络传导，改善耳部微循环，以提高听力；耳穴放血可以清热解毒，泻肝胆火旺，调和情志。在联合作用下达到清热泻火，祛邪通窍的目的。

突发性耳聋在西医治疗方面主要以激素、改善微循环、营养神经药物为主要治疗方案，中医在治疗耳鸣、耳聋中有其独特的优势，国家中医药管理局下发的中医护理方案中对暴聋的治疗也有详细的阐述，运用耳穴综合疗法治疗耳聋耳鸣患者众多，经过案例积累和评价，此项治疗能够有效改善耳鸣、耳内闷胀感、失眠、焦虑、抑郁等症状，在提高患者听力方面发挥着重要的作用。此案例证型为肝火上扰型，临床治疗时根据患者症状和证型，给予辨证施治，结合耳部按摩操应用，具有较高的安全性、实用性和可行性，患者的舒适度和满意度较高。由于本病例起病急，病程短，治疗干预及时，故临床治疗效果较好。但对于发病已久、治疗干预不及时、发病初期即表现为重度感音神经性耳聋、耳聋，伴有眩晕或合并高血压病、糖尿病等慢性疾病的患者，临床治疗效果欠佳。对于辨证为气血亏虚、肾精亏损等虚证类的患者，治疗还需补血益气、补肾填精，治疗周期大多会相应延长，临床疗效还需进一步观察。此项治疗对操作手法、力度要求较高，在刮治时要因人而异，根据病症确定刮治部位，刮治时间不足能影响治疗效果。中医五音疗法适用于耳聋耳鸣患者的治疗，可进一步实施应用。

案例 4　耳穴三部曲治疗疱疹性咽峡炎的护理

［摘要］

疱疹性咽峡炎（herpangina）是一种急性传染性咽峡炎，大都为柯萨奇病毒所引起，A 组 2、4、5、6、8、10 型皆可引起此病，B 组 1~5 型也可致病，但较少见。埃可病毒 30 型也可引起本病。疱疹性咽峡炎遍及世界各地，呈散发或流行，传染性很强，流行很快。夏秋季发病率最高，主要侵犯 1~7 岁小儿。同一患者可重复多次发生本病，系由不同型病毒引起。潜伏期为 2~4 天。常引起发热及咽痛。热多为低度或中等度，偶见高达 40℃ 以上，甚至引起惊厥。热程大都 2~4 天。咽痛重者可影响吞咽。典型症状出现在咽部。初起时咽部充血，并有散在灰白色疱疹，直径 1~2mm，四周绕有红晕，2~3 日后红晕加剧扩大，疱疹不久破溃，形成黄色溃疡，数目多少不等，在 5 个左右。严重影响了患者的饮食，多表现为进食时哭闹，拒食，流涎等，严重影响患者的生活质量。本案例通过中医四诊合参、辨证分析，采用耳穴按摩、耳穴放血、耳穴贴压的方法，刺激相应的脏腑及经络，再配以中医综合护理措施，有效降低发热、缓解咽喉肿痛等症状，为缩短病程，解决小儿服药困难提供参考方案。

［病例简介］

患者吴某，男，3 岁，体重 22kg。

入院日期：2023 年 9 月 14 日。

发病节气：白露后 5 天。

主诉：发热 1 天。

现病史：患者发热 1 天，精神不振，咽红疼痛，咽峡及软腭见散在数个红色疱疹，周围有红晕，内有浑浊液体，无破溃。

生命体征：T：38.6℃，P：112 次 / 分，R：28 次 / 分。

专科查体：咽红疼痛，咽峡及软腭见散在数个红色疱疹，周围有红晕，内有浑浊液体，无破溃，纳差眠可，小便色黄量少，大便干，2 日 1 行，量少，舌质红，苔薄黄，脉浮数。血液分析示：白细胞 10.16×10^9/L，中性粒细胞百分比 82.9%，淋巴细胞比率 9.9%，中性粒细胞 8.42×10^9/L，超敏 C 反应蛋白 3.20mg/L，降钙素 0.09ng/mL。

既往史：高热惊厥史，无家族史，否认药物、食物过敏史。

社会心理状态：恐惧。

中医诊断：喉痹（湿热犯喉证）。

西医诊断：疱疹性咽峡炎。

[护理评估]

1. 中医护理评估　详见表 4-5-4-1~ 表 4-5-4-2。

表 4-5-4-1　四诊合参

	望		闻	问		切	
神	神清，发热面容	声音	声音洪亮，呼吸正常	寒热	发热	脉	浮数
色	面色红润			汗	少汗		
舌	舌质淡红，苔薄白			二便	大便干，小便黄		
形	形体适中	气味	未闻及特殊气味	饮食	纳呆		
态	查体配合			睡眠	寐可		

表 4-5-4-2　八纲辨证

阴阳	咽红疼痛，咽峡及软腭见散在数个红色疱疹，周围有红晕，内有浑浊液体，无破溃，纳差眠可，小便色黄量少，大便干，量少，舌质红，苔薄黄，脉浮数，证属湿热犯喉，故为阳证
表里	感受时行邪毒，由口鼻而入，内犯于肺，下侵于脾，咽喉乃肺脾之门户，大肠与肺相表里，病位在肺脾，故为表证

续表

寒热	咽红疼痛，咽峡及软腭见散在数个红色疱疹，周围有红晕，小便色黄量少，大便干，量少，舌质红，苔薄黄，脉浮数，证属湿热犯喉，故为热证
虚实	湿热犯喉，内犯于肺，下侵于脾，发病急，病程短，为实证

2. 专科护理评估　详见表 4-5-4-3。

表 4-5-4-3

项目	分数	等级
小儿疼痛评估 FLACC 量表	2 分	轻度

［护理问题］

（1）发热：与感受时邪疫毒有关。

（2）疼痛：与湿热上扰咽喉有关。

（3）便秘：与热伤津液有关。

（4）恐惧：与陌生环境有关。

［辨证思路］

本病患者时行邪毒由咽喉而入，致肺气失宣，则发热，咽红疼痛；脾失健运，则纳差；肺与大肠相表里，热邪灼伤津液，则小便色黄，大便干；舌红苔薄黄，脉浮数，为肺脾湿热，证属湿热犯喉。

施护原则：解毒利咽，化湿退热。

［取穴思路］

综合四诊，患者发热不恶寒，咽红疼痛，纳差，舌红苔薄黄，脉浮数，小便色黄，大便干，为表证、热证。时行邪毒由口鼻而入，内犯于肺，下侵于脾，咽喉乃肺脾之门户，大肠与肺相表里；故本病病位在肺脾。耳穴咽喉穴根据全息理论与人体鼻咽部相对应。

［临证护理和方法］

耳穴治疗分步骤进行序贯治疗：首先给予耳穴按摩，然后给予耳穴放血，最后给予耳穴贴压。

一、耳穴按摩

第一步　小周天（内分泌环）：从内分泌沿着对耳屏到肾上腺（摩法）。

第二步　按摩耳屏内侧，采用耳屏内侧按摩法，以耳屏内侧发红、发热为度（点按法＋按揉法）。

第三步　按摩耳尖，耳尖按摩法（猿猴摘果法），以局部发红、发热为度（摩法＋提捏法）。

频次：每步按摩2分钟，以患者耐受为度，不可过分用力。

二、耳穴放血

耳尖放血，采用三指法放血（左手拇指、示指、右手示指），频次：前3天患者中度疼痛时给予双耳尖放血，疼痛评分降至轻度疼痛时改为左右耳尖交替放血。针刺深度为0.1~0.3mm，出血量视情况而定，一般在10滴左右，也可以自然止血为止。

三、耳穴压豆

（1）相应部位：咽喉穴。

（2）耳部常用止痛穴位：神门、肾上腺。

（3）根据辨证取穴：肺穴、脾穴、大肠穴。频次：每天按压3~5遍。手法：以平补平泻的方法在耳郭上施以一按一松的柔和渗透力度，避免搓揉按压。

［治疗经过］

2023年9月8日（入院第1天），患者体温38.6℃，咽部红肿，咽峡部及软腭处可见散在数个红色疱疹，进食哭闹不安，但可安抚，小儿疼痛评估量表评分为2分，为轻度疼痛，给予双耳尖放血治疗，治疗30分钟后体温下降至37.8℃。晚餐主动进食少量流质饮食，进食期间偶诉疼痛，口腔内未见新增疱疹，红肿未加重。指导家长多喂水，给予温水泡脚促汗出，间隔2小时按压耳穴1次，夜间体温渐降至37.3℃，自行排便1次，色黄，头端略干余正常，夜间睡眠好。

2023年9月9日，患者体温37.7℃，咽部充血减轻，疱疹未有新增，余疱疹根部萎缩，颜色为暗红，未破溃，今日进食量增加，过渡到半流质饮食，进食时偶诉有疼痛，大便未行，小便量多，体温能在按压和饮水后下降至37.5℃以下。

2023年9月10日，患者体温正常，咽部充血消失，略红，疱疹水疱消失，颜色暗红，面积较前减小，饮食逐渐恢复正常，过渡到普食，进食时未诉疼痛，大便 1 次，为黄色软便，小便正常。为巩固治疗效果，对侧耳部给予同法按摩后耳穴贴压咽喉、肺、脾、肾上腺、神门。

2023 年 9 月 12 日，患者咽部正常，纳眠好，二便调，予以治愈出院。

［护理措施］

一、生活起居

（1）住院患者实行床边隔离，一般隔离至体温正常，疱疹消退。

（2）注意休息，避免劳累，保证充足的睡眠，避免不良刺激。

（3）保持口腔清洁，进食前后用温水或生理盐水漱口。注意个人卫生。

（4）室内温湿度适宜，衣被不宜过厚，及时更换汗湿的衣被，保持衣被清洁。

二、膳食调养

（1）嘱患者清淡，易消化饮食，食新鲜蔬菜水果，少食煎烤、油炸之品。忌鱼、虾、蟹、鸡肉、羊肉等，忌辛辣、刺激性食物，禁烟酒。

（2）辨证施膳：该患者为湿热犯喉证，嘱患者进清热利湿之品，如丝瓜、黄瓜、菊花、山药、火龙果、猕猴桃、西瓜等，忌食生冷之品。

三、用药护理

遵医嘱给予抗病毒药物，告知用法和注意事项。

四、情志调护

（1）多与患者交流、接触，减轻患者不安情绪，避免不良刺激。

（2）鼓励年长患者表达内心感受，针对性给予心理支持。

（3）指导家长掌握排解不良情绪的方法，如音乐疗法、转移法等。

［护理评价］

经过 4 天的耳穴综合治疗，患者取得了显著的治疗效果，体温正常，咽部正常，疼痛消失，饮食由流质过渡到普食，睡眠好，大便 1 次，为黄色软便，小便正常，对治疗效果非常满意。

表 4-5-4-4　护理评价

观察项目	治疗前	治疗后 1 天	治疗后 2 天
小儿疼痛评估 FLACC 量表	2 分	1 分	0 分

[案例讨论]

穴位都与人体内部的脏腑、经络有着密切的联系。通过在特定的穴位上进行按摩、揉捏等手法，可以刺激相应的脏腑及经络，调节气血运行，促进身体的自我修复，提高自身免疫力。耳尖放血有退热、消炎、镇静、止痛等作用，常用于治疗急性结膜炎、高热惊厥、高血压、肝性昏迷等。耳穴贴压通过对穴位间断的刺激以疏经通络，调节脏腑功能，从而起到调节神经和免疫功能的作用。耳部按摩、放血与压豆三者协同治疗可提高疗效。

疱疹性咽峡炎患者常见症状为发热、咽部充血、咽痛、口腔咽峡部黏膜上出现散在灰白色疱疹，周围有红晕，内含浑浊液体，偶咳嗽、恶心、呕吐、腹泻、伴哭闹、流涎、拒食等，其表现多与外感湿热，肺失宣降，脾失健运有关。从治疗角度出发，采用按摩、耳尖放血和耳穴贴压的方法刺激耳郭穴位配合中药抗病毒治疗，以调和脏腑，补中益气，从而改善患者症状，调理湿热体质。适用于风热感冒、疱疹性咽峡炎、手足口病等发热、咽痛的患者。此案例在病房开展，住院患者比较少，治疗效果评价有一定的局限性。建议在门诊开展，及时与患者做好跟踪随访，以便得到更多的应用数据。

案例 5　耳穴贴压配合耳尖放血治疗睑板腺囊肿的护理

[摘要]

睑板腺囊肿又称霰粒肿（chalazion），是临床比较常见的眼科疾病，儿童及成人皆可患病，是由于睑板腺出口阻塞，腺体的分泌物潴留在睑板内，对周围组织产生慢性刺激而引起的睑板腺特发性、无菌慢性肉芽肿性炎症。主要表现为上睑或下睑皮下可触及单个或多个、大小不一的囊肿，发病较为隐匿，初起时囊肿较小，而后可能逐渐增大，不与皮肤相粘连，边界清晰，无触痛感。若囊肿位于睑结膜面，可见局限性的紫红色或灰白色病灶隆起。睑板腺囊肿为自限性疾病，通常小型囊肿可自行完全吸收，若囊肿较大可在皮肤面成角质样肉芽肿，或突破结膜面形成息肉样肉芽肿。组织病理学发现睑板腺囊肿通常由一层纤维结缔组织包裹，其内可含有腺体的脂质分泌物，以及许多淋巴细胞、浆细胞、巨噬细胞等慢性炎症细胞浸润。本案例通过中医四诊合参、辨证分析，采用耳穴贴压、耳穴放血的方法，刺激相应的脏腑及经络，再配以中医综合护理措施，有效缓解睑板腺囊肿，为治疗睑板腺囊肿提供一种操作简单，患者承受痛苦小的方案。

[病例简介]

患者李某，女，42 岁，体重 55kg。

初诊日期： 2023 年 7 月 3 日。

发病节气： 芒种。

主诉： 左眼睑异物 1 月。

现病史： 患者 2023 年 6 月 5 日晨起左下眼睑内侧发现米粒大囊肿，局部红肿，无痛感，无异物感，自行滴用眼药水后无缓解。2 天后睑板上囊肿逐渐变大，异物感明显，眼睛分泌物增多，随即前往眼科医院就诊，诊断为睑板腺囊肿，因囊肿靠近泪腺，故无法手术切除，建议观察，1~2 年内可自行吸收。2023 年 7 月 3 日患者症状未有改善，异物感明显，视物略有遮挡，欲求中医治疗，遂来我院就诊，刻下症见：左眼睑异物感，视物略有遮挡，无视物昏花，无视力下降，伴口干苦，心烦、失眠、咳嗽，纳食不香，小便可，大便秘结。舌质红，舌尖甚，苔薄微黄，脉弦细。

专科查体： 左眼下眼睑内侧睑缘处可见 1 个约 5mm 的肉芽增生，左侧睑皮下可触及 1 个圆形肿块，如绿豆大小，表面光滑，不与皮肤粘连，边缘清楚，翻转眼睑，正对囊肿处的结膜呈深红色，按压无明显疼痛，推之不可移动，见图 4-5-5-1。

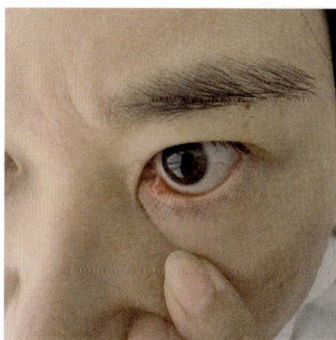

▲ 图 4-5-5-1　肉芽增生

西医诊断: 睑板腺囊肿。

中医诊断: 胞生痰核(心脾火郁,痰凝瘀阻)。

与睑腺炎鉴别诊断: 睑腺炎属于感染,伴随症状包括红、肿、热、痛、功能障碍。眼睛肿胀导致无法睁眼,经常伴有眼部分泌物。

[护理评估]

1. 中医护理评估 详见表 4-5-5-1~ 表 4-5-5-2。

表 4-5-5-1 四诊合参

望		闻		问		切	
神	神志清,痛苦面容	声音	声音、呼吸正常	寒热	体温正常	脉	弦细
色	面色红润			汗	无汗		
舌	舌质红,舌尖甚,苔薄微黄		未闻及特殊气味	二便	小便可,大便秘结		
形	形体适中	气味		饮食	纳食不香		
态	查体配合			睡眠	寐差		

表 4-5-5-2 八纲辨证

阴阳	左侧睑皮下处异物,正对囊肿处的结膜呈深红色,小便可,大便秘结。舌质红,舌尖甚,苔薄微黄,脉弦细。证属心脾火郁,痰凝瘀阻,故为阳证
表里	心脾火郁,痰凝瘀阻,且病程日久,火邪壅滞目胞,炼液成痰,痰湿瘀阻胞睑脉络,气血不能循常道畅行而瘀阻于胞睑内,气血凝结,逐渐隐起而成硬结,则胞生痰核,病位在心经、脾经,脏腑受损,功能失调,故为里证
寒热	左侧睑皮下处异物,正对囊肿处的结膜呈深红色,小便可,大便秘结。舌质红,舌尖甚,苔薄微黄,脉弦细。证属心脾火郁,痰凝瘀阻,故为热证
虚实	病程日久,日久阻滞越重,硬结渐长大,有碍胞睑开合而感重坠,肿胀不适,舌质红,舌尖甚,苔薄微黄,脉弦细。为虚实夹杂证

2. 专科护理评估 详见表 4-5-5-3。

表 4-5-5-3 专科评估表

项目	分数	等级
DLQI 评分	5 分	轻度影响
焦虑自评量表(SAS)	52 分	轻度焦虑
匹兹堡睡眠质量指数评分表(PSQI)	17 分	质量很差

[护理问题]

（1）生活质量：与眼睑异物遮挡视线有关。

（2）不寐：与火热之邪蕴结心脾扰动心神有关。

（3）焦虑：与疾病预后及兼夹其他症状有关。

[辨证思路]

本病患者痰凝瘀阻，火邪壅滞目胞，炼液成痰，痰湿瘀阻胞睑脉络，气血不能循常道畅行而瘀阻于胞睑内，气血凝结，逐渐隐起而成硬结，则胞生痰核。日久阻滞越重，硬结渐长大，有碍胞睑开合而感重坠，肿胀不适。舌质红，舌尖甚，苔薄微黄，脉弦细。具有心脾火郁，痰凝瘀阻之象。证属心脾火郁，痰凝瘀阻。

施护原则：清泄心脾郁热，消肿化痰散结。

[取穴思路]

本案例患者采用耳穴治疗方法，本案例患者属心脾火郁，痰凝瘀阻证，痰凝瘀阻，火邪壅滞目胞，炼液成痰，痰湿瘀阻胞睑脉络，气血不能循常道畅行而瘀阻于胞睑内，气血凝结，逐渐隐起而成硬结。依照耳穴取穴指导原则取眼耳穴、耳尖穴、肝耳穴、脾耳穴、神门穴。耳尖穴具有清热祛风、解痉止痛，提升机体免疫功能。肝耳穴具有疏肝利胆、驱除风邪，调和营血、健脾和胃，清热明目、舒筋活血的作用，刺激可疏肝理气、通经止痛之功。神门穴可

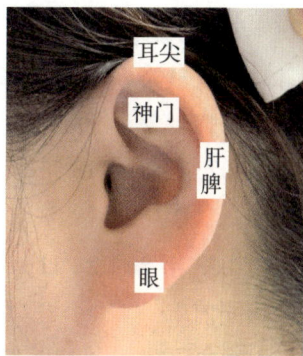

▲ 图4-5-5-2 取穴思路

以起到安眠养阴、润燥制怒、养血安神、清热利湿、降逆镇痛、止痛、止痒、止晕，缓解过敏不适的效果。本案例病位在眼，位于眼睑肌肉处，属脾，根据辨证取穴，选择脾耳穴，具有调养气血、宣肺健脾、益气助正、和胃通络、除湿固脬的作用；眼耳穴具有疏风清热、养血益阴、利胆明目的作用。四诊合参，选取眼耳穴、耳尖穴、肝耳穴、脾耳穴、神门穴，起到清泄心脾郁热，消肿化痰散结的功效，见图4-5-5-2。

[临证护理及方法]

耳穴治疗分步骤进行序贯治疗：首先给予耳穴放血，最后给予耳穴贴压。

一、耳穴放血

耳尖放血，采用三指法放血（左手拇指、示指、右手示指），频次：每周 2 次。出血量视情况而定，一般为 18~20 滴，也可以自然止血为止。

二、耳穴贴压

（1）相应部位：耳尖穴、肝耳穴、神门穴。

（2）根据辨证取穴：眼耳穴、脾耳穴。频次：每天按压 3~5 遍。手法：以平补平泻的方法在耳郭上施以一按一松的柔和渗透力度，避免搓揉按压。

[治疗经过]

2023 年 7 月 3 日初诊，患者左眼下眼睑内侧睑缘处可见一约 5mm 肉芽增生，呈深红色。患者 DLQI 评分 5 分，生活质量轻度影响。焦虑自评量表（SAS）52 分，存在轻度焦虑状态。匹兹堡睡眠质量指数评分表（PSQI）17 分，睡眠质量很差。首先给予耳穴放血（一侧耳尖），最后给予耳穴贴压。

2023 年 8 月 3 日，肉芽组织消失，囊肿大小约 3mm，颜色转为暗红色，眼睛分泌物减少，继续给予耳穴贴压和耳尖放血治疗。

2023 年 8 月 13 日，囊肿逐渐缩小，颜色转为淡红色，视线无遮挡。治疗同前。

2023 年 8 月 27 日，囊肿大小缩小，颜色淡红色，无异物感，视线无遮挡。治疗同前。

2023 年 9 月 3 日，眼睑无异物感，视物无遮挡，可见肿胀基本消失，见图 4-5-5-3。

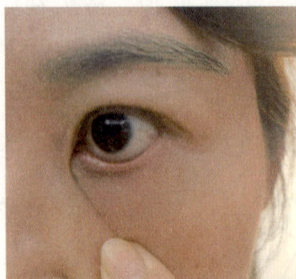

▲ 图 4-5-5-3　肿胀消失

[护理措施]

保持眼部清洁，避免用脏手揉眼，以免加重感染。避免佩戴隐形眼镜，减少眼部刺激。遵医嘱按时用药，如抗生素眼药水或眼膏，以控制感染。观察病情变化，如囊肿大小、红肿程度及视力变化等，如有异常及时就医。饮食宜清淡易消化，避免辛辣刺激性食物，以免加重病情。保证充足的休息和睡眠，避免过度用眼，促进眼部恢复。

一、生活起居

（1）保持眼部清洁至关重要。定期清洁眼睑和眼部周围皮肤，避免用脏手揉眼，以减少细菌感染的风险。

（2）注意个人卫生。避免佩戴隐形眼镜，以免对眼部造成刺激。同时，避免与他人共用毛巾等个人物品，以免传播细菌。

（3）保持充足的睡眠和休息也是非常重要的。避免过度用眼，合理安排作息时间，有助于减轻眼部疲劳和促进睑板腺囊肿的康复。

（4）患者要保持良好的心态。睑板腺囊肿可能会给生活带来不便，但要保持乐观积极的态度，配合医生的治疗和建议，相信疾病会很快得到控制和治疗。

二、膳食调养

（1）保持饮食清淡易消化。患者可以选择米粥、面条、鸡蛋羹等易消化食物，这些食物不仅有助于减轻胃肠负担，还能提供必要的营养。

（2）增加维生素的摄入。多吃新鲜水果和蔬菜，如苹果、橙子、胡萝卜、南瓜等，这些食物富含维生素，有助于促进眼部健康。特别是胡萝卜，它含有大量的胡萝卜素，可以在体内转化为维生素 A，对眼睛有益。

（3）补充优质蛋白质。患者可以选择瘦肉、鱼肉、鸡肉、牛奶等富含蛋白质的食物，这些食物有助于促进身体康复。同时，避免食用辛辣、油腻、刺激性食物，如辣椒、洋葱、肥肉、油炸食品等，这些食物可能会加重眼部不适，不利于疾病的康复。

三、眼部护理

保持眼部清洁，避免揉眼等不良习惯。定期进行热敷，促进血液循环，加速睑板腺囊肿的消散。

四、情志调护

与患者沟通，了解其焦虑原因，进行心理疏导。指导患者进行深呼吸、冥想等放松训练，以缓解焦虑情绪。

五、健康教育

向患者普及睑板腺囊肿的相关知识，教育患者注意眼部卫生，避免长时间用眼，保持良好的生活习惯。

[护理评价]

经过约 2 个月的耳穴综合治疗，患者取得了显著的治疗效果，患者眼睑无异物感，视物无遮挡，可见肿胀基本消失，夜间睡眠质量逐渐改善，焦虑心情逐渐消除，对治疗效果非常满意，见表 4-5-5-4。

表 4-5-5-4　护理评价

观察项目	治疗前	治疗后 1 月	治疗后 2 月
DLQI 评分	5 分	3 分	0 分
焦虑自评量表（SAS）	75 分	58 分	50 分
匹兹堡睡眠质量指数评分表（PSQI）	18 分	10 分	5 分

[案例讨论]

明代杨继洲在《针灸大成》中记述"耳尖穴在耳尖上，卷耳取尖上是穴。治眼生翳膜。"耳尖放血疗法具有抗过敏、抗炎症、抗风湿、提升机体免疫的功能。"刺络放血"基本原理可归纳为清热祛邪、开窍启闭、化痰通络及解毒，以恢复正气，祛除邪气，从而达到治疗疾病的目的。

耳郭上的每个穴位都与人体内部的脏腑、经络有着密切的联系。通过在特定的穴位上进行按摩、揉捏等手法，可以刺激相应的脏腑及经络，调节气血运行，促进身体的自我修复和调节功能。耳穴放血有活血化瘀、清热泻火、消肿止痛、解毒止痒等作用，尤其是对风、火、热、毒引起的疾病有一定的效果。耳穴贴压豆通过刺激耳部穴位，可发挥消炎止痛和治疗经络脏腑的作用。

案例 6　耳穴贴压疗法治疗根尖周炎合并间隙感染牙痛的护理

［摘要］

牙痛属于中医学"牙宣""骨槽风""齿衄"范畴。《素问·六节藏象论》载"肾主骨，齿为骨之余""龈为胃经脉络所绕"。《灵枢·经脉》中有云："大肠手阳明之脉……是动则病齿痛颈肿。"《灵枢悬解·杂病七十》中记载："齿痛，不恶清饮，取足阳明，恶清饮，取手阳明。"牙齿及牙周疾病的发生发展与足少阴肾经、手阳明大肠经及足阳明胃经的盛衰有着密切的联系。按其致病因素可分为肾阴亏虚证、胃火炽盛证及气血亏虚证。

根尖周炎，是一种常见的口腔疾病，通常由于牙髓感染引起。当根尖周炎未能得到及时治疗时，可能会演变为急性化脓性根尖周炎，进一步导致间隙感染的发生。由此引发明显的肿胀和疼痛。

疼痛为一种主观感受，西医学将其列为第五大生命体征。据统计，疼痛会使人们的生活质量、生命质量受到严重的影响。

本案例通过中医四诊合参、辨证分析，采用耳穴贴压的方法，刺激相应的脏腑及经络，再配以中医综合护理措施，有效缓解牙痛的症状，为治疗根尖周炎引起的牙痛提供参考方案。

［病例简介］

患者，女，78 岁，体重 60kg。

入院日期：2023 年 9 月 12 日。

发病节气：白露。

主诉：左侧面颊肿痛 1 天。

现病史：患者左侧面颊肿痛 1 天，左右面部不对称。

生命体征：T：36.5℃，P：62 次 / 分，R：18 次 / 分，BP：90/42mmHg。

专科查体：左右面部不对称，左侧面部肿胀，开口型基本正常，开口度：3cm。口内探诊（－），冷热（－），叩（＋），松（－），龈（－）。乏力，纳可，眠差，二便调。舌暗，苔白，脉细弱。

既往史：高血压病史 40 余年，冠心病史 10 余年，房颤病史 4 余年，慢性肾衰病史多年。青霉素过敏史，否认其他接触物过敏史。

个人史：否认烟酒嗜好。

社会心理状态：焦虑。

中医诊断：牙痈（胃火炽盛型）。

西医诊断：根尖周炎合并间隙感染。

[护理评估]

1. 中医护理评估　见表 4-5-6-1 和表 4-5-6-2。

表 4-5-6-1　四诊合参

望		闻		问		切	
神	神清，表情自然	声音	声音低微	寒热	低热	脉	细弱
				汗	少汗		
面容	面色少华			头身	左侧面颊肿痛，左右面部不对称		
				二便	二便可		
形	形体适中	气味	未闻及特殊气味	饮食	低盐、低脂饮食		
				耳目	听力下降、视力正常		
				睡眠	易醒，多梦		
舌	舌质暗，苔白			既往	高血压病 40 余年，冠心病病史 10 余年，房颤病史 4 余年，慢性肾衰竭病史多年，青霉素过敏史		

表 4-5-6-2　八纲辨证

阴阳	病位在胃，位属中焦，其病机胃火炽盛，属阳证
表里	病变部位主要在牙龈，属里证
寒热	面颊肿胀，具有红肿热痛的特点，属热证
虚实	左侧面颊有红肿热痛等胃火炽盛的实证表现，该患者慢性肾衰多年，面色少华，舌暗苔白，脉细弱，皆为虚象，故为虚实夹杂证

2. 专科护理评估　见表 4-5-6-3。

表 4-5-6-3　专科护理评估

项目	分数	等级
数字评分法（NRS）	6 分	中度疼痛
焦虑自评量表（SAS）	55 分	轻度焦虑
匹兹堡睡眠质量指数评分表（PSQI）	18 分	质量很差

[护理问题]

1. **疼痛**　与牙齿根尖及其周围组织的炎症有关。
2. **不寐**　与牙痛有关。
3. **焦虑**　与牙痛、反复发作、担心预后有关。

[辨证思路]

本患者由风邪热毒侵入龋齿，伤及牙龈，故左侧面颊肿胀；合并间隙感染，故疼痛较为明显。阳明胃经火毒郁而蕴结，循经上逆，气血壅于牙龈而发，证属胃火炽盛。

施护原则：清胃泻火，凉血解毒。

[取穴思路]

本案例患者采用耳穴贴压方法，本案例患者属胃火炽盛证，隋代巢元方所著《诸病源候论》一书论述最详云："手阳明之支脉入于齿，风邪客于经脉，流滞齿根使龈肿胀脓汁出愈而更发谓之齿瘘。"起于心胃火郁心郁肾虚，胃热夹其五志之火而发。

首先依照耳穴取穴指导原则，相应部位取穴口穴、下颌穴、牙穴、舌穴、面颊，相应部位是止痛要穴，是治疗痛症首选的穴位。耳部常用止痛穴位（经验穴）肾上腺穴，可用以消炎。据报道，针刺肾上腺穴能使肾上腺皮质激素分泌增多，抑制创面的纤维化，增强患者对感染的抵抗力。动物实验表明，肾上腺穴可使痛阈明显提高，可止痛。耳中穴是迷走神经耳郭主要分支所在，有研究表明，耳穴疗法的镇痛作用可能与刺激耳迷走神经有关。胃穴、大肠穴：肠胃瘀热上攻或风邪外袭，瘀热阳明而化火，火邪上炎可致牙周病，因此取胃、大肠以降胃火，泻肠胃之湿热。肾穴：肾主骨，"齿为骨之余"，由于二者同出一源，牙齿由肾中精气所充养。肾精充盛，则牙齿坚固而光润，若精髓不足，则牙齿易于松动，甚至早脱。取肾以滋补肾水，温经止痛。神经系统皮质下穴具有调节大脑皮质兴奋和抑制功能。神门穴具有镇静的作用。本案例病位在胃，其次在肾，根据辨证取穴，选择胃穴、肾穴具有清胃泻火、滋阴益肾、温经止痛的作用。三焦穴：为牙痛奇穴。可用于各种病因引起的牙痛，并有清热、消肿、利湿的作用。

[临证护理及方法]

耳穴贴压

（1）相应部位：取口穴、下颌穴、牙穴、面颊。

（2）耳部常用止痛穴位：肾上腺、耳中、神经系统皮质下、神门。

（3）根据辨证取穴：胃穴、大肠穴、肾穴、三焦穴。

（4）频次：每天按压 3~5 次，每穴 0.5~2 分钟，按压时以相应耳穴有热、麻、胀、痛的感觉为宜。手法：牙痛剧烈时宜选用强刺激法，以提高疼痛阈值。

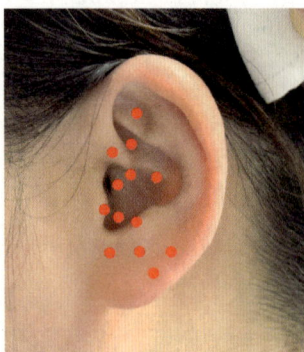

▲ 图 4-5-6-1　耳穴贴压

[治疗经过]

2023 年 9 月 19 日 1：20，护士夜间巡视病房，患者夜间自述左下颌部肿胀疼痛，难以入睡。NRS 评分为 6 分，中度疼痛。遵医嘱给予麻黄酊中药涂擦患处，康复新液 10mL 漱口。2：00 巡视病房，患者已入睡。

2023 年 9 月 19 日 3：46，护士巡视病房，患者仍述下颌部疼痛，NRS 评分为 6 分，遵医嘱予患者路盖克 1 粒口服。半小时后患者自述疼痛较前减轻，NRS 评分 4 分，仍难以入睡。

2023 年 9 月 19 日 15：50，患者 NRS 评分为 6 分，给予耳穴贴压治疗，指导患者正确按压手法，在患者能忍受的状况下，针对特定穴位采用强刺激法，避免搓揉按压。

2023 年 9 月 19 日 16：30，巡视病房，患者自觉疼痛较前明显减轻，NRS 评分为 2 分。

2023 年 9 月 20 日 8：00，巡视病房，患者自述疼痛较前明显减轻，夜间睡眠较前明显改善。患者夜间 NRS 评分为 2 分。再次指导患者正确按压手法，巩固治疗。

2023 年 9 月 20 日 17：00，患者未述疼痛，NRS 评分为 0 分。

2023 年 9 月 22 日 17：12，患者病情好转出院。期间未再述牙痛。

[护理措施]

一、病情观察

（1）密切观察患者的体温、脉搏、呼吸和血压等生命体征，以及感染部位的变化。

（2）注意患者是否有发热、畏寒、头痛、全身不适等全身反应，以及局部疼痛、肿胀、皮肤发红、皮温高。皮肤紧绷发亮、触之发硬、有压痛，可有凹陷性水肿或波动感，并伴功能障碍，如开口或吞咽困难、呼吸道梗阻等。如果出现严重并发症，如中毒性休克、脓毒血症时，则会出现相应的症状，应加强巡视，及时对症处理。

二、饮食护理

（1）建议患者以清淡、易消化、营养丰富的食物为主，如小米粥、南瓜粥、蔬菜粥等。避免食用辛辣、油腻、刺激性食物，以免加重感染或影响伤口愈合。

（2）该患者张口受限、进食困难，可提供软食或流食，必要时通过鼻饲或静脉营养支持。

（3）辨证施膳：该患者为胃火炽盛证，嘱患者进食清胃泻火之品，如藕节、生地黄、当归、西瓜、赤豆、绿豆等。食疗可选冰糖绿豆粥、荷叶粥、竹叶芦根茶、西瓜汁等。

三、口腔护理

保持口腔卫生，指导患者正确刷牙和使用牙线，避免食物残渣堆积。定期康复新液含漱。

四、休息与活动

（1）鼓励患者保持充足的睡眠和休息，避免过度劳累。

（2）在病情允许的情况下，引导患者进行适当的活动，如坐式八段锦等，以促进身体恢复。

五、心理护理

（1）根尖周炎合并间隙感染导致该患者疼痛、张口受限等症状，影响生活质量和精神状态。

（2）护理人员应与患者建立良好的护患关系，提供心理支持和安慰，鼓励患者树立战胜疾病的信心和勇气。

（3）情志调护：选取五行音乐疗法宫调音乐《春江花月夜》，并在护理上选用移情疗法，使患者内心宁静，神志安宁，心情舒畅，避免焦虑情绪。

六、用药护理

遵医嘱给予患者抗生素药物治疗，注意观察药物疗效和不良反应。

七、健康宣教

（1）向患者及其家属普及口腔颌面部间隙感染的相关知识，包括病因、症状、治疗和预防等方面的内容。

（2）指导患者掌握正确的口腔护理方法和预防措施，避免再次感染。

[护理评价]

一、疗效标准

参照《口腔内科学》的标准拟定。临床治愈：牙痛基本消失，对外界刺激不敏感；显效：牙痛明显改善，对外界刺激稍敏感；有效：牙痛有所改善，对外界刺激很敏感；无效：牙痛无明显改善，对外界刺激无变化甚至加重。

二、观察指标

使用数字评分法（NRS）、焦虑自评量表（SAS）、匹兹堡睡眠质量指数评分表（PSQI）作为本研究的研究工具，以评估耳穴贴压对于治疗根尖周炎牙痛的有效程度。

经过 2 天的耳穴贴压治疗，患者取得了显著的治疗效果，患者牙痛明显减轻，夜间睡眠质量逐渐改善，焦虑心情逐渐消除，对治疗效果非常满意。

表 4-5-6-4　治疗前后患者量化评分对比

项目	治疗前	治疗后 1 天	治疗后 2 天
数字评分法（NRS）	6 分	2 分	0 分
焦虑自评量表（SAS）	55 分	50 分	50 分
匹兹堡睡眠质量指数评分表（PSQI）	18 分	10 分	6 分

［案例讨论］

疼痛病机多为"不通则痛"或"不荣则痛"。耳是经络之脉气输注之所，脏腑组织、四肢百骸通过耳穴与耳郭皮肤表面相互沟通，十二经脉、奇经八脉也与耳有着密切的联系。《灵枢·邪气脏腑病形》曰："十二经脉，三百六十五络……其别气走于耳而为听。"《素问·缪刺论》记载："手足少阴、太阴、阳明之络，此五者皆会于耳中。"所以刺激耳穴可以调节全身脏腑经络气血以止痛。现代研究也表明耳郭有来自脑神经的面神经、耳颞神经、舌咽神经、迷走神经及交感神经等神经的分支，其皮肤也含有各种神经感受器。耳穴贴压通过这种脏腑、经络的密切联系，起到通络止痛、疏通气血的作用。相比药物疗法起效慢、易反复等特点，耳穴贴压能延长疗效，发挥持续性镇痛效果，具有简、便、效、廉和副作用少等优点。疼痛剧烈时采用耳穴贴压宜采取强刺激法，按压力度要大，以患者能承受的最大按压力度为限，可达到快速消炎止痛的目的。

第六章 其他案例

案例 1 耳穴综合疗法调理自汗的护理

[摘要]

自汗是指在白天意识清醒状态下，无外部刺激出现的汗液分泌异常增多，可表现为全身或局部多汗；根据病因可分为原发和继发，继发者常伴有乏力、气短、心悸、失眠等症状，是中晚期癌症患者常见并发症之一。西医学认为与自主神经功能失调有关，中医学认为属气虚不固、汗液外泄。

本案例患者为胃癌术后化疗两周期后，时常大汗，以头后部为重，进饮食时加重，如水淋漓，伴乏力便溏，大便每日 3~4 次，睡眠每晚不足 4 小时，伴阵发耳鸣，令患者对进一步治疗丧失了信心。我们通过耳穴综合疗法（耳穴按摩、刮痧、穴位放血、耳穴贴压）及日常活动、膳食指导，使患者头汗逐渐减少，大便基本成形每日 1~2 次，睡眠时间延长到每日 5~6 小时。为该病症的调理提供了一条安全有效的绿色治疗方案。

[病例简介]

患者朱某，男，60 岁，身高 173cm，体重 67kg。

入院日期： 2023 年 5 月 21 日。

发病节气： 小满。

主诉： 头后部多汗，进饮食时加重 1 周。

现病史： 近 1 周自早餐始汗出淋漓，头后部为重，伴困倦乏力，大便稀溏，每日 3~4 次，入睡困难，每晚睡眠 3~4 小时，食欲差。

生命体征： T：36.5℃，P：62 次 / 分，R：16 次 / 分，BP：125/80mmHg。

专科查体：神情倦怠，面色萎黄，双睑轻度水肿，头发濡湿。舌淡嫩，苔白腻，舌前部凹陷。脉濡缓。

既往史：高血压病 10 余年，冠心病近 10 年，2 型糖尿病 10 年，无家族史，否认药物、食物过敏史。

个人史：否认烟酒嗜好。

社会心理状态：焦虑。

实验室检查：红细胞：3.72×10^{12}/L；D- 聚体：4.26mg/L；E- 纤维蛋白（原）降解产物：15.88mg/L；F- 天门冬氨酸氨基转移酶：43u/L；G-AST/ALT：3.91；H- 总胆红素：24.7umol/L；

胃镜：考虑胃体癌，反流性食管炎 A 级，食管裂孔疝。

中医诊断：自汗（气虚不固证）。

西医诊断：多汗症。

[护理评估]

1. 中医护理评估　四诊合参内容见表 4-6-1-1，八纲辨证内容见表 4-6-1-2。

表 4-6-1-1　四诊合参

望		闻		问		切	
神	神清，倦怠	声音	声低气弱呼吸正常	汗	多汗，头后部为重	脉	濡缓
色	面色萎黄，耳穴脾及交感穴处有瘀络			二便	大便稀溏，小便黄		
舌	舌质淡嫩，苔白腻，舌前部凹陷	气味	未闻及特殊气味	饮食	纳呆		
形	形体适中			睡眠	寐差		
态	查休配合						

表 4-6-1-2　八纲辨证

阴阳	神疲乏力，面色萎黄，大便稀溏，舌淡嫩，苔白腻，脉濡缓，证属脾肾阳虚，故为阴证
表里	脾虚湿蕴，中焦运化失司，水液代谢失常，致多汗、便溏、乏力、纳呆，病位在脾经，脏腑受损，功能失调，故为里证
寒热	面色萎黄，大便稀溏，腹部胃区及脐周触之寒凉，舌淡嫩，苔白腻，脉濡缓，证属脾肾阳虚，故为寒证

续表

虚实	脾肾阳虚，中焦瘀阻，致心肺气虚，为虚实夹杂证

2. 专科护理评估 专科护理评估内容见表4-6-1-3。

表4-6-1-3 专科护理评估

项目	分数	等级
多汗症严重程度量表（HDSS）	4分	难以容忍，经常影响生活
匹兹堡睡眠质量指数评分表（PSQI）	16分	质量差

[护理问题]

1. 多汗 与中焦瘀阻，络脉不通致气血生化乏源，气虚失摄有关。

2. 不寐 与心脾两虚，心神失养有关。

3. 便溏 与脾胃虚弱，运化失司有关。

[辨证思路]

患者胃大部切除术及术后两周期化疗，致元气受损，化疗又加重了脾胃损伤；既往高血压、冠心病、糖尿病十余年，心肺脾肾俱虚，且久病入络，络脉瘀阻，脏腑功能失调，主要表现肺脾气虚，导致继发性自汗，伴乏力嗜睡便溏，证属气虚失摄。治疗需三焦共敛，补脾为主。因脾胃为后天之本，气血生化之源。而患者久病，虚中夹瘀，当先祛瘀通络，以输转中焦。

西医学认为自汗是交感神经异常兴奋所致，汗腺分泌受交感神经支配，耳穴中的交感穴精准调节交感神经亢奋或抑制，具有双向调节的作用。

施护原则：三焦共敛，补脾为主；通经活络，以通为用。

[取穴思路]

本案例患者基础病复杂且较严重，病久入络，络脉瘀阻；本次发病病位在胃，手术切除后又行两轮化疗，脾胃再度受损，中焦运化失司，气血生化乏源。心脾两虚，夜寐不安；肺脾两虚，统摄失权。多汗与不寐互为因果。耳穴治疗首先活血祛瘀，通过刮痧疏通经络，再在明显可见的瘀络处点刺放血，"瘀血不去，新血不生"。本案例患者在交感穴附近可见凸起红色瘀络，在脾穴处多条淡红色瘀络。取心穴，心主神志，且"汗为心之液"；肺穴，肺主一身之气，主皮毛，司腠理开合；脾穴，脾主运化，为气血生化之源。因此主穴为心、肺、脾、交感。配穴神门、脑垂体调节中枢神经加强镇静安神的作用；肝、胰胆、小肠疏通气机，加强脾胃运化功能。

［临证护理及方法］

耳穴综合治疗分以下步骤进行序贯治疗：首先给予耳穴按摩，然后行耳郭刮痧，再给予穴位放血，最后行耳穴贴压。

一、耳穴按摩

旨在激活耳部经气，促进耳部血液循环，见图 4-6-1-1。

第一步：由耳甲腔往上至耳甲艇，以拇指指腹与其他四指相对，分别置于前后，做环形按摩，重点按心、肺、脾、肾穴，力度适中，共 9 次（小周天）。

第二步：按摩对耳屏，然后自对耳轮起始由下往上至耳尖，再由上往下沿屏前至对耳屏，循环一周为 1 次，共做环形按摩 9 次（大周天）。

二、刮痧

刮痧旨在疏通气血，激活经气，排除瘀毒。

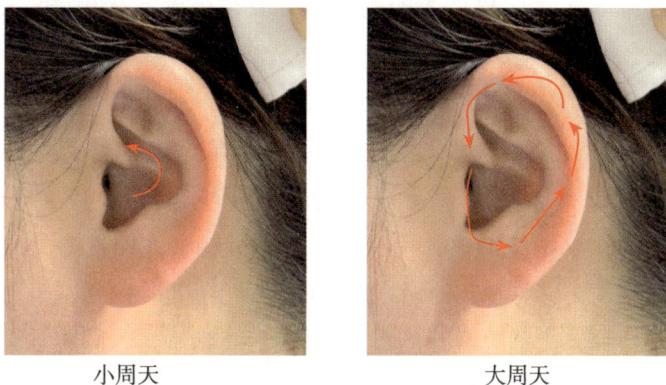

小周天　　　　　　　　　　大周天

▲ 图 4-6-1-1　耳穴按摩

（1）先刮耳甲腔，重点刮拭心、肺、脾穴，角度随刮痧部位改变，由内向外，由下往上，刮 2~3 分钟。

（2）刮耳甲艇，沿胃→小肠→大肠方向，及侧面肝、胰胆、肾等穴，刮 3~4 分钟，重点刮肝、胰胆及小肠。

（3）由下至上刮对耳轮，重点刮颈椎段、腹部器官及对耳轮下脚交感穴 3~4

分钟。

（4）最后刮屏前及耳后、颈部淋巴疏通共 3~4 分钟。

注意事项：力度以患者耐受为度，出痧后减轻力度，降低角度，勿使皮肤破溃。

三、穴位放血

刺血旨在祛瘀生新，刺激相对应部位脏腑组织功能，调节神经兴奋性，具有双向调节作用。

（1）在交感穴及脾穴附近找到瘀络，用 7 号注射器针头轻刺，出血后用乙醇棉签轻擦保持出血通畅，待血色变浅。

（2）出血自然停止后用干棉签压迫数秒，乙醇棉签清理局部。出血量 0.5~1.2mL。

四、耳穴贴压

（1）75% 乙醇消毒耳郭，主穴选心、肺、脾、交感，配穴选脑垂体、神门、肝、胰胆、肾。

（2）每次选择 5~7 穴，2~3 天双耳交替，每天按压 3~4 次，每穴按压 1~2 分钟，力度以感觉胀、重、热、微痛为宜，避免快速强刺激。

耳穴贴压可以保持比较持久的刺激，可教会患者起床后睡觉前自行操作，也可让家属配合操作。

[治疗经过]

2023 年 5 月 22 日（入院第 2 天），患者述早餐时大汗淋漓，须臾离不开毛巾，每天更换上衣 2 次，情绪低落，夜寐不安，食欲差，大便稀溏，给予一侧耳穴按摩、耳郭刮痧、交感与脾穴处瘀络点刺放血，出血量约 1.2mL，然后给予耳穴贴压，取穴心、肺、交感（避开刺血点）、神门、脑垂体、胰胆、小肠。次日述头汗较前减少，睡眠改善，由 3 个多小时延长至 5~6 小时，食欲好转。

2023 年 5 月 24 日，行对侧耳穴调理，耳穴按摩重按心、脾、胰胆、肾、对耳轮颈椎段，刺血选择交感及脾穴附近瘀络，出血量约 0.8mL，然后耳穴贴压。因前一日行靶向治疗致便溏加重，辅以健脾温肾药穴位贴敷，取穴：神阙、中脘、关元、天枢（双）/ 大肠俞（双），次日述便溏改善，大便每日 2 次。

2023 年 5 月 26 日，继续上述治疗，耳部瘀络不显，不再刺血，只行耳穴按摩、耳穴贴压，每日健脾温肾药穴位贴敷。日常出汗渐少，进食时仍有汗出，可以忍受，患者精神好转，饮食量增加，大便成形，每日 1~2 次。

[护理措施]

一、生活起居

（1）嘱患者进餐时适当调低餐室及食物温度，改变进烫食习惯，适当减慢进食速度。

（2）平时练习静坐调息，放松心情。适当户外活动，多晒太阳，也可练习八段锦、太极拳。

（3）睡前温水泡脚，15~20 分钟，晨起起床前揉腹，推胃脘，揉脐周，力度轻柔，避免劳累。

二、膳食调理

选择温厚补益健脾助运类食物如土豆、山药、芸豆、白扁豆、红小豆及新鲜绿叶蔬菜，新鲜牛羊肉、蛋、奶、鱼肉等。忌寒凉及辛辣刺激。

三、用药护理

可根据医嘱服用参芪十一味颗粒、玉屏风散、参苓白术丸等健脾益气类中药，也可配合干姜、半夏、乌药、枳实、乌梅等中药研末后穴位贴敷以燥湿健脾、理气温肾敛汗。

[护理评价]

经过一次治疗后，患者自诉平日头汗减少，进食时出汗仍较多，睡眠改善，由每日 3~4 小时延长到每日 5~6 小时。3 次治疗后头汗明显减少，进食时少量汗出，食欲改善，大便基本成形，由每日 3~4 次到每日 1~2 次，评价为显效。

表 4-6-1-4 护理评价

观察项目	治疗前	第 1 次调理后	第 3 次调理后
多汗症严重程度量表（HDSS）	4 分	3 分	2 分
匹兹堡睡眠质量指数评分表（PSQI）	16 分	12 分	8 分

[案例讨论]

本案例患者为胃癌术后化疗后出现乏力自汗，为继发性持续性头汗，通过耳穴综合治疗，包括饮食调理和作息调整，患者出汗明显减少，同时乏力、便溏及失眠也得到改善。

该病发病机制目前尚不十分明确，目前西医治疗主要是口服抗胆碱能药如溴丙胺太林、山莨菪碱，可乐定等，但疗效不理想，且抗胆碱能药副作用大，如视力模糊、口干、心动过速、便秘等。也可通过手术破坏相对应的交感神经节，但具有较大创伤性或发生不可逆副作用，如无汗症或代偿性其他部位多汗。

耳穴综合疗法的优势在于：①耳通过经络系统与人体五脏六腑紧密相连，在耳穴施以按摩、刮痧、贴压等手法可以反射性作用于相关脏腑，调整脏腑阴阳平衡；而耳穴放血则可以消除脏腑或相对应部位的气血壅滞，活血通络，祛瘀生新，"气以通为补，血以通为和"，从而改善脏腑组织功能。②耳部有丰富神经分布，耳郭有来自脑神经的面神经、耳颞神经、舌咽神经、迷走神经及交感神经等神经的分支，其皮肤也含有各种神经感受器，耳穴中的交感穴、脑垂体、皮质下等在调节神经精神类疾患中具有独到而确切的疗效。经过多年临床实践发现，耳穴综合疗法对于癌症患者交感神经节段受侵所致局部多汗疗效显著。

耳穴综合疗法因其安全有效，舒适度较高，副作用小，患者依从性好，值得在临床推广应用。

案例 2　耳穴综合治疗戒断综合征的护理

[摘要]

目前，国内烟民人数大约在 3 亿人，同时有 7 亿人经常暴露在二手烟环境下。调查统计发现，吸烟人群在 60 岁以后罹患肺癌、慢阻肺等呼吸系统疾病比例高达 74%，远高于不吸烟者的 4%。同时，每年因二手烟所导致的重病死亡人数接近 10 万人。如果是长期置身于二手烟暴露环境下的准妈妈，还可显著增加早产风险和婴儿致畸率。因此，无论是一手烟还是二手烟，其危害都不容小觑，为自己，为家人，都应该尽早戒烟。口干、口苦、失眠、耳鸣、肥胖及易怒烦躁为戒烟门诊患者常见症状，其表现情况多与肝气郁结、脾虚痰湿、肝肾阴虚有关。中医外治技术倡导绿色戒烟模式，从调理体质角度出发，案例中运用刮痧疗法刺激体表相应的穴位产生经络传导，调畅气血，排除毒素的作用。运用耳穴压豆疗法，刺激耳郭上的穴位或反应点，借助经络对大脑皮质产生作用，对吸烟大脑兴奋灶起抑制作用，消除和阻断吸烟的条件反射。

[病例简介]

患者李某，男，45岁，体重80kg。

门诊就诊日期： 2024年2月4日。

发病节气： 立春。

主诉： 患者每日吸烟40支，浑身乏力，口中及身体气味自觉影响社交，自行戒烟数次失败后来到我院中医护理门诊就诊寻求治疗方法。

现病史： 吸烟史20余年。

生命体征： T：37℃，P：84次/分，R：20次/分，BP：130/75mmHg。

专科查体： 全身软弱无力，烦躁不安，呵欠连天，口舌无味，心情不畅，胸闷，焦虑，感觉迟钝。舌红，少苔，脉细数。

既往史： 吸烟史20余年，无家族史，否认药物、食物过敏史。

个人史： 烟酒偏好。

社会心理状态： 好。

中医诊断： 瘾毒（气阴两虚，虚火上炎）。

西医诊断： 戒断综合征。

[护理评估]

1. 中医护理评估　详见表4-6-2-1。

表4-6-2-1　四诊合参

望		闻		问		切	
神	神清	声音	声音、呼吸、正常	寒热	无		
色	面色暗黄			汗	无		
舌	舌质红，少苔			二便	好	脉	细数
形	形体适中	气味	身体有浓厚的烟味	饮食	一般		
态	查体配合			睡眠	一般		

2. 专科护理评估　详见表4-6-2-2。

表 4-6-2-2　专科护理评估

耳穴诊断	诊断内容
望耳诊	肝穴区有高于平面的特征，耳甲腔内皮肤发红
触耳诊	探棒触探患者肺区、心区有明显压痛。

[护理问题]

戒烟：与长期吸烟成瘾有关。

[辨证思路]

综合四诊，患者全身乏力为气虚证，烦躁易怒，舌红，少苔，脉细数为阴虚的表现。烟从口入，从鼻出，口鼻乃脾、肺之窍；故吸烟与肺脾两脏相关。耳穴耳屏区根据全息理论与人体鼻咽部相对应。

辨证：气阴两虚，虚火上炎。

治则：以补气养阴、清热安神为原则。

[取穴思路]

一、刮痧（图 4-6-2-1~ 图 4-6-2-2 ）

（1）耳屏区分布的多种神经分支与人体大脑、内脏、肢体相互沟通调节人对烟味的刺激感受。

（2）耳甲区：烟从口入，从鼻出，口鼻乃脾、肺之窍；经常吸烟则肺失宣降，肺、口、脾穴所在处调理肺气。

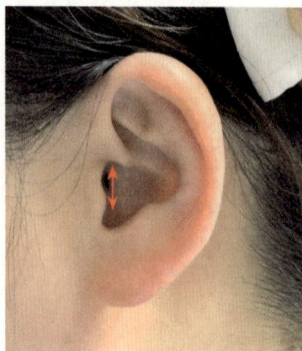　　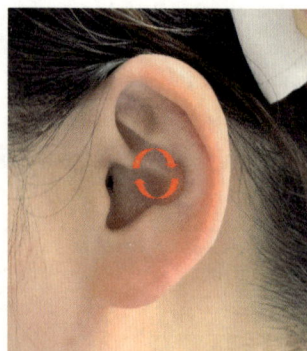

　▲ 图 4-6-2-1　刮痧 1　　　　　▲ 图 4-6-2-2　刮痧 2

二、耳穴贴压

1. 主穴

（1）神门：麻醉、镇痛、减轻尼古丁的依赖，戒断烟草，稳定情绪。

（2）口：烟从口入，此穴为相应部位取穴。

（3）肺：患者经常吸烟肺失宣降，此穴可调理肺气。

（4）脾：患者病位在脾，"诸湿肿满，皆属于脾"，此穴提补中气。

（5）耳屏区（多个点）：使用探棒逐一探查内外敏感点，此方法为相应部位取穴。

2. 配穴

（1）肾：主骨生髓，调节神经衰弱，自主神经功能紊乱。

（2）肝：疏肝利胆，健脾和胃，藏血，活血益气。

（3）神经系统皮质下：缓解情绪不稳定、紧张、焦虑的要穴。

（4）心：强心、宁心安神、清泻心火。

（5）身心穴（对贴）：调节情绪变化。

［治疗经过］

2024 年 9 月 6 日根据患者自述情况，护理门诊给予首次耳穴治疗。给予重点刮拭耳部戒烟特定区域——耳屏区、肺区上下区。贴压时使用探棒探查神门穴、口穴、耳屏区（多个点）、上肺穴、脾穴敏感反应点。配以肾穴、肝穴、神皮穴、心穴、身心穴对贴。双耳贴敷。

操作方法如下。

（1）75% 乙醇消毒患者耳部皮肤。

（2）用蘸上介质的铜砭刮痧板在耳部耳屏区、耳甲区自下而上，由外向内进行刮拭。徐而和的手法，通过刮痧刺激戒断相应区域。

（3）75% 乙醇再一次彻底消毒患者耳部皮肤。

（4）使用探棒探查神门穴、口穴、耳屏区（多个点）、上肺穴、脾穴等敏感反应点。

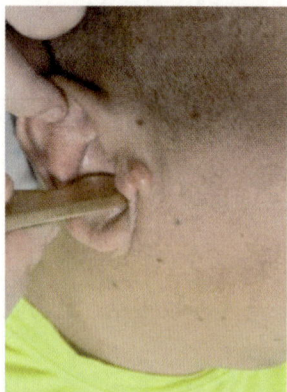

▲ 图 4-6-2-3　徐而和的手法

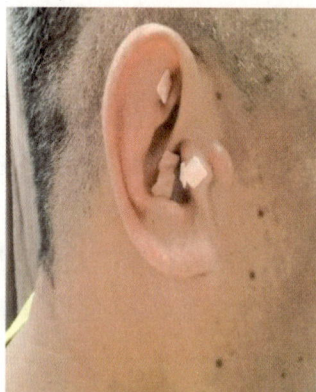

▲ 图 4-6-2-4　对压法按压

（5）注意事项宣教：①贴压后 2 小时之内不得吸烟，记录吸烟时对吸烟味觉是否发生改变的感受。②常规采用直压法和对压法按压耳穴，以疼痛耐受为度，每次 1~2 分钟，每天 10 次。吸烟渴求感增加时加强按压。③疗程：必须足量 3 次治疗，隔日贴压 1 次。后续可根据症状巩固治疗。

2024 年 9 月 8 日患者自述在治疗后 1 小时后未有吸烟感，习惯性吸烟 1 次，明显有吸入刺激感，大约吸至 1/2 时自行断掉。次日白天吸烟 5 支，晚间吸烟 3 支，对吸烟味道明显不适。睡眠质量明显改善。第 3 日晨起至就医之前无吸烟感。继续给予同前刮痧和贴压方法。

2024 年 9 月 10 日患者述吸烟量明显减少，每日 40 支减为 15 支，咽部不自觉咳嗽，与不吸烟不习惯有关。睡眠明显改善，自我感觉很好，叙述兴奋。食欲也有改善。继续给予同前刮痧和贴压方法。配合辅以中药戒烟茶代茶饮。

2024 年 9 月 13 日患者自述吸烟明显降低，1 日平均 5 支，担心耳穴治疗结束后复吸。安抚患者按疗程治疗。继续给予同前刮痧和贴压方法，贴压时增加垂前穴改善焦虑、安神。

2024 年 9 月 15 日患者述吸烟感继续降低。信心增强。对治疗间断后感觉很有信心。继续给予同前刮痧和贴压方法。

2024 年 9 月 29 日患者出差，接受电话回访述看诊前的症状基本改善，对睡眠质量特别满意。吸烟数量降至每日 10 支以下，有信心彻底戒烟。

［护理措施］

一、生活起居

（1）戒烟期间。注意休息，避免劳累，有助于提升睡眠。

（2）勤更换衣服，保持口腔卫生。

二、膳食调养

（1）嘱患者清淡，易消化饮食，食新鲜蔬菜水果，少食煎烤、油炸之品。

（2）辨证施膳：该患者为气阴两虚，虚火上炎，食疗以补气养阴清热安神为原则。如山药、扁豆、红薯、薏米，忌食生冷之品。食疗方：戒烟陈皮二竹茶。

三、运动调护

指导患者练习八段锦、太极拳等运动。

四、情志调护

戒烟期间护理上选用移情疗法。内心宁静，神志安宁，心情舒畅，避免焦虑情绪。在护理工作中，对吸烟患者进行健康宣教及随访，这对于促进患者戒烟成功的作用是很重要的。通过定期的随访宣教，护士面对面地对患者进行个体化指导。针对某一不良生活方式的戒烟宣教，包括了解吸烟坏处和戒烟益处、吸烟与疾病的关系、戒断症状的应对及如何长期培养良好生活习惯等。

［效果评价］

经过第 1 个疗程治疗后，自述吸烟量由每日 40 支减至 10 支以内，对香烟依赖感大为减轻，此后巩固治疗中，又结合患者自述症状调整耳穴处方，患者焦虑乏力和睡眠质量也得到改善，现已能逐步控制烟瘾，甚至可做到一段时间的零吸烟。

［案例讨论］

（1）戒烟门诊患者常见症状为口干、口苦、失眠、耳鸣、肥胖及易怒烦躁，其表现情况多与肝气郁结、脾虚痰湿、肝肾阴虚有关。从调理体质角度出发，采用刮痧和耳穴贴压的方法刺激耳部穴位并配合中药戒烟茶，改变患者对烟的味觉，降低每日吸烟量，继而达到控烟乃至戒烟的目的，配合调理吸烟者气郁、痰湿、阴虚体质。适用于罹患高血压、冠心病、中风、老年性慢性支气管炎等疾病想戒烟又难以自律者，以及处于备孕状态的吸烟人群。

（2）中医非药物疗法用于戒烟越来越受到患者的青睐，无痛苦，副作用小，简便易廉，且根据患者反馈动态调整方案。尽可能减少戒断期间的不适症状，消除患者畏惧感。

（3）治疗中限定刮痧区域，增加刺激量；取穴贴压用探棒点按敏感点，应用耳穴方向和角度的基本要素方法，整体提高疗效。

（4）护士在此案例中跟踪式的宣教也是提高疗效的重要环节。很大程度上提高了患者的依从性。

（5）此案例在护理门诊开展，治疗信息需要通过与患者沟通得到，有一定的局限性。建议在病房开展，对全周期治疗观察，以便得到更多的应用数据。

案例3 耳穴综合疗法治疗脑卒中后焦虑的护理

[摘要]

脑卒中后焦虑（post-stroke anxiety）主要表现为恐惧、紧张、躁动不安、肌肉紧张等症状，可伴有自身神经功能亢进。脑卒中后焦虑障碍可通过影响患者的注意力、定向力、语言、回忆等，进一步加重患者认知功能的损害。人体的情感控制中枢在大脑的额叶、边缘系统、颞叶等部位，因此大脑这些部位的损害易伴发焦虑障碍。29.3%的患者在脑卒中后一年内出现焦虑症状。脑卒中后焦虑不仅会妨碍患者日常生活和社会功能的恢复，甚至会增加远期死亡的风险。临床上针对脑卒中后焦虑的治疗手段主要包括药物治疗和非药物疗法，但药物都存在不同程度的不良反应，且易产生药物依赖和戒断反应。因此，非药物疗法因其安全有效、不良反应少的特点逐渐成为研究重点。本案例通过中医四诊合参、辨证分析，采用耳部刮痧疗法来治疗缺血性脑卒中后焦虑障碍。耳郭内部含有大量的各种类型的深部感觉神经末梢，尤其是三角窝、耳甲艇、耳甲腔处的神经分布最为密集，所以耳郭对外来的刺激较为敏感，当给予耳郭耳穴部位适量的刺激后，通过神经传导可激活大脑神经内部的神经核，进而可通过调节神经反射来缓解情绪，再配以中医综合护理措施，为防治缺血性脑卒中后焦虑提供参考方案。

［病例简介］

患者王某，男，67 岁，体重 85kg。

入院日期： 2023 年 3 月 29 日。

发病节气： 春分。

主诉： 头晕 5 天，加重伴烦躁双下肢无力 2 天。

现病史： 头晕，头部隐痛，时伴恶心，步态不稳，伴后枕部疼痛不适，口干，口角流涎，双眼干涩，思虑较重，易心烦急躁，纳可，眠差，入睡困难，二便调。

生命体征： T：36.6℃，P：63 次 / 分，R：16 次 / 分，BP：149/80mmHg。

专科查体： 神志清楚，言语清晰流利，转项运动正常，双侧耸肩对称有力，余脑神经（−）。左上肢近端肌力 5 级，远端肌力 5 级，右上肢近端肌力 5 级，远端肌力 5 级，左下肢近端肌力 4 级，远端肌力 4~5 级，右下肢近端肌力 4 级，远端肌力 4 级，双侧肱二头肌反射（++），双侧肱三头肌反射（++），双侧膝腱反射、跟腱反射（++），双侧深浅感觉正常；双侧 Hoffmann 征阴性，双侧 Babinski 征阴性，双侧 Oppenheim 征阴性，双侧 Gordon 征阴性；共济运动：双侧指鼻试验稳准，双侧轮替试验稳准，双侧跟膝胫试验阴性，闭目难立征阴性；脑膜刺激征：颈强直阴性，Kernig 氏征阴性，Brudzinski 征阴性。舌质红，苔黄腻，脉弦。

既往史： 脑梗死病史 5 年余，无家族史，否认药物、食物过敏史。

个人史： 否认烟酒嗜好。

社会心理状态： 焦虑。

中医诊断： 中风（痰瘀阻络证）。

西医诊断： 脑梗死。

［护理评估］

1. 中医护理评估 　详见表 4-6-3-1~ 表 4-6-3-2。

表 4-6-3-1　四诊合参

望		闻		问		切	
神	神清，思虑较重，心烦急躁	声音	声音洪亮 呼吸正常	寒热	畏热	脉	弦
色	面色红润			汗	正常		
舌	舌质红，苔黄腻			二便	二便正常		
形	形体适中	气味	未闻及特殊气味	饮食	正常		
态	查体配合			睡眠	入睡困难		

表 4-6-3-2　八纲辨证

阴阳	口干，双眼干涩，易心烦急躁，故为阳证
表里	后枕部疼痛不适，口角流涎，为表证，头晕，眠差，思虑过重，入睡困难时间较久，脏腑受损，功能失调，故为里证
寒热	心烦急躁，舌红，苔黄腻，脉弦，证属痰瘀阻络，故为热证
虚实	头部隐痛时伴恶心眠差，痰瘀阻络，经络阻隔不通，为虚实夹杂证

2. 专科护理评估　详见表 4-6-3-3。

表 4-6-3-3

项目	分数	等级
数字评分法（NRS）	4 分	中度疼痛
焦虑自评量表（SAS）	70 分	重度焦虑
匹兹堡睡眠质量指数评分表（PSQI）	16 分	质量很差

[护理问题]

1. **疼痛**　与头部隐痛，后枕部疼痛有关。

2. **不寐**　与心烦急躁有关。

3. **焦虑**　与肢体活动不利、步态不稳担心预后有关。

[辨证思路]

本病患者老年男性，脾失健运，痰浊内生，阻滞经脉，久则瘀血产生，与痰浊上冲于脑，神窍闭阻，经脉阻滞，故出现肢体活动不利。肝主疏泄，调畅体内气机；脾胃主升降，为机体气机枢纽。卒中后患者情志不舒，肝失疏泄，而致肝气郁结，肝郁气滞则可致血瘀；肝郁乘脾，使脾失健运，蕴湿生痰；痰瘀复阻气机，可致气郁不舒；肝郁抑脾，耗伤心气，营血渐耗，心失所养，神失所藏，而心神不安；脑为髓海，主持意识、思维活动，卒中后脑内气血逆乱，"血与气并走于上"，而致脑内发生气滞、痰结、火郁、血瘀等病理产物，清窍被阻，神明逆乱，进而表现出焦虑症状。故卒中诱发的郁证，病位在脑，和心、肝、脾密切相关。舌红，苔黄腻，脉弦，证属痰瘀阻络。

施护原则：祛痰通络，疏肝健脾。

[取穴思路]

本案例患者采用耳部刮痧治疗方法，患者属痰瘀阻络证，中医学认为，万病由瘀起，耳部刮痧可以让耳部组织高度充血，刺激血管扩张，改善耳部经络、血液及淋巴循环，调节机体抗炎系统，提高免疫力，同时可以调动人体气血，祛除邪气，疏通经络，调和阴阳。首先循环按摩耳部，打开耳郭小周天及大周天，促进全身气血运行，按摩此循环通路对脑神经有平衡作用。第二步耳部刮痧包括耳正面和耳背面各个部位，耳正面具体刮痧顺序依次是自下而上、由外向内，耳垂、耳轮、耳舟、对耳轮、耳甲腔、耳甲艇、三角窝。耳背面刮痧顺序依次是耳垂背面、耳轮尾背面、耳轮背面、对耳轮后沟、对耳屏后沟、耳甲腔后隆起、耳轮脚后沟、耳甲艇后隆起、对耳轮下脚后沟、三角窝后隆起耳后至胸锁乳突肌。本案例病位在脑，和心、肝、脾密切相关，根据辨证取穴原则刮拭刺激重点穴位。选择心耳穴，心主神明，心耳穴能养血生脉，养心安神，为治疗各种精神病、癔症之要穴。肝耳穴能养血平肝、疏郁通络，常用于治疗抑郁、焦虑等情志疾病。神门是耳部主神的耳穴，刮拭神门穴有益气养心、滋养心神、解痉止痛的作用，常用于治疗神经衰弱、心烦、失眠等心身疾病。皮质下穴能益心安神、健脾益肾、舒经行血，调节大脑皮质兴奋与抑制功能，达到益智安神的目的。以上4个耳穴联合使用，可有效调节大脑皮质的兴奋性，且有助于使五脏趋于平和，从而极大地缓解患者缺血性脑卒中后的焦虑症状。脾穴具有理气健脾助运的作用，三焦穴具有化气输精、调节脾胃的作用。垂前穴可以缓解神经衰弱、多梦、健忘症状。枕区起到调节神经和血管的作用，刮拭枕区可起到镇定镇静功效。

[临证护理及方法]

耳部刮痧治疗分步骤进行序贯治疗：首先给予耳部按摩，然后给予耳部正面和耳部背面刮痧，最后点刮重点耳穴。

一、耳部按摩

1.**第一步**　按摩大周天：大周天即整个外耳郭，从下到上，由耳大神经点（在与颈椎、锁骨形成的等边三角形的下方）开始按摩，沿着轮4→轮3→轮2→轮1→耳尖→上耳根→耳郭前→耳屏前缘→耳垂前缘→至耳垂下缘→向外上方与轮4汇合。大周天按摩法打通十二经脉。

2.**第二步**　按摩小周天：从心血管皮质下→脑垂体→脑干、甲状腺→对耳轮内侧缘颈→胸→肋缘下→腹→对耳轮下脚至交感→出走外交感→对耳轮升部下降至外耳→耳屏前→目1→升压点，为小周天经络循环系统。任脉相当于对耳轮前缘，督脉相当于耳屏前，小周天按摩法打通任督二脉。

频次：每步按摩3分钟，以患者耐受为度，不可用力过度。

二、耳部刮痧

采用铜砭弯刀状的刮痧板进行耳部刮痧包括耳正面和耳背面各个部位。

1.**耳正面具体刮痧顺序**　自下而上、由外向内。耳垂、耳轮、耳舟、对耳轮、耳甲腔、耳甲艇、三角窝。

2.**耳背面刮痧顺序**　耳垂背面、耳轮尾背面、耳轮背面、对耳轮后沟、对耳屏后沟、耳甲腔后隆起、耳轮脚后沟、耳甲艇后隆起、对耳轮下脚后沟、三角窝后隆起耳后至胸锁乳突肌。

3.**耳部重点穴位点刮**

（1）相应部位：取心耳穴、肝耳穴、神门、皮质下。

（2）根据辨证取穴：脾耳穴、三焦穴、垂前穴、枕区。

频次：点刮5~10遍。

（3）手法：徐而和的刮痧手法渗透力度，避免搓揉按压。

[治疗经过]

2024年3月29日（入院第一天），患者白天NRS评分为4分，后枕部中度疼痛，给予中药热奄包治疗后NRS评分降为2分，SAS评分为70分，PSQI评分为16分。22：50患者焦虑烦躁，难以入睡，给予耳部刮痧后，于23：30在刮痧过程中患者入睡。凌晨 3：40 患者睡醒，未再入睡。

2024 年 3 月 30 日，调整治疗方案，每日 2 次耳部刮痧，双耳交替进行，刮至耳部发红发热为度，配合子午流注时间，第一次刮痧时间在 9：00~11：00，选取脾经的当令时间段巳时（即 9：00~11：00）进行耳部刮痧。第二次刮痧时间在 19 点 ~21 点依据"足厥阴肝经，属乙木，起大敦，终其门，多血少气，丑时注此。"本应选取丑时（1：00~3：00）进行耳部刮痧，但让患者在丑时治疗不太现实，因心为肝之子，选取心包经当令的时间段戌时（19：00~21：00）进行耳部刮痧。

2024 年 3 月 31 日，10：00 给予患者耳部刮痧，20：30 给予患者第二次耳部刮痧，运用徐而和手法以耳部发红发热为度，避免搓揉按压。

2024 年 4 月 1 日，治疗同前一天。

2024 年 4 月 2 日，患者 NRS 评分为 2 分，SAS 评分为 42 分，PSQI 评分为 12 分。治疗同前一天，每天双耳交替进行，连续治疗 2 天。

表 4-6-3-4　护理评估

观察项目	治疗前	治疗后 3 天	治疗后 7 天
数字评分法（NRS）	4 分	2 分	1 分
焦虑自评量表（SAS）	70 分	42 分	38 分
匹兹堡睡眠质量指数评分表（PSQI）	16 分	12 分	10 分

[护理措施]

一、生活起居

（1）起居有常、不妄作劳，戒烟酒、慎避外邪。注意安全，以防跌倒坠床等意外。

（2）注意耳部、头面部保暖，避风寒湿邪入侵。

（3）注意休息，避免劳累，保持良好的睡眠环境，戴耳塞、眼罩避免不良刺激。冬三月，早卧晚起，21：00 之前睡，有助于提升睡眠。

（4）指导患者修剪指甲，避免摩擦、搔抓耳部。

（5）避免不良情绪刺激。

二、膳食调养

（1）嘱患者清淡、易消化饮食，食新鲜蔬菜水果，少食煎烤、油炸之品。

忌辛辣、刺激性食物，忌烟酒。

（2）辨证施膳：该患者为痰瘀阻络证，患者在饮食方面，宜选择理气化痰、活血通络的食品。推荐的食物包括黄芪枸杞粥、茯苓瘦肉汤、川贝排骨汤和田七瘦肉汤等。这些食物有助于调理气血，化痰通络。同时，应避免辛辣、煎炸等燥热刺激性的食物，以免加重症状。除了饮食调理，患者可以用菊花泡水饮用。菊花具有清热化痰的作用，有助于缓解痰浊瘀滞证的症状。

三、用药护理

（1）遵医嘱给予患者丁苯酞氯化钠注射液改善侧支循环，依达拉奉右莰醇注射用浓溶液（先必新）清除氧自由基。

（2）该患者冠心病史6年，口服丹参滴丸、拜阿司匹林、阿托伐他汀控制；高血压病史10年余，口服吲达帕胺控制。

四、运动调护

指导患者练习八段锦、太极拳等运动。

五、情志调护

（1）在情志调护中，运用《内经》情志治疗中的五行制约法则，即"怒伤肝，悲胜怒；喜伤心，恐胜喜；思伤脾，怒胜思；忧伤肺，喜胜忧；恐伤肾，思胜恐"。同时，要注意掌握情绪刺激的程度，避免刺激过度带来新的身心问题。

（2）语言疏导法。运用语言，鼓励病友间多沟通、多交流。鼓励家属多陪伴。移情易志法。通过戏娱、音乐等，设法培养患者某种兴趣、爱好，以分散患者注意力，调节其心境情志，使之闲情逸致。

（3）指导患者听"徵"音的音乐，通于心，主长，促进全身气机上炎，有养阳助心、补脾利肺、泻肝火的作用，可安神畅情志，如《步步高》《渔歌》等。使内心宁静，神志安宁，心情舒畅，避免焦虑情绪。

［护理评价］

经过7天的耳穴综合治疗，患者取得了显著的治疗效果，患者后枕部疼痛减轻，烦躁情绪较前好转，夜间睡眠质量逐渐改善，焦虑心情逐渐消除，对治疗效果非常满意。

［案例讨论］

在人体结构中，耳朵和经脉以及脏腑之间有着无法分割的关系，耳穴分布在耳郭皮肤表面同人体脏腑、经络和组织器官、四肢百骸互相沟通。耳部刮痧是建立在耳部全息理论和李氏虎符铜砭刮痧基础上的一种传统的中医护理疗法，具有刮痧和耳穴压豆的双重作用。弯刀状的刮痧板便于操作者精准选穴，灵活使用，利用黄铜能量大，渗透性强，可以使刮拭部位温度逐渐升高，通过柔和的手法作用于耳朵对应的穴位，调动人体的气血，引邪出表，将毒素排出，活血化瘀、疏通经络，促进人体阴阳平衡。相对于传统的药物治疗，铜砭刮痧是一种低成本、低风险的治疗方法。如果能够广泛应用，将有助于降低医疗成本，减轻患者经济负担。运用耳部刮痧一种方法能够治愈多种耳部疾病，减轻患者和社会的医疗负担。

古人云："有诸内，必形于诸外。"《灵枢·口问》："耳者，宗脉之所聚也。"表明耳朵不仅仅是一个听力器官，还能作为诊疗疾病的切入点，为临床工作者应用耳部全息理论诊疗疾病提供了强有力的理论支撑。

主要参考书目

［1］黄丽春. 耳穴治疗学［M］. 北京：科学技术文献出版社.

［2］倪磊，李雁. 耳穴诊疗法［M］. 北京：中国医药科技出版社.

［3］查炜. 零基础学耳穴［M］. 南京：江苏凤凰科学技术出版社.

［4］吴勉华，石岩. 中医内科学［M］. 北京：中国中医药出版社.

［5］孙秋华，中医护理学［M］. 北京：人民卫生出版社.

［6］徐桂华，马秋平. 中医临床护理学［M］. 北京：人民卫生出版社.

［7］薛定明. 中国耳穴刺血疗法［M］. 北京：中医古籍出版社.

［8］王正. 图解耳穴诊治与美容［M］. 北京：中国医药科技出版社.

［9］薛定明. 耳穴治疗青少年近视与保健［M］. 北京：电子工业出版社.

［10］李青山. 青山耳穴［M］. 上海：上海大学出版社.

［11］程凯，周立群. 耳穴诊治学［M］. 北京：人民卫生出版社.

［12］张颖清. 全息生物学［M］. 北京. 高等教育出版社.

［13］刘继洪. 耳穴诊疗入门［M］. 北京：中国中医药出版社.

［14］陈灏珠，钟南山，陆再英. 内科学［M］. 北京：人民卫生出版社.

［15］徐桂华，张先庚. 中医临床护理学［M］. 北京：人民卫生出版社.

［16］徐东娥. 中医适宜技术与特色护理实用手册［M］. 北京：中国中医药出版社.

［17］赵霞，李新民. 中医儿科学［M］. 第5版. 北京：中国中医药出版社.

［18］杨甲三. 针灸学［M］. 北京：人民卫生出版社.

［19］薄智云，腹针疗法［M］. 北京：中国中医药出版社.

［20］孟陆亮. 中医儿科学［M］. 北京：中国中医药出版社.

［21］江载芳，申昆玲，沈颖. 诸福棠实用儿科学［M］. 8版. 北京：人民卫生出版社.

［22］崔焱，张玉侠. 儿科护理学［M］. 北京：人民卫生出版社.

［23］周传瑞. 口腔内科学［M］. 北京：高等教育出版社.

［24］葛坚，王宁利. 眼科学［M］. 北京：人民卫生出版社.